全国高等院校医学实验教学规划教材

医学微生物学与免疫学实验教程

主 编 米友军 董开忠

科学出版社

北 京

内 容 简 介

本书包括医学微生物学实验与医学免疫学实验两部分。医学微生物学共八章，第一章到第五章为医学微生物学总论实验部分，介绍了医学微生物学常用技术、细菌的培养与保存方法、细菌的分布和代谢及影响因素、细菌的遗传变异、细菌的致病作用。第六章到第八章为医学微生物学各论实验部分，介绍了常见医学微生物相关的实验方法。医学免疫学部分介绍了免疫学常用技术、非特异性免疫功能检测、特异性体液和细胞免疫功能测定、免疫病理反应。本书内容不仅包括常用微生物学与免疫学技术，同时涵盖了部分分子生物学相关的实验内容，具有简明扼要、思路清晰、操作性强等特点。

本书可供基础、临床、预防口腔、护理等专业及医学相关专业学生参考使用。

图书在版编目(CIP)数据

医学微生物学与免疫学实验教程/米友军，董开忠主编. —北京：科学出版社，2015.2

全国高等院校医学实验教学规划教材

ISBN 978-7-03-043297-1

Ⅰ. 医… Ⅱ. ①米… ②董… Ⅲ. ①医学微生物学–实验–医学院校–教材 ②医学–免疫学–实验–医学院校–教材 Ⅳ. ①R37-33 ②R392-33

中国版本图书馆 CIP 数据核字(2015)第 026408 号

责任编辑：朱 华 / 责任校对：张小霞
责任印制：徐晓晨 / 封面设计：范璧合

科学出版社 出版
北京东黄城根北街 16 号
邮政编码：100717
http://www.sciencep.com

北京凌奇印刷有限责任公司 印刷

*

2015 年 2 月第 一 版　开本：787×1092　1/16
2015 年 2 月第一次印刷　印张：11 1/2
字数：290 000
POD定价：59.00元
(如有印装质量问题，我社负责调换)

前　言

医学微生物学主要研究病原微生物与人类疾病的关系，包括病原微生物的生命特征或生物学特性、致病性与致病机制、感染与免疫、特异性诊断和防治等；免疫学是研究机体免疫系统的组成、结构与功能、免疫应答的发生机制及免疫学在疾病诊断与防治中的应用。

本实验教程建立在上述两门学科理论及实验技术的基础上，以培养学生科学的创造性思维为出发点，强化基本技能训练的同时，加强了学科知识的横向联系，并为学生的设计性、探索性实验提供了思路和空间。在编写过程中，力求条理清晰、简明实用，将医学微生物学、医学免疫学实验优化整合，剔除陈旧重复内容，融入学科技术发展新知识，并有机地将各学科知识贯穿于综合性实验之中，使之成为以上两门学科实验的教程及重要辅助教材。

全书包括两大部分，医学微生物学实验与医学免疫学实验。本实验教程适用于临床医学、预防医学、口腔医学专业本科生使用。本书第二篇第三章至第五章及附录一、附录四由董开忠编写，本书的其余部分由米友军编写。由于编写人员的知识水平和写作能力有限，可能会有不足之处，热忱欢迎广大读者批评指正，以利今后进一步修正和提高。

米友军

2014 年 10 月于兰州

目 录

前言

第一篇　医学微生物学实验

第一章　医学微生物学常用技术 ... 1
- 第一节　显微镜的使用 ... 1
- 第二节　细菌的基本形态及细菌的特殊结构 ... 4
- 第三节　细菌不染色检查法 ... 5
- 第四节　细菌涂片的制备 ... 6
- 第五节　简单染色法 ... 7
- 第六节　革兰染色法 ... 7
- 第七节　细菌特殊结构的检查 ... 8
- 第八节　细菌大小的测定 ... 11
- 第九节　微生物计数 ... 13

第二章　细菌的培养与保存方法 ... 16
- 第一节　培养基的制备 ... 16
- 第二节　细菌的分离与培养 ... 24
- 第三节　细菌的倾注培养和平板菌落计数 ... 29
- 第四节　细菌生长曲线的绘制 ... 30
- 第五节　微生物菌种保藏方法 ... 31

第三章　细菌的分布、代谢及影响因素 ... 38
- 第一节　细菌的分布 ... 38
- 第二节　细菌的生化反应 ... 40
- 第三节　外界因素对细菌生长代谢影响 ... 45
- 第四节　细菌耐药性的检测 ... 48
- 第五节　噬菌体的特异性溶菌试验 ... 50

第四章　细菌的遗传变异 ... 51
- 第一节　细菌细胞壁缺陷型变异(L型变异) ... 51
- 第二节　鞭毛变异(H-O变异) ... 52
- 第三节　光滑型与粗糙型(S-R)菌落变异 ... 53
- 第四节　细菌的R质粒结合传递 ... 53
- 第五节　质粒DNA转化试验 ... 54
- 第六节　细菌耐药性突变 ... 55

第五章　细菌的致病作用 ... 57
- 第一节　透明质酸酶扩散试验 ... 57
- 第二节　外毒素对机体的毒性作用及抗毒素的中和作用 ... 58
- 第三节　内毒素检测(鲎试验) ... 58
- 第四节　内毒素的致热作用(家兔发热试验) ... 59
- 第五节　大肠埃希菌肠毒素试验 ... 60
- 第六节　荚膜的致病作用(肺炎双球菌小鼠毒力试验) ... 61

第六章　病原性球菌 ... 62
- 第一节　病原性球菌的形态观察 ... 62
- 第二节　病原性球菌血平板培养物的观察 ... 62
- 第三节　脓汁标本的分离与鉴定 ... 63
- 第四节　血浆凝固酶试验 ... 64
- 第五节　细菌的触酶试验 ... 65
- 第六节　β-内酰胺酶的检测 ... 65
- 第七节　耐热核酸酶试验 ... 66
- 第八节　葡萄球菌糖发酵试验 ... 67
- 第九节　杆菌肽敏感试验 ... 67
- 第十节　抗链球菌溶血素"O"抗体测定 ... 68
- 第十一节　肺炎链球菌胆汁溶解试验 ... 70
- 第十二节　肺炎双球菌小鼠毒力试验 ... 71

第七章　肠道杆菌 ... 72
- 第一节　粪便标本中肠道病原菌分离 ... 72
- 第二节　粪便标本中肠道病原菌初步鉴定 ... 73
- 第三节　肠道生化反应 ... 75
- 第四节　血清学鉴定 ... 76

第八章　结核杆菌 ... 80
- 第一节　结核分枝杆菌培养 ... 80
- 第二节　抗酸染色法 ... 80
- 第三节　荧光素染色法 ... 81
- 第四节　人体结核素试验 ... 84
- 第五节　结核分枝杆菌毒力试验 ... 85

第二篇　医学免疫学实验

第一章　免疫学常用技术 ... 86
- 第一节　实验动物的基本操作技术 ... 86
- 第二节　小鼠免疫器官解剖学观察 ... 94
- 第三节　外周血单核细胞的分离 ... 95
- 第四节　T细胞、B细胞分离技术 ... 97
- 第五节　人外周血单核细胞来源树突状细胞的制备 ... 98
- 第六节　小鼠腹腔巨噬细胞的分离 ... 99
- 第七节　小鼠脾细胞的制备 ... 100
- 第八节　抗原的制备 ... 101
- 第九节　免疫血清的制备及效价的测定 ... 102
- 第十节　抗体纯化技术 ... 105
- 第十一节　醛化红细胞的制备 ... 106
- 第十二节　免疫实验的动物模型的制备 ... 107

第二章　非特异性免疫功能检测 ... 110
- 第一节　小鼠血脑屏障观察 ... 110
- 第二节　溶菌酶的溶菌作用 ... 110
- 第三节　碳粒廓清实验 ... 111
- 第四节　中性粒细胞吞噬功能的测定(小吞噬) ... 112

第五节　墨汁吞噬试验 113
　　第六节　中性粒细胞杀伤功能测定 114
　　第七节　巨噬细胞吞噬鸡红细胞实验(大吞噬)....115
　　第八节　中性粒细胞移动功能检测 117
　　第九节　NK细胞活性测定 118
　　第十节　补体溶血试验 121
　　第十一节　血清总补体活性测定(CH50单位测定)...122

第三章　特异性体液免疫功能检测 124
　　第一节　凝集反应 124
　　第二节　沉淀反应 130
　　第三节　血清溶血素测定 138
　　第四节　体外抗体形成细胞测定 138
　　第五节　补体结合试验 140
　　第六节　中和实验 142

第四章　特异性细胞免疫功能检测 146
　　第一节　淋巴细胞增殖试验 146
　　第二节　花环法T细胞CD2分子的检测 150

　　第三节　白细胞移动抑制试验 151
　　第四节　混合淋巴细胞反应 153
　　第五节　脾脏B细胞增殖试验 154
　　第六节　CTL杀伤功能测定 155

第五章　免疫病理反应 157
　　第一节　豚鼠速发型过敏反应 157
　　第二节　青霉素过敏试验 157
　　第三节　免疫复合物型超敏反应-Arthus现象....158
　　第四节　豚鼠结核菌素试验 159
　　第五节　小鼠DNFB试验 160
　　第六节　小鼠DTH试验 160
　　第七节　植物血凝素皮肤试验 161
　　第八节　链激酶-链道酶皮肤试验 161

参考文献 162
　　附录一　医学微生物学与免疫学实验室规则...163
　　附录二　实验室常用器材的处理与消毒灭菌...164
　　附录三　常用培养基的配制 166
　　附录四　常用试剂的配制 175

第一篇 医学微生物学实验

第一章 医学微生物学常用技术

第一节 显微镜的使用

(一) 普通光学显微镜的使用

1. 光学显微镜的构造 光学显微镜是观察细菌形态最常用的一种仪器,其构造分为机械部分和光学部分,机械部分包括镜座、镜臂、载物台、镜筒、镜头转换器、调焦装置等;光学部分包括物镜、目镜、反光镜、聚光器、光圈等(图1-1-1)。

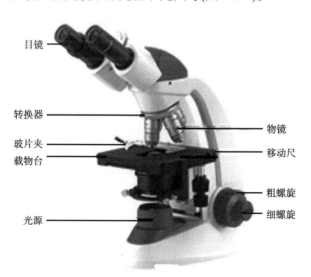

图 1-1-1 光学显微镜的构造

显微镜的物镜有低倍镜、高倍镜、油镜三种,放大倍数依次增高,其识别方法为:

(1) 低倍镜:镜头标志为 $10\times$ 或 10/0.25,镜头最短,其上常刻有黄色环圈。

(2) 高倍镜:镜头标志为 $40\times$ 或 40/0.65,镜头较长,其上常刻有蓝色环圈。

(3) 油镜:镜头标志为 $100\times$ 或 100/1.30,镜头最长,其上常刻有白色环圈,或"oil"字样。油镜头上常刻有 OI(oil immersion)或 HI(homogen eneous immersion)字样,有的还刻有一圈红线或黑线标记。在低倍镜、高倍镜和油镜三种物镜中,油镜的放大倍数和数值孔径(numerical aperture)最大,而工作距离最短。

2. 显微镜的使用方法

(1) 低倍镜的使用方法:

1) 取镜和放置：显微镜平时存放在实验桌上，用防尘罩盖住，当需要挪用时右手紧握镜臂，左手托住镜座，将显微镜放在自己左肩前方的实验台上。

2) 对光：插上电源，打开开关，调节光源亮度。用拇指和中指移动旋转器，切忌手持物镜移动，当转动听到碰叩声时，说明物镜光轴已对准镜筒中心，低倍镜对准镜台的通光孔。打开光圈，上升集光器，直到视野内的光线均匀明亮为止。

3) 放置玻片标本：取一玻片标本放在镜台上，一定使有盖玻片的一面朝上，切不可放反，用推片器弹簧夹夹住，然后旋转推片器螺旋，将所要观察的部位调到通光孔的正中。

4) 调节焦距：以左手按逆时针方向转动粗调节器，使镜台缓慢地上升至物镜距标本片约 5mm 处，应注意在上升镜台时，切勿在目镜上观察。一定要从右侧看着镜台上升，以免上升过多，造成镜头或标本片的损坏。然后，两眼同时睁开，用左眼在目镜上观察，左手顺时针方向缓慢转动粗调节器，使镜台缓慢下降，直到视野中出现清晰的物像为止。

(2) 高倍镜的使用方法：

1) 选好目标：一定要先在低倍镜下把需进一步观察的部位调到中心，同时把物像调节到最清晰的程度，才能进行高倍镜的观察。

2) 转动转换器：调换上高倍镜头，转换高倍镜时转动速度要慢，并从侧面进行观察，防止高倍镜头碰撞玻片，如高倍镜头碰到玻片，说明低倍镜的焦距没有调好，应重新操作。

3) 调节焦距：转换好高倍镜后，在目镜上观察，此时一般能见到一个不太清楚的物像，可将细调节器的螺旋逆时针移动 0.5~1 圈，即可获得清晰的物像，切勿用粗调节器。

如果视野的亮度不合适，可用集光器和光圈加以调节，如果需要更换玻片标本时，必须顺时针(切勿转错方向)转动粗调节器使镜台下降，方可取下玻片标本。

(3) 油镜的使用方法：

1) 油镜的使用原理：观察细菌时，须用放大倍数最大的物镜，即油浸镜(oil immersion objective，简称油镜)。油镜的放大倍数高而透镜很小，自标本片透过的光线，因玻片和空气的折光率不同($n_{玻璃}$ = 1.52，$n_{空气}$ = 1.0)，部分光线经载玻片进入空气后发生折射，不能进入物镜，致使射入光线较少，物像不清晰。在油镜和载玻片之间滴加和玻璃折光率相近的香柏油($n_{香柏油}$ = 1.515)，则不使通过的光线有所损失，使进入油镜的光线增多，视野光亮度增强，物像清晰(图 1-1-2)。

2) 油镜的使用：低倍镜找到物像并调至清晰之后，转开物镜头，在玻片的标本上滴加一滴香柏油，不要多加。将油镜头转换至中央，用眼睛从侧面观察，缓慢调节粗调节

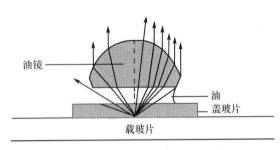

图 1-1-2 显微镜油镜的使用原理

器，使镜头浸入油中，当油镜头几乎接触玻片时停止转动，不能过急过重，以免碰坏镜片，边观察目镜边轻轻转动粗调节器，此时只能上升镜头，不能下降，防止压坏玻片及损坏物镜，待看到模糊物像时改调细调节器，直至找到清晰物像。镜检时应将标本按一定方向呈"弓"形移动，直至整个标本观察完毕，以防漏检。

3) 使用后维护：看完后，先将油浸镜头上调，然后取下标本片，再用擦镜纸拭去镜头上的香柏油。必要时，将 3 : 7 乙醇乙醚混合液或二甲苯滴在擦镜纸上擦拭镜头，然后再用

另一小块擦镜纸拭去。最后，降下集光器，调节光亮度到最小，下降镜筒使物镜成"品"字形，关闭显微镜开关，拔掉电源，盖上防尘罩。

3. 注意事项

(1) 显微镜是精密光学仪器，在搬放时应右手紧握镜臂，左手稳托镜座，平端在胸前，轻拿轻放。

(2) 显微镜放到实验台上时，先放镜座的一端，再将镜座全部放稳，切不可使镜座全面同时与台面接触，这样震动过大，透镜和微调节器的装置易损坏。

(3) 避免强酸、强碱、氯仿、乙醚、乙醇溶液(酒精)等化学药品与显微镜接触，避免日光直射，显微镜须经常保持清洁，勿使油污和灰尘附着。

(4) 不得在直射阳光下操作显微镜，以免强光损坏镜片。

(5) 目镜和物镜不要随便卸下，抽取目镜时，须将镜筒上口用布遮盖，避免灰尘落入镜筒内。更换物镜时，卸下后应倒置在清洁的台面上。

(6) 细调节器是显微镜最精细而脆弱的部分，不要向一个方向连续转动数周，应轻微地来回旋转，当旋转感到有阻力时，则表明已达极限，不能再继续向上方旋转，必须立即退回。

(7) 镜头必须保持清洁，油镜使用完后应立即用擦镜纸拭去香柏油。若油镜镜头上的油迹未擦干净，应先将3∶7乙醇乙醚混合液或二甲苯滴在擦镜纸上擦拭镜头，再用干净擦镜纸将镜头上残留的乙醇乙醚混合液或二甲苯擦净。使用二甲苯擦镜头时，注意二甲苯不能过多，以防溶解固定透镜的树脂。

(8) 显微镜擦净后，取下标本片，下降聚光器，再将物镜转成"品"字形，送至显微镜室放入镜箱内。

(9) 使用油镜必须先用低倍镜和高倍镜观察，再用油镜观察。

(二) 暗视野显微镜

1. 构造与原理 在显微镜上安装一个特制的聚光器——暗视野聚光器。此聚光器中央为一黑板所遮，光线不能直接通向镜筒，使视野背景黑暗。这样，从聚光器周边斜射到载玻片上细菌等微粒上的光线，就因散射作用而发出亮光，反射到镜筒内。故在强光照射下，可在黑色的背景中看到发亮的菌体。

2. 使用方法

(1) 将显微镜聚光器卸下，装上暗视野聚光器，置暗室，使用人工光源。

(2) 先用低倍镜观察，调节光环置中央后，在暗视野聚光器表面滴上香柏油(或水)，再将标本夹在移动尺上。

(3) 调节暗视野聚光器，使油滴(或水滴)与镜台上的载玻片底面接触。

(4) 其余操作同光学显微镜。

(三) 荧光显微镜

1. 构造

(1) 荧光显微镜光源：能发射丰富的紫外线光和紫蓝光，常用150~200W高压汞灯。

(2) 滤光片：

1) 激发滤光片装于光源与聚光器之间，可选择性地使紫外线光及紫蓝光通过，激发荧光素发出荧光。

2) 吸收滤光片装于物镜与目镜之间，可吸收紫外线光及紫蓝光，仅让荧光通过，以便观察标本和保护眼睛。

2. 荧光显微镜的使用方法

(1) 将荧光显微镜置暗室，开启光源，待光源稳定并达到一定亮度(5~10 min)后，对准光轴。

(2) 装好配对的激发滤光片和吸收滤光片后再做观察。其余操作同光学显微镜。

3. 注意事项

(1) 荧光显微镜如用高压汞灯做光源，使用时一经开启不宜中断，断电后需待汞灯冷却后(约 15 min)方能再启用。

(2) 使用荧光显微镜观察标本时间不宜太长。因标本在高压汞灯下照射超过 3 min，即有荧光减弱现象。

第二节　细菌的基本形态及细菌的特殊结构

将细菌培养物或含菌标本材料制备的染色标本片，置显微镜油镜镜头下，可以观察到细菌的形状、大小、结构、排列及染色特性等，了解这些特征有助于鉴别各种细菌。

(一) 细菌的基本形态

1. 球形　革兰阳性球菌，如葡萄球菌、链球菌；革兰阴性球菌，如脑膜炎奈瑟菌、淋病奈瑟菌。

2. 杆形　革兰阳性杆菌，如炭疽芽胞杆菌；革兰阴性杆菌，如大肠埃希菌(俗名大肠杆菌)。

3. 弧形　革兰阴性弧菌，如霍乱弧菌。

(二) 细菌的特殊结构

【原理】

1. 荚膜　肺炎链球菌经革兰染色后，菌体染成紫色，呈矛头状成双排列的球菌，菌体四周有不着色的透明圈(荚膜)；用黑斯(Hiss)荚膜染色后，菌体呈紫色，菌体四周有一淡紫色的荚膜圈。

2. 鞭毛　变形杆菌经鞭毛染色后，菌体和周身鞭毛均呈红色。

3. 芽胞　破伤风芽胞梭菌经革兰染色后，菌体呈紫色杆状，菌体顶端有一圆形不着色的芽胞。用芽胞特殊染色后，菌体呈紫色，芽胞为红色。

【仪器和材料】

1. 仪器　普通光学显微镜、暗视野显微镜、荧光显微镜。

2. 材料　标本片、擦镜纸、香柏油、脱油剂等。

【方法】

显微镜镜检，显微镜使用方法见本章显微镜的使用。

【实验结果和记录】

1. 基本形态

(1) 球形：葡萄球菌革兰染色标本片——菌体正圆形，染成蓝紫色，呈现葡萄串状排列。G^+球菌。

(2) 杆形：大肠埃希菌革兰染色标本片——菌体短杆状，染成红色，呈分散排列。G^-杆菌。

(3) 螺形：霍乱弧菌革兰染色标本片——菌体弧形，染成红色，呈分散排列。G^-弧菌。

2. 特殊结构

(1) 鞭毛：伤寒杆菌鞭毛染色片——菌体较粗大杆状，染成蓝灰色，单个或成堆存在，周围可见到波浪状弯曲、较长、呈蓝灰色的鞭毛。

(2) 荚膜：肺炎双球菌荚膜染色片——视野背景为红色，其中可见到染色呈深红色、矛头状菌体、纵向成双排列，菌体周围有未染上颜色的空白区，即荚膜。

(3) 芽胞：破伤风梭菌芽胞染色片——菌体为细长杆状，顶端有染成红色、大于菌体的球状物，即芽胞，呈"鼓槌状"，其他散乱分布的红色球体，为菌体脱落的成熟芽胞。

第三节　细菌不染色检查法

不染色的细菌和标本镜检，虽可观察细菌在自然生活状态下的大小、形态、活动等，但主要用于观察细菌的动力。观察不染色标本中细菌等微生物运动，可用普通光学显微镜，也可用暗视野显微镜。

【原理】

许多杆菌和弧菌有鞭毛，如伤寒杆菌；球菌一般无鞭毛。有鞭毛的细菌有动力，能做明显运动，且往往有化学趋动性，常朝着有营养物质的方向移动，而避开有害的环境。直接观察细菌动力是鉴别细菌的方法之一，常采用不染色标本的悬滴法或压滴法。

【仪器和材料】

1. 菌种　变形杆菌、白色葡萄球菌 8~12 h 肉汤培养物。

2. 器材　载玻片、凹玻片、盖玻片、凡士林或牙膏、接种环、酒精灯等。

【方法】

1. 悬滴法(图 1-1-3)

(1) 凹玻片准备：在凹玻片的凹窝四周涂上少许凡士林或牙膏。

(2) 涂菌：用接种环分别取变形杆菌及葡萄球菌菌液置于洁净盖玻片中央。

(3) 制片：将凹玻片的凹窝对准盖玻片的菌液处，反扣覆在盖玻片上，微压使二者贴紧后迅速翻转，使菌液悬滴于盖玻片下。

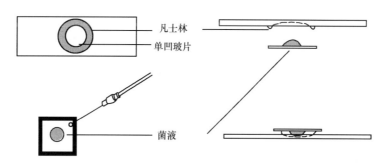

图 1-1-3　悬滴法

(4) 观察：标本片置于显微镜载物台上，先用弱光线，低倍镜找物像，再改换高倍镜观察，注意动作轻柔勿压破盖玻片。

2. 压滴法

(1) 涂菌：取无油污物玻片 2 张，用接种环分别取变形杆菌及白色葡萄球菌菌液 2~3 环于洁净载玻片中央。

(2) 制片：用小镊子挟一块盖玻片轻轻覆盖在载玻片的菌液上，放置盖玻片时，应先将盖玻片的一端接触载玻片，然后缓慢放下，以免菌液中产生气泡，也勿使菌液外溢。

(3) 观察：然后用低倍镜对光找到细菌所在部位，静置片刻后于高倍镜下观察。

【实验结果和记录】

1. 悬滴法 有鞭毛细菌在镜下为灰色半透明体，并呈现真运动。变形杆菌有鞭毛，运动活泼，可向不同方向迅速运动；葡萄球菌无鞭毛，不能做真运动，只能在一定范围内做位移不大的颤动，这是受水分子撞击而呈的分子运动(布朗运动)。

2. 压滴法 同悬滴法。

【注意事项】

(1) 镜检时需适当降低聚光器或缩小光圈，因细菌未经染色，视野不宜过亮。

(2) 需仔细辨认鞭毛运动与布朗运动。鞭毛运动是有方向的位移，而布朗运动则是细菌受环境中液体分子的冲击呈现的在原位附近的颤动。无鞭毛的细菌虽无动力，但同样有布朗运动。

第四节　细菌涂片的制备

细菌个体微小，种类繁多，但仍具有一定的形态。在适宜的条件下，可保持其正常的形态，主要分成球菌、杆菌和螺形菌三种。由于细菌微小，且为无色半透明体，故细菌染色标本制作是细菌形态学检查的一项基本技术，通过染色标本才能观察到细菌的形状、大小、构造、排列及其染色性等形态学特征。

【仪器和材料】

1. 菌种　白色葡萄球菌、大肠埃希菌 18~24 h 普通琼脂培养物。

2. 器材　生理盐水、载玻片、接种环等。

【方法】

1. 涂片　取一张洁净载玻片，用玻璃铅笔在玻片上划一个硬币大小的圆，在载玻片上放置 2~3 接种环生理盐水，按无菌操作法蘸取葡萄球菌或大肠埃希菌菌苔少许，与生理盐水磨匀，涂成 1 cm×1 cm 大小的薄膜，取菌量不可太多，以使盐水磨成灰白色为宜。

2. 干燥　涂片最好在室温下自然干燥，或将标本片接菌面向上，置酒精灯火焰高处慢慢烘干，切不可放在火焰上烧干。

3. 固定　手执玻片一端，让菌膜朝上，通过火焰 2~3 次固定，以不烫手为宜，这样既可杀菌，又能将细菌固定在玻片上，以免玻片上的细菌在染色过程中被水冲洗掉。但不能在火焰上烤，否则细菌形态将毁坏。

4. 染色　可根据不同的染色要求，用相应的染液进行染色。

第五节　简单染色法

所谓单染色法是利用单一染料对细菌进行染色的一种方法。此法操作简便，适用于菌体一般形态的观察。细菌体积小，较透明，如未经染色常不易识别，而经着色后，与背景形成鲜明的对比，使易于在显微镜下进行观察。

【原理】

在中性、碱性或弱酸性溶液中，细菌细胞通常带负电荷，所以常用碱性染料进行染色。碱性染料并不是碱，和其他染料一样是一种盐，电离时染料离子带正电，易与带负电荷的细菌结合而使细菌着色。例如，亚甲蓝(美蓝)实际上是氯化亚甲蓝盐，它可被电离成正、负离子。带正电荷的染料离子可使细菌细胞染成蓝色。常用的碱性染料除亚甲蓝外，还有结晶紫(crystal violet)、碱性复红(basic fuchsin)、番红(又称沙黄，safranine)等。

【仪器和材料】

1. 试剂　吕氏碱性亚甲蓝染液、石炭酸(苯酚)复红染液。

2. 器材　接种环、酒精灯等。

【方法】

细菌涂片制好后，将吕氏碱性亚甲蓝染液或石炭酸复红染液于玻片上，染 1~2 min，水洗、待干、镜检。

【实验结果和记录】

亚甲蓝染液染后，菌体和细胞均染成蓝色。常用于脑膜炎球菌及白喉棒状杆菌等细菌染色。

第六节　革兰染色法

革兰染色法是最常用的细菌鉴别染色法。细菌经革兰染色后，不仅可以观察到其形态，而且根据染色结果将细菌分为两大类，即革兰阳性菌和革兰阴性菌。这样有助于对细菌的鉴别，同时还为分析细菌的致病性和临床选用合适的抗菌药物提供依据。

【原理】

革兰染色的机制还不太明确，目前认为主要是由两类细菌的细胞壁成分和结构不同所致。

(1) 革兰阳性菌细胞壁结构较致密，肽聚糖层厚，脂质含量少，乙醇不易透入；革兰阴性菌细胞壁结构疏松，肽聚糖层薄，含大量脂质，乙醇易渗入。

(2) 革兰阳性菌等电点(pI2~3)比革兰阴性菌(pI4~5)低，在相同 pH 条件下，革兰阳性菌所带负电荷比革兰阴性菌多，故与带正电荷的结晶紫染料结合较牢固，不易脱色。

(3) 革兰阳性菌菌体含大量核糖核酸镁盐，可与碘、结晶紫牢固结合，使已着色的细菌不被乙醇脱色；革兰阴性菌体含核糖核酸镁盐很少，故易被脱色。

【仪器和材料】

1. 菌种　白色葡萄球菌、大肠埃希菌 18~24 h 普通琼脂培养物。

2. 器材　生理盐水、载玻片、接种环等。

【方法】

1. 细菌涂片的制备　见本章简单染色法。

2. 初染　滴加结晶紫 2~3 滴于涂布细菌处，染色 1 min 后用细流水冲洗，甩干玻片上水分。

3. 媒染　滴加卢戈(Lugol)碘液数滴，染色 1 min 后用细流水冲洗，甩干玻片上水分。

4. 脱色　滴加 95%乙醇数滴，轻轻晃动玻片，以玻片上流下的乙醇液无紫色为止，30s 左右，用流水冲洗，甩干玻片上水分。

5. 复染　滴加稀释石炭酸复红染液数滴，染色 1min，用流水冲洗，甩干。待标本片自然干燥或用吸水纸吸干后，观察结果。

6. 观察　先用低倍镜找到染色区域，在该处滴加一滴香柏油，然后用油镜观察。

【实验结果和记录】

葡萄球菌染成紫色，为革兰阳性菌，呈葡萄状排列的球菌；大肠埃希菌染成红色，为革兰阴性菌，单个散在分布的杆菌。

【注意事项】

(1) 涂片太厚或太薄，菌体分散不均匀，可影响染色结果。固定时应避免菌体过分受热。

(2) 所有染液应防止水分蒸发而影响浓度，特别是卢戈碘液久存或受光作用后易失去媒染作用。

(3) 革兰染色成败的关键是乙醇溶液脱色。脱色用的乙醇以 95%浓度为宜，若瓶密封不良或涂片上积水过多，可使乙醇浓度降低而增强脱色能力如脱色过度，革兰阳性菌也可被脱色而染成革兰阴性菌；如脱色时间过短，革兰阴性菌也会被染成革兰阳性菌。脱色时间的长短还受涂片厚薄及乙醇用量多少等因素的影响，难以严格规定。

(4) 染色过程中勿使染液干涸。用水冲洗后，应吸去玻片上的残水，以免染液被稀释而影响染色效果。

(5) 选用幼龄的细菌。G^+菌培养 12~16 h，大肠埃希菌(E.coli)培养 24 h。若菌龄太老，由于菌体死亡或自溶常使革兰阳性菌转呈阴性反应。

第七节　细菌特殊结构的检查

(一) 细菌荚膜染色法

【原理】

某些细菌细胞壁外存在一层较厚的黏性物质称为荚膜。荚膜对染料的亲和力弱，不易着色。通常采用负染色法，使细菌菌体和背景着色而荚膜不着色，因而在菌体周围的荚膜呈一透明圈。由于荚膜含水量在 90%以上，涂片一般不用加热固定，以免荚膜皱缩变形。

荚膜染色法较多，本实验采用黑斯(Hiss)法。

【仪器和材料】

1. 菌种　经小鼠体内传代培养的肺炎球菌。

2. 试剂　结晶紫染液(结晶紫饱和液 5 ml 加蒸馏水 95 ml，混匀)、20%硫酸铜水溶液。

【方法】
(1) 荚膜菌按照常规方法涂片，在空气中自然干燥，不进行加热固定。
(2) 加结晶紫染液，在火焰上微微加热至冒蒸汽为止，不能水洗、再用。或在 80℃水中水浴 30 s。
(3) 用 20%硫酸铜水溶液冲洗，室温干燥，用吸水纸吸干后油镜检查。

【实验结果和记录】
菌体及背景为紫色，荚膜无色或呈淡紫色。

【注意事项】
荚膜染色涂片不要用加热固定，以免荚膜皱缩变形。

(二) 细菌鞭毛染色法

【原理】
细菌鞭毛细长，直径 10~20 nm，需用电镜才能观察到。如采用特殊的鞭毛染色法，在光学显微镜下也可看到鞭毛。鞭毛染色法很多，其基本原理相似，即在染色前先经媒染剂处理，让其沉积在鞭毛上，使鞭毛变粗，然后再进行染色。本实验采用的是一种改良法。

【仪器和材料】
1. 细菌 变形杆菌 6~8 h 血琼脂平板培养物。
2. 试剂
(1) 蒸馏水。
(2) 染液。
A 液：20%钾明矾水溶液 20 ml、5%石炭酸水溶液 50 ml、20%单宁酸(鞣酸)20 ml 混合。
B 液：复红乙醇饱和液。
取 A 液 9 份和 B 液 1 份混合后立即过滤。滤液放置 6 h 后使用效果最佳。

【方法】
1. 菌液的制备 取变形杆菌血琼脂平板培养物，用接种环仔细从菌膜伸展的最远端挑取菌少许，轻轻投入到蒸馏水管中，经数分钟后，使其自行分散，再置 37℃ 25~30 min。
2. 涂片 取上述菌液 1 接种环，轻轻滴于经去污去油处理过的载玻片上，使成薄膜。涂布时接种环随水滴移动，切勿与玻片相磨，以免鞭毛脱落。
3. 染色 涂片自然干燥，切勿加热固定。滴加染液覆盖整个涂面，室温作用 1~2 min，水洗，干燥，镜检。

【实验结果和记录】
菌体呈红色，鞭毛呈淡红色。

【注意事项】
(1) 鞭毛染液最好当日配制当日用，若次日使用则鞭毛染色浅，观察效果差。染色时一定要充分洗净 A 液后再加 B 液，否则背景不清晰。
(2) 观察细菌的运动，载玻片和盖玻片都要洁净无油，否则会影响细菌的运动。有些细菌温度太低时不能运动。

(三) 细菌芽胞染色法

【原理】

芽胞具有厚而致密的壁，透性低，不易着色。芽胞染色法就是根据芽胞难以着色而一旦着色又难以脱色的特点设计的。所有芽胞染色法都基于同一原则：采用着色力强的染料，并以加热促进标本着色，然后使菌体脱色，而芽胞保留颜色。经复染后，菌体和芽胞呈现不同颜色。

【仪器和材料】

1. 菌种 枯草杆菌 48~72 h 培养物。

2. 试剂

(1) 95%乙醇溶液。

(2) 石炭酸复红染液。

(3) 碱性亚甲蓝染液：

A 液：亚甲蓝 0.3 g，95%乙醇溶液 30 ml。

B 液：氢氧化钾(KOH)0.01 g，蒸馏水 100 ml。

将 A 液和 B 液混合备用。

【方法】

(1) 芽胞菌按常规方法涂片、干燥、固定，然后进行芽胞染色。

(2) 滴加石炭酸复红染液于玻片上，用微火加热至染料冒蒸汽(切勿煮沸)时开始计时，维持约 5 min，加热过程随时添加染液，勿让标本干涸。或将滴加了染液的标本片置 60℃水浴箱中蒸汽浴 5~8 min。

(3) 待标本片冷却后，自来水冲洗，甩干水分。

(4) 用 95%乙醇溶液脱色 2 min，水洗。

(5) 滴加碱性亚甲蓝染液复染 30~40 s，水洗。室温干燥，镜检。

【实验结果和记录】

菌体呈蓝色，芽胞呈红色。

【注意事项】

(1) 荚膜染色涂片不要用加热固定，以免荚膜皱缩变形。

(2) 供芽胞染色用的菌种应控制菌龄，使大部分芽胞仍保留在菌体上为宜。

(四) 白喉棒状杆菌异染颗粒染色(Albert 染色法)

【原理】

白喉棒状杆菌为革兰阳性杆菌，菌体细长微弯，一端或两端膨大呈棒状。在营养丰富的培养基中培养时菌体内可出现异染颗粒。异染颗粒的主要成分是核糖核酸和多磷酸盐，有鉴别意义。

【仪器和材料】

1. 菌种 白喉棒状杆菌吕氏凝固血清斜面 12~18 h 培养物。

2. Albert 染液

A 液：甲苯胺蓝 0.15 g，孔雀绿 0.2 g，冰醋酸 1 ml，95%乙醇溶液 2 ml，蒸馏水 100 ml。

先将各染料溶于95%乙醇溶液,然后加水并与冰醋酸充分混合,静置24 h,滤纸过滤后备用。

B液:碘2 g,碘化钾3 g。先将碘化钾用少量蒸馏水溶解,碘溶于碘化钾溶液中,加水至300 ml。

【方法】

1. 取白喉棒状杆菌,常规涂片、干燥、固定。
2. 滴加Albert染液A液,染色5 min后水洗,再用B液染色1 min,水洗。干后镜检。

【实验结果和记录】

白喉棒状杆菌细长,排列不规则,菌体呈蓝绿色,菌体两端有蓝黑色异染颗粒。

第八节 细菌大小的测定

【原理】

微生物大小的测定需要在显微镜下借助特殊的测量工具——镜台测微尺和目镜测微尺。

显微镜测微尺是由目镜测微尺和镜台测微尺组成,目镜测微尺是一块圆形玻璃片,其中有精确的等分刻度,在5 mm刻尺上分50份(图1-1-4A)。目镜测微尺每格实际代表的长度随使用目镜和物镜的放大倍数而改变,因此在使用前必须用镜台测微尺进行标定。

镜台测微尺为一专用中央有精确等分线的载玻片(图1-1-4B),一般将长为1 mm的直线等分成100个小格,每格长0.01 mm(即10 μm),是专用于校正目镜测微尺每格长度的。

由于不同的物镜和目镜组合的放大倍数不同,目镜测微尺每小格所代表的实际长度也不一样。因此,用目镜测微尺进行大小测定时必须用镜台测微尺进行校正,以求出该显微镜在一定放大倍数的目镜和物镜下,目镜测微尺每小格的相对长度,然后根据微生物细胞相当于目镜测微尺的格数,即可以计算出细菌的实际大小。

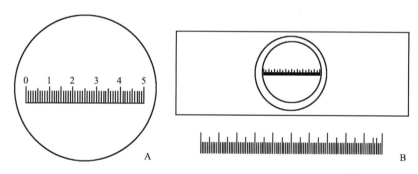

图1-1-4 显微镜测微尺
A. 目镜测微尺;B. 镜台测微尺

【仪器和材料】

1. **仪器** 显微镜、目镜测微尺、镜台测微尺。
2. **菌种** 白色葡萄球菌、大肠埃希菌的玻片标本。
3. **其他** 香柏油、二甲苯、擦镜纸。

【方法】

1. **放置目镜测微尺** 把目镜的上透镜旋开,将目镜测微尺轻轻放在目镜的隔板上,使有刻度的一面朝下,然后旋上目镜,最后将此目镜插入目镜镜筒内。

2. 放置镜台测微尺　将镜台测微尺放在显微镜的载物台上,使有刻度的一面朝上。

3. 校正目镜测微尺　先用低倍镜观察,将镜台测微尺有刻度的部分移至视野中央,调焦距,待看清镜台测微尺的刻度后,转动目镜,使目镜测微尺的刻度与镜台测微尺的刻度相平行,并使两尺左边的一条线重合,即"0"刻度重合,向右寻找另外一条两尺相重合的直线。分别数出两重合线之间镜台测微尺和目镜测微尺所占的格数。

用同样的方法换成高倍镜和油镜进行校正,分别测出在高倍镜和油镜下,两重合线之间两尺分别所占的格数。

观察时光线不宜过强,否则难以找到镜台微尺的刻度;换高倍镜和油镜校正时,务必十分细心,防止物镜压坏镜台测微尺和损坏镜头。

由于已知镜台测微尺每格长 10 μm,根据式(1-1-1)即可分别计算出在不同放大倍数下,目镜测微尺每格所代表的长度。

标定公式:

$$目镜测微尺每格长度(\mu m) = \frac{两个重合刻度间镜台测微尺的格数 \times 10}{两条重合刻度间目镜测微尺的格数} \quad (1\text{-}1\text{-}1)$$

例如,目镜测微尺 20 小格等于镜台测微尺 3 小格,已知镜台测微尺每格为 10 μm,则 3 小格的长度为 $3 \times 10 = 30$ μm,相应地在目镜测微尺上每小格长度为 $3 \times 10 \div 20 = 1.5$ μm。用以上计算方法分别校正低倍镜、高倍镜及油镜下目镜测微尺每格实际长度。

4. 菌体大小的测定　将镜台测微尺取下,分别换上大肠埃希菌及白色葡萄球菌玻片标本,先在低倍镜和高倍镜下找到目的物,然后在油镜下用目镜测微尺测量菌体的大小。先量出菌体的长和宽占目镜测微尺的格数,再以目镜测微尺每格的长度计算出菌体的长和宽。并详细记录。

例如,目镜测微尺在这架显微镜下,每格相当于 1.5 μm,测量的结果,若菌体的平均长度相当于目镜测微尺的 2 格,则菌体长应为 2×1.5 μm = 3.0 μm。

一般测量菌体的大小,应测定 10~20 个菌体,求出平均值,才能代表该菌的大小。

最后取出目镜测微尺,将目测微尺和镜台测微尺分别用擦镜纸擦拭后放回干燥处保存。

【实验结果和记录】

1. 目镜测微尺标定结果

(1) 低倍镜下_____倍目镜测微尺每格长度是_____μm。

(2) 高倍镜下_____倍目镜测微尺每格长度是_____μm。

(3) 油镜下_____倍目镜测微尺每格长度是_____μm。

2. 菌体大小测定结果　测定大肠埃希菌和白色葡萄球菌的大小,并于已知细菌大小比较一致性。

【注意事项】

(1) 镜台测微尺的玻片很薄,在标定油镜头时,要格外注意,以免压碎镜台测微尺或损坏镜头。

(2) 标定目镜测微尺时要注意准确对正目镜测微尺与镜台测微尺的重合线。

第九节 微生物计数

(一) 载玻片直接镜检计数

【原理】

利用物镜测微尺计算出视野面积，计数视野中的细菌数，然后根据细菌涂布面积及取菌量计算出含菌量。

【仪器和材料】

1. 菌种 大肠埃希菌 18~24 h 菌液培养物。

2. 材料 无菌微量移液、载玻片、盖玻片、结晶紫染液、香柏油、二甲苯。

3. 仪器 显微镜、目镜测微尺、镜台测微尺。

【方法】

(1) 摇动菌液使其混合均匀，用无菌微量移液管取菌液 0.01 ml 于载玻片上，并用无菌接种环均匀地涂布 1 cm² 的面积上。风干，固定，结晶紫染色 1 min，冲洗，干燥备用。

(2) 用物镜测微尺，测量显微镜油镜观察时的视野直径，并以 $S = \pi r^2$ 公式，计算出视野面积。

(3) 将涂片置于载物台，滴香柏油，以油镜观察，不断变化视野。共观察 N 个视野，计数每一视野中细菌个数。

(4) 以式(1-1-2)计算每毫升菌液中的含菌数量：

$$原菌液含菌量/ml = \frac{1 \text{ cm}^2}{1个视野的面积} \times 视野中的平均菌数 \times 100 \times 稀释倍数 \qquad (1\text{-}1\text{-}2)$$

(二) 计数板直接镜检计数

【原理】

显微镜直接计数法是将一定稀释的菌体或孢子悬液注入血细胞计数板的计数室中，于显微镜下直接计数的一种简便、快速、直观的方法。因为计数板是一块特别的载玻片。血细胞计数板由 4 条平行槽构成 3 个平台，中间的平台较窄，其中间又被一短槽隔成两半，每面平台各有一个含 9 个大格的方格网，中间大格为计数室。计数室的长和宽各为 1 mm，中间平台下陷 0.1 mm，故盖上盖玻片后计数室的总容积为 0.1 mm³。血细胞计数板的构造见图 1-1-5。

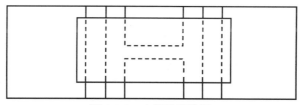

图 1-1-5　血细胞计数板

常见血细胞计数板的计数室有两种规格。一种是 16×25 型，称为麦氏血细胞计数板，共有 16 个中格，每个中格分为 25 个小格。另一种是 25×16 型，称为希里格式血细胞计数板，共有 25 个中格，每个中格又分成 16 个小格。但是不管哪种规格的血细胞计数板，计数室的小格均由 400 个小方格组成。应用血细胞计数板在显微镜下直接计算微生物细胞的数量，方法是先测定若干个方格中的微生物细胞，再换算成每毫升菌液(或每克样品)中微生物细胞数量。

【仪器和材料】

1. 菌液　大肠埃希菌(*E.coli*)18~24 h 菌液。

2. 材料　酒精灯、无菌吸管、滤纸条、载玻片、盖玻片、擦镜纸、无菌试管、涂布器、无菌培养皿。

3. 仪器　血细胞计数板、手动计数器、显微镜等。

【方法】

1. 稀释　取枯草芽胞杆菌斜面少量菌体至 100 ml 无菌水中，稀释混匀后待用(浓度为 10^4/ml~10^5/ml)。

2. 加样　先将盖玻片放在计数室上，用吸管吸取以上稀释液滴于盖玻片的边缘，让菌液自行渗入，多余菌液用滤纸吸去，静置片刻让细菌细胞全部沉降到计数室底部。

3. 定位　将血细胞计数板放于载物台的中央，先在低倍镜下寻找计数板大方格网的位置，转换高倍镜后，调节光亮度至菌体和计数室线条清晰为止，再将计数室一角的小格移至视野中。顺着大方格线移动计数板，使计数室位于视野中间。

4. 计数　如用规格为 16×25 型的计数板则按对角线方位，取左上、右上、左下、右下 4 个大格(共 4 个大格，100 个小格)内的细胞逐一进行计数；如使用规格为 25×16 型的计数板，则除取左上、右上、左下、右下 4 个大格外，还需加中央的一个大格(共 5 个大格，80 个小格)内的细胞。计数时当遇到大格线上的细菌时，一般只计此大格的上方及右方线上的细胞(或只计下方及左方线上的细胞)，将计得的细胞数填入结果表中。对每个样品重复计数 3 次，取其平均值。

5. 清洗血细胞计数板　计数完毕，将血细胞计数板取下，在水龙头下用水柱冲洗，切忌用硬物洗刷，然后自然吹干，或用滤纸吸干。最后用擦镜纸擦干净。若计数是病原微生物，则需先浸泡在 5%的石炭酸溶液中进行消毒，然后再进行清洗。

【实验结果和记录】

按式(1-1-3)或式(1-1-4)计算每毫升菌液中所含的细菌细胞数。

16×25 型血细胞计数板：

$$\text{菌细胞数}/ml = \frac{100\text{小格内细菌数}}{100} \times 400 \times 10\,000 \times \text{稀释倍数} \tag{1-1-3}$$

25×16 型血细胞计数板：

$$\text{菌细胞数}/ml = \frac{80\text{小格内细菌数}}{80} \times 400 \times 10\,000 \times \text{稀释倍数} \tag{1-1-4}$$

【注意事项】

(1) 防止加样时气泡产生。

(2) 血细胞计数板为精密仪器计数板，不能用硬物洗刷，也不能用酒精灯烘烤。

(三) 光电比浊计数法

【原理】

当光线通过微生物菌悬液时，由于菌体的散射及吸收作用使光线的透过量降低。在一定的范围内，微生物细胞浓度与透光度成反比，与光密度成正比，而光密度或透光度可以用光通过菌液池的方法精确测出。因此，可用一系列已知菌数的菌悬液测定光密度，做出光密度—菌数标准曲线。然后，以样品液所测得的光密度，从标准曲线中查出对应的菌数。制作标准曲线时，菌体计数可采用血细胞计数板计数、平板菌落计数或细胞干重测定等方法。本实验采用血细胞计数板计数。

光电比浊计数法的优点是简便、迅速，可以连续测定，适合于自动控制。但是，由于光密度(OD)或透光度除了受菌体浓度影响之外，还受细胞大小、形态、培养液成分及所采用的光波长等因素的影响。因此，对于不同微生物的菌悬液进行光电比浊计数应采用相同的菌株和培养条件制作标准曲线。光波的选择通常在 400~700 nm，具体到某种微生物采用多少还需要经过最大吸收波长及稳定性试验来确定。另外，对于颜色太深的样品或在样品中还含有其他干扰物质的悬液不适合用此法进行测定。

【仪器和材料】

1. 菌种 大肠埃希菌 24 h 肉汤培养物、待测大肠埃希菌菌液。

2. 材料 无菌试管、吸水纸、无菌吸管、无菌生理盐水等。

3. 仪器 721 型分光光度计、血细胞计数板、显微镜等。

【方法】

1. 标准曲线制作

(1) 调整菌液浓度：取大肠埃希菌 24 h 肉汤培养物，用血细胞计数板计数，并用无菌生理盐水分别稀释调整为每毫升 1×10^6、2×10^6、4×10^6、6×10^6、8×10^6、10×10^6、12×10^6、14×10^6 含菌数的悬液。

(2) 分装：取无菌试管 8 支，分别用记号笔将试管编号为 1、2、3、4、5、6、7、8。将不同稀释度的菌液分别装入已编好号的 1~8 号无菌试管中。

(3) 测 OD 值：将 1~8 号不同浓度的菌悬液摇均匀后于 600 nm 波长、1 cm 比色皿中测定 OD 值。比色测定时，用无菌生理盐水作空白对照，并记录 OD 值。

(4) 绘制标准曲线：以 OD 值为纵坐标，以每毫升细胞数为横坐标，绘制标准曲线。

2. 样品测定

(1) 测 OD 值：将待测样品用无菌生理盐水适当稀释，摇均匀后，用 600 nm 波长、1 cm 比色皿测定光密度。测定时用无菌生理盐水作空白对照。

(2) 根据所测得的光密度值：从标准曲线查得每毫升含菌数。

【实验结果和记录】

按式(1-1-5)计算每毫升样品原液菌数：

$$每毫升样品原液菌数 = 从标准曲线查得每毫升的菌数 \times 稀释倍数 \quad (1\text{-}1\text{-}5)$$

【注意事项】

(1) 每管菌悬液在测定 OD 值时均必须先摇匀后再倒入比色皿中测定。

(2) 不同微生物的菌悬液进行光电比浊计数应采用相同的菌株和培养条件制作标准曲线。

(3) 各种操作条件必须与制作标准曲线时的相同，否则，测得值所换算的含菌数就不准确。

第二章 细菌的培养与保存方法

第一节 培养基的制备

培养基是用人工方法将适合细菌生长繁殖的各种营养物质配制而成的营养基质,以供细菌培养使用,用以培养、分离、鉴定、保存各种微生物或积累代谢产物。

培养基的成分因种类不同而异,一般培养基的主要成分为蛋白质、糖类、盐类、水分等。其中基础培养基含有一般细菌生长所需要的基本营养成分,如蛋白胨、肉浸液(或牛肉膏)、氯化钠和水,这些营养物质能为细菌提供生命所需的碳源、氮源、无机盐、水分,并能调节菌体内外的渗透压,为细菌提供能量。另外,还有一些营养要求较高的细菌,必须加入血液或血清、鸡蛋、维生素等其他营养物质。有时为了鉴别或抑制某些细菌,则可加入各种专用基质(如某种糖类、氨基酸等)、指示剂、染料等。由于对培养基的使用目的不同,故在培养基的选择上有所不同。

一、培养基的分类

1. 按照培养基的物理状态分 可分为固体培养基、液体培养基和半固体培养基三类,其区别主要是凝固剂的有无和多少。

(1) 固体培养基:是在培养基中加入凝固剂,有琼脂、明胶、硅胶等。固体培养基常用于微生物分离、鉴定、计数和菌种保存等方面。

(2) 液体培养基:培养基中不加任何凝固剂。这种培养基的成分均匀,微生物能充分接触和利用培养基中的养料,适于做生理等研究,由于发酵率高,操作方便,也常用于发酵工业。

(3) 半固体培养基:是在液体培养基中加入少量凝固剂而呈半固体状态。可用于观察细菌的运动、鉴定菌种和测定噬菌体的效价等方面。

2. 按照培养基成分和用途分 可分为基础培养基、营养培养基、选择培养基、鉴别培养基、增菌和特殊培养基等。

(1) 基础培养基:含有一般细菌生长繁殖需要的基本的营养物质。最常用的基础培养基是天然培养基中的牛肉膏蛋白胨培养基。

(2) 营养培养基:是在基础培养基中加入某些特殊营养物质,如血、血清、动植物组织提取液,用以培养要求比较苛刻的某些微生物。如血琼脂平板、血清肉汤培养基等。

(3) 选择培养基:是根据某一种或某一类微生物的特殊营养要求或对一些物理、化学抗性而设计的培养基。利用这种培养基可以将所需要的微生物从混杂的微生物中分离出来。例如,单糖发酵管就是在无糖的基础培养基(蛋白胨水)中加入某种糖类及指示剂,因不同细菌对各种糖类发酵作用不同而鉴别之。

(4) 鉴别培养基:是在培养基中加入某种试剂或化学药品,使微生物培养后会发生某种变化,从而区别不同类型的微生物。如 SS 琼脂平板。

(5) 厌氧培养基：厌氧菌须在无氧环境中才能生长，所以对厌氧菌，须将培养环境和培养基中的氧气去除，或将氧化型物质还原，降低其氧化还原电势方能发育。厌氧培养法主要分为生物学、化学及物理学三类，常用方法如下。

1) 生物学法(疱肉培养基)：培养基中的熟牛肉渣含有不饱和脂肪酸及谷胱甘肽，能吸收培养基中的氧，使氧化还原电势下降。在其液面覆盖一层无菌凡士林，则可隔绝空气中的游离氧继续进入培养基中，故适于培养厌氧菌，并可借凡士林盖的上移与否，指示该菌是否产气。盖有凡士林的疱肉培养基，接种前应置于火焰上，微微加热先使溶化，然后接种。

2) 化学法(碱性焦性没食子酸法)：利用还原作用强的化学物质，将环境中或培养基内的氧气吸收或用还原氧化型物质，降低氧化还原电势。焦性没食子酸的碱性溶液，能迅速吸收空气中的氧气，生成深棕色的焦性没食子橙，由此可造成环境中少氧或无氧状态，利于厌氧菌的生长繁殖。

3) 物理法：

A. 高层琼脂法：加热溶化高层琼脂，冷至 45℃左右时，种入细菌，搓转试管使之混匀，待琼脂凝固后即可，因培养基很深，与外界空气隔绝，故细菌能在高层琼脂的深层生长。

B. 厌氧罐(缸)法：利用密封，抽气等物理方法，以驱除或隔绝环境中的氧气，使形成厌氧状态，有利于厌氧菌的发育生长。

二、制备原则

培养基的种类很多，但一般制备原则有三条。

1. 足够和适当的营养成分 以满足细菌生长繁殖的要求，获得典型细菌培养物，达到研究细菌的形态、生化反应、抗原结构及致病力等方面的目的。

2. 合适的 pH 培养基的 pH 直接影响细菌的生长繁殖。一般细菌最合适 pH 为 7.2~7.6。常用精密 pH 试纸或酸度计来测定。

3. 绝对无菌 为保证细菌生长时不受污染，培养基必须进行除菌处理，由于培养基所含成分不同，除菌的方法也不同。普通培养基常用高压蒸汽灭菌法。

三、培养基配制的基本程序

以往各实验室培养基都自行制备，目前有市售的各种培养基，只需要按照说明操作进行制备，方便快捷。制备好的培养基需加入小试管、中试管、三角烧瓶、平皿等内使用。

配制培养基的基本程序包括：调配、溶化、矫正 pH、过滤澄清、分装、灭菌、鉴定等几个主要步骤。

1. 调配 先在锥形瓶或烧杯中加入少量蒸馏水(事先量好)，按照培养基的配方准确称取各种成分加入瓶中混合，再将剩余的水冲洗瓶壁。

2. 溶化 将调配好的混合物置电炉上隔水加热，使其完全溶解，注意随时搅拌，防止溶液外溢；溶解完毕，应补足失去的水分。

3. 矫正 pH 用 pH 比色计、比色法或精密 pH 试纸矫正溶液的 pH，一般矫正至 7.2~7.6。

其中 pH 试纸矫正法操作简便、快速，但误差较大；用 pH 比色计和比色法测定 pH 较为准确，后者无需特殊仪器。若测定管偏酸或偏碱，可分别加入 0.1 mol/L NaOH、0.1 mol/L HCl 矫正，直到测定管的颜色与标准管相同为止，注意在加酸或加碱矫正时要缓慢，并准确记录加入的量。

4. 过滤澄清　若培养基有混浊或沉淀，则需过滤。液体或半固体培养基用滤纸过滤，固体培养基在加热溶化后用绒布或双层纱布加脱脂棉过滤。

5. 分装　根据需要将培养基分装于不同的容器中，并进行包扎。

(1) 基础培养基：一般分装于锥形瓶，灭菌后备用，便于随时分装倾注平板或制备营养培养基。灭菌后的基础培养基在倾注平板前应冷却至 50℃ 左右，以无菌操作分装于无菌平皿内(直径 9 cm 的平皿分装量为 13~15 ml)，待培养基冷却后将平皿翻转，即为琼脂平板。

(2) 琼脂斜面：分装于试管，分装量为试管高度的 1/4~1/3，灭菌后趁热放置成斜面，斜面长度占试管长度的 2/3 左右，斜面下方保持 1 cm 高。

(3) 半固体培养基：分装于试管，量为试管高度的 1/4~1/3，灭菌后趁热将试管直立凝固。

(4) 琼脂高层培养基：分装于试管，量为试管高度的 2/3，灭菌后趁热将试管直立凝固。

6. 灭菌　根据培养基的成分、性质采用不同的灭菌方法。

(1) 高压蒸汽灭菌法：用于基础培养基等耐高温培养基的灭菌。

(2) 间歇灭菌法：用于含糖、明胶、血清、牛乳、鸡蛋等不耐高温物质配制的培养基灭菌。

(3) 水浴低温灭菌法：将血清、腹水、组织液等配制的培养基在水浴中加热 56~57℃ 维持 1 h，以保持液体状态，连续 5~7 天，此法较少用。

(4) 血清凝固器灭菌：用于富含蛋白质的培养基(如含血清、鸡蛋清的培养基)灭菌，方法是：将分装好的培养基(一般做成斜面)放在血清凝固器中，第一天 75℃，30 min；第二天 80℃，30 min；第三天 85℃，30 min；在三次灭菌的间隙将培养基置 35℃ 温箱孵育过夜。

(5) 过滤除菌：用于血清、细胞培养液的灭菌。

7. 鉴定　包括两项内容。

(1) 无菌试验：将灭菌后的培养基置 35℃ 温箱孵育 24 h，无菌生长为合格。

(2) 效果检验：将已知菌种接种于培养基上，观察细菌的生长情况、生化反应等是否符合。

8. 保存　制备好的培养基需注明制备日期、名称，置 4℃ 冰箱或冷暗处保存，但不宜放置过久。

四、常用培养基的制备

(一) 普通肉汤培养基

【用途】

供基础培养用，常用于细菌的增菌，一般营养要求不高的细菌均可生长。

【仪器和材料】

1. 试剂　新鲜牛肉或牛肉膏、蛋白胨、氯化钠、琼脂、蒸馏水。

2. 器材　漏斗、量筒、三角烧瓶、试管等。

3. 其他 酚红指示剂、酸度计或精密 pH 试纸。

【方法】

(1) 称取去脂去腱绞碎的鲜牛肉 500 g，浸于 1000 ml 蒸馏水中，冰箱过夜，次日煮沸 30 min，纱布过滤，蒸馏水补足其量，(也可用牛肉膏 3 g 加蒸馏水 1000 ml 加热溶化)，即为肉浸液。牛肉膏可放在小烧杯或表面皿中称量，用热水溶解后倒入大烧杯；也可放在称量纸上称量，随后放入热水中，使牛肉膏与称量纸分离，立即取出纸片。

(2) 取肉浸液 1000 ml，氯化钠 5 g，蛋白胨 10 g 混合(蛋白胨极易吸潮，故称量时要迅速)。加热溶解，此过程中，需不断搅拌，以防琼脂糊底或溢出，最后补足所失的水分。

(3) 调整 pH 为 7.6，检测培养基的 pH，若 pH 偏酸，可滴加 1 mol/L NaOH，边加边搅拌，并随时用 pH 试纸检测，直至达到所需 pH 范围。若偏碱，则用 1 mol/L HCl 进行调节。pH 的调节通常放在加琼脂之前。应注意 pH 不要调过头，以免回调而影响培养基内各离子的浓度。

(4) 过滤：液体培养基可用滤纸过滤，以利培养的观察。但是供一般使用的培养基，此过程可省略。

(5) 分装：按实验要求，可将配制的培养基分装入试管或三角烧瓶内。分装时可用漏斗，以免使培养基沾在管口或瓶口上而造成污染。分装量：固体培养基约为试管高度的 1/5，灭菌后制成斜面。分装入三角烧瓶内以不超过其容积的一半为宜。半固体培养基以试管高度的 1/3 为宜，灭菌后垂直待凝。

(6) 加棉塞：试管口和三角烧瓶口塞上用普通棉花(非脱脂棉)制作的棉塞。棉塞的形状、大小和松紧度要合适，四周紧贴管壁，不留缝隙，才能起到防止杂菌侵入和有利通气的作用。要使棉塞总长约 2/3 塞入试管口或瓶口内，以防棉塞脱落。有些微生物需要更好的通气，则可用 8 层纱布制成通气塞。有时也可用试管帽或塑料塞代替棉塞。

(7) 包扎：加塞后，将三角烧瓶的棉塞外包一层牛皮纸或双层报纸，以防灭菌时冷凝水沾湿棉塞。若培养基分装于试管中，则应以 5 支或 7 支在一起，再于棉塞外包一层牛皮纸，用绳扎好。然后用记号笔注明培养基名称、组别、日期。

(8) 灭菌：将上述培养基于 121.3℃湿热灭菌 20 min。如因特殊情况不能及时灭菌，则应放入冰箱内暂存。

(9) 无菌检查：将灭菌的培养基放入 37℃温箱中培养 24~48 h，无菌生长即可使用，或贮存于冰箱或清洁的橱内，备用。

(二) 普通琼脂培养基

【用途】

供一般细菌培养用，常用于细菌的增菌和传代，并可作无糖基培养基。

【原理】

琼脂是石花菜等海藻类提取的胶体物质，其化学成分主要是多糖。当温度达到 98℃以上可溶解于水，45℃以下则凝固。除自然界中极少数菌可利用琼脂之外，琼脂对细菌一般无营养作用，纯属赋形剂。便于人们制作斜面、平板、高层等不同类型的固体培养基。

【仪器和材料】

1. 试剂 普通肉汤培养基、琼脂、蒸馏水。

2. 器材　漏斗、量筒、三角烧瓶、试管等。
3. 其他　酚红指示剂、酸度计或精密 pH 试纸。

【方法】

普通肉汤培养基 100 ml，加入琼脂 2~3g，加热溶化，用蒸馏水补足失去水分，调整 pH 为 7.6 后分装于试管、平皿等器皿中，高压蒸汽 103.4kPa(15 磅)灭菌 20 min，灭菌后，如制斜面，则需趁热将试管口端搁在一根长木条上，并调整斜度，使斜面的长度不超过试管总长的 1/2。可制成普通琼脂斜面或普通琼脂平板。

(三) 半固体培养基

【用途】

保存一般菌种用，并可观察细菌的动力及生化反应。

【仪器和材料】

1. 试剂　普通肉汤培养基、琼脂、酚红指示剂、蒸馏水。
2. 器材　漏斗、量筒、三角烧瓶、试管等。
3. 其他　酸度计或精密 pH 试纸。

【方法】

取普通肉汤培养基 100 ml，加入琼脂 0.5~0.7g，加热溶化。调整 pH 为 7.6，分装于小试管内，每管 1~5 ml，高压蒸汽灭菌 20 min，待冷后放入 4℃冰箱备用。

(四) 血液琼脂培养基

【用途】

供营养要求较高的细菌分离培养用，亦可观察细菌的溶血特征。

【仪器和材料】

1. 试剂　普通肉汤培养基、琼脂、蒸馏水。
2. 器材　漏斗、量筒、三角烧瓶、试管等。
3. 其他　酚红指示剂、酸度计或精密 pH 试纸。

【方法】

将高压灭菌后普通琼脂培养基。冷至 45~50℃时以无菌操作加入 5%~10%血液(人或动物脱纤维无菌血液)。可制成血平板和血斜面。

(五) 伊红亚甲蓝琼脂(EMB 琼脂)

【用途】

弱选择性平板培养基，主要用于大肠埃希菌和产气肠杆菌的分离和鉴别。

【仪器和材料】

1. 试剂　蛋白胨 10.0 g、磷酸氢二钾 2.0 g、乳糖 10.0 g、伊红-Y 0.4 g、亚甲蓝 0.065 g、琼脂 15.0 g、蒸馏水 1000 ml。
2. 器材　漏斗、量筒、三角烧瓶、试管等。

【方法】

将以上各成分(伊红和亚甲蓝除外)煮沸溶解于 1000 ml 水中，调 pH 为(7.1±0.1)。分别加入 2%伊红-Y 水溶液 20 ml 和 0.65%亚甲蓝水溶液 10 ml，于 121℃灭菌 15 min。

(六) SS 琼脂

【用途】

分离沙门菌和志贺菌。大肠埃希菌分解乳糖产酸,通过中性红指示剂呈红色菌落,同时由于与胆盐结合成胆酸发生沉淀,故菌落中心混浊。硫代硫酸钠有缓和胆盐对致病菌的有害作用,并能中和煌绿和中性红染料的毒性。

SS 琼脂对大肠埃希菌有较强的抑制作用,而对肠道病原菌则无明显抑制作用。因此,可以增加粪便标本的接种量,从而提高病原菌的检出率,故 SS 琼脂为目前比较满意的肠道杆菌选择性培养基。

【原理】

SS 培养基中除含有基础培养基成分外,以中性红作为指示剂,变色范围为 pH 6.8~8.0,在酸性时呈红色,在碱性时呈淡黄色。凡能分解乳糖的细菌,因为有酸类产生,能使指示剂变红,所以菌落呈现红色;不分解乳糖的细菌,由于它分解蛋白胨产生碱性物质,所以菌落呈淡黄色;能分解蛋白质产生 H_2S 的细菌可与含铁化合物作用而使菌落带有黑色或形成黑心。

此外,培养基中含有煌绿,可抑制革兰阳性菌生长;胆盐与枸橼酸钠、硫代硫酸钠合用,能加强对大肠埃希菌的抑制作用;枸橼酸铁尚能中和煌绿、中性红等染料的毒性作用。

【仪器和材料】

1. 试剂 蛋白胨 5.0 g、牛肉浸膏 5.0 g、乳糖 10.0 g、胆盐 8.5~10.0 g、枸橼酸钠 8.5 g、硫代硫酸钠 8.5 g、枸橼酸铁 1.0 g、煌绿 0.00033 g、中性红 0.025 g、琼脂 13.5 g、蒸馏水 1000 ml。

2. 器材 漏斗、量筒、三角烧瓶、试管等。

【方法】

除中性红和煌绿外,其余成分混合于 1000 ml 水中,煮沸溶解。调 pH 为(7.0~7.2)。然后加入 0.5%中性红水溶液 4.5 ml 及 0.1%煌绿水溶液 0.33 ml,摇匀,煮沸。待冷却至 60℃倾入无菌平皿。

(七) 麦康凯琼脂(MAC)

【用途】

弱选择性平板培养基,主要用于分解乳糖的肠道致病菌。

【原理】

胆盐能抑制部分革兰阳性菌及部分非病原菌的生长,但能促进某些革兰阴性病原菌生长;因为含有乳糖及中性红指示剂,故分解乳糖的细菌,菌落呈红色(如大肠埃希菌),不分解乳糖的细菌,菌落不呈红色。

【仪器和材料】

1. 试剂 蛋白胨 20.0 g、氯化钠 5.0 g、乳糖 10.0 g、胆盐 5.0 g、中性红 0.3 g、结晶紫 0.001 g、琼脂 15.0 g、蒸馏水 1000 ml。

2. 器材 漏斗、量筒、三角烧瓶、试管等。

【方法】

将以上各成分(中性红与结晶紫除外)加热溶解于 1000 ml 水中,调 pH 为(7.1±0.2)。然后加入 0.1%结晶紫水溶液 1 ml 和 1%中性红水溶液 3 ml，于 121℃灭菌 15 min。

(八) 双糖铁培养基

【原理】

培养基中除含有基础营养成分外，以酚红作指示剂(碱性时为红色，酸性时为黄色)，可鉴别细菌分解其糖类及氨基酸的能力，凡能分解葡萄糖的，则使培养基底层变黄；凡能分解乳糖的，则使斜面变黄；能分解糖类产生气体的，可使培养基断裂后出现气泡；能分解含硫氨基酸的，可产生 H_2S 与硫酸亚铁生成黑色化合物，使培养基显示黑色。

【仪器和材料】

1. 试剂

上层：蛋白胨 1 g；乳糖 1 g；硫酸亚铁铵 0.02 g；氯化钠 0.5 g；酚红 2 mg；琼脂 1.1 g。

下层：蛋白胨 1 g；葡萄糖 0.2 g；氯化钠 0.5 g；酚红 2 mg；琼脂 0.3 g。

2. 器材 漏斗、量筒、三角烧瓶、试管等。

【方法】

(1) 先称取下层粉末 2 g 加入 100 ml 蒸馏水，放置数分钟后加热溶解，分装于试管中，于 55kPa(8 磅) 15 min 灭菌，取出后垂直凝固，待此下层培养基凝固后，再以无菌操作方法加入上层培养基。

(2) 称取上层粉末 3.65g 加入 100 ml 蒸馏水，放置数分钟后加热溶解装瓶，于 55 kPa 15 min 灭菌后冷却至 70℃左右，再以无菌操作加到凝固的下层培养基上面，立即制成斜面备用。

(九) 庖肉培养基

【用途】

用于肉毒梭菌的增菌培养。

【仪器和材料】

1. 试剂 牛肉浸液 1000 ml、蛋白胨 30.0 g、酵母膏 5.0 g、磷酸二氢钠 5.0 g、葡萄糖 3.0 g、可溶性淀粉 2.0 g、碎肉渣适量、pH 7.8。

2. 器材 漏斗、量筒、三角烧瓶、试管等。

【方法】

称取新鲜除脂肪和筋膜的碎牛肉 500 g，加蒸馏水 1000 ml 和 1 mol/L NaOH 溶液 25 ml，搅拌煮沸 15 min，充分冷却，除去表层脂肪，澄清，过滤加水补足至 1000 ml。加入除碎肉渣外各种成分，校正 pH。碎肉渣经水洗后晾至半干，分装 15 mm × 150 mm 试管 2~3 cm 高，每管加还原铁粉 0.1~0.2g 或铁屑少许。将上述液体培养基分装至每管内超过肉渣表面约 1 cm。上面覆盖溶化的凡士林或液状石蜡 0.3~0.4 cm。121℃灭菌 15 min。

(十) Lowenstein-Jensen 培养基(罗氏培养基)

【用途】

主要用于分枝杆菌的分离培养。

【仪器和材料】

1. 试剂 磷酸二氢钾 0.96 g；硫酸镁($MgSO_4 \cdot 7H_2O$) 0.048 g；天门冬酰胺 0.72 g；甘油(中性) 2.4 ml；枸橼酸镁 0.12 g；蒸馏水 120 ml；马铃薯粉 6.0 g；新鲜鸡蛋 6~8 个；1%孔雀

绿溶液 8 ml。

2. 器材　漏斗、量筒、三角烧瓶、试管等。

【方法】

(1) 将天门冬酰胺、磷酸二氢钾、枸橼酸镁及甘油加水后，置沸水浴中加热溶解。

(2) 加入马铃薯粉，继续在沸水浴中加热 30 min，时加搅拌，使成均匀糊状。

(3) 待冷至 60℃，加入新鲜全蛋液 200 ml 及 1%孔雀绿 8 ml，充分搅匀后，用双层纱布过滤。

(4) 分装于 20 mm×150 mm 试管中，每管约 8 ml，塞紧，置成长斜面。

(5) 用 85℃ 50 min 流通蒸汽灭菌后，经 37℃孵育 48 h，证明无菌生长；冷置备用。

(6) 管内如无凝结水，可加无菌生理盐水 0.5 ml 以防在贮存期中培养基干燥。

(7) 以无菌操作换上软木塞，置 37℃培养 48 h，无菌生长即可应用。

(十一) 巧克力色琼脂平板

【用途】

用于培养脑膜炎双球菌或淋球菌。

【仪器和材料】

1. 试剂　肉汤琼脂 100 ml、无菌脱纤维羊或兔血 10 ml。

2. 器材　漏斗、量筒、三角烧瓶、试管等。

【方法】

(1) 将肉汤琼脂加热溶化，趁热加入脱纤维血，摇匀。血一定要趁热加。

(2) 倾注平板，待冷却成巧克力色，备用。

五、培养基制备注意事项

(1) 称药品用的牛角匙不要混用，称完药品应及时盖紧瓶盖。调 pH 时要小心操作，避免回调。不同培养基各有配制特点，要注意具体操作。

(2) 在进行调配时应在瓶中先加入少量水，再加入各种固体成分，以免固体成分黏附在瓶壁上。装培养基的容器不能用铁、铜等材质的容器，若铁进入培养基中，含量超过 0.14 mg/L 时可抑制细菌毒素的产生；含铜量超过 0.3 mg/L 时可抑制细菌的生长。某些特殊成分(如染料、胆盐、指示剂等)应在矫正 pH 后加入。

(3) 如需要制备十分澄清的培养基，可用卵蛋白加热澄清法：取一个鸡蛋的卵蛋白加水 20 ml，搅拌至出现泡沫，倒入 1000 ml 液体或溶化的固体培养基，混匀，流通蒸汽加热 30~60 min，使培养基中的不溶性物质附着于凝固蛋白，取出后用纱布加脱脂棉(固体培养基)或滤纸(液体或半固体培养基)过滤。

(4) 灭菌后的培养基在进行分装时应注意无菌操作，倾注平板时培养基的温度不能过高，否则冷凝水多，影响细菌的分离并易造成污染；也不能温度过低，否则琼脂过早凝固，使平板表面高低不平。

(5) 在加热溶化时注意溶液不能溢出瓶外，否则会影响培养基的营养成分，若水分蒸发，应补足失去的水分。

第二节 细菌的分离与培养

由于细菌感染而致病的各种标本及带菌者所需检查的各种标本，往往并非单一的细菌，而是混有其他非致病菌，因此当对此标本需做出细菌鉴定时，就必须从标本中分离出致病菌，称为细菌分离培养技术。另外，对已得到的可疑病菌进行细菌鉴定及菌种保存等培养，称为纯培养接种技术。

为研究某种微生物的过程中减少其他微生物的干扰和影响，必须为所研究的微生物提供一个无其他杂菌的环境，创建这一环境的技术即为无菌技术。由于自然环境中微生物是无处不在的，从而在细菌分离及培养过程中均需严格无菌操作，避免杂菌从外界进入培养基，并防止实验标本中的细菌污染环境。

(一) 分离培养法(平板划线接种法)

平板分离划线的方法较多，其中以连续划线法与分区划线法较为常用，其目的都是使细菌呈现单个菌落生长，便于同杂菌菌落鉴别。该法可将标本中的多种细菌分散成单个菌落，有利于细菌的分离纯化用于进一步研究、鉴定或保存。

【仪器和材料】

1. 菌种 金黄色葡萄球菌、大肠埃希菌 18~24 h 普通琼脂斜面培养物等。

2. 培养基 普通琼脂平板。

3. 其他 恒温培养箱、酒精灯、接种环、打火机、记号笔等。

【方法】

1. 连续划线法(图 1-2-1)

(1) 右手持接种环在火焰上烧灼灭菌，待冷却后挑取少许菌落。

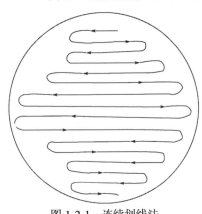

图 1-2-1 连续划线法

(2) 左手斜持平板，用手掌托着平板底部，五指固定平板边缘，在酒精灯旁以拇指、食指和中指将培养皿盖撑开 30°~45°角，将已挑取细菌的接种环先在平板一侧边缘均匀涂布，涂成薄膜(约占平板总面积的 1/10)，然后运用腕力将接种环在平板上自上而下，来回划线。划线要密，但不能重叠，充分利用平板的面积，动作轻柔，不能划破琼脂表面，并注意无菌操作，避免空气中的细菌污染。

(3) 划线完毕，将平板扣入培养皿盖，接种环烧灼灭菌后放回原处。

(4) 在平板底上做好标记，经 35℃培养 18~24h 后观察结果。

2. 分区划线法(图 1-2-2)

(1) 右手持接种环在火焰上烧灼灭菌，待冷却后

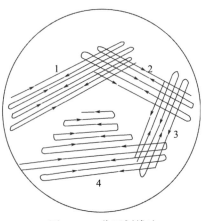

图 1-2-2 分区划线法

挑取少许菌落。

(2) 同上法将平板盖打开 30°~45°角，将已挑取细菌的接种环在平板一端(1 区)内做来回划线，再在 2、3、4 区依次划线，每区的划线须有数条线与上区交叉接触，每划完一区是否需要烧灼接种环依标本中的菌量多少而定，每区线间需保持一定距离，线条要密而不重复。

(3) 划线完毕，将平板扣入平板盖，接种环烧灼灭菌后放回原处。

(4) 在平板底上做好标记，经 35℃培养 18~24 h 后观察结果。

【实验结果和记录】

细菌在普通琼脂平板的生长现象：

菌落：由一个细菌生长繁殖而形成的一个肉眼可见的细菌集团。因来源相同，同一个菌落的细菌为纯种细菌。不同细菌菌落的形态学特征不同，可以鉴别细菌。

菌苔：由多个菌落融合而成，可能含有杂菌。

菌落性状的描述：大小、形状、颜色、凸扁、表面光滑度、湿润度、光泽、透明度、边缘、黏度、溶血(血平板)、气味等。

琼脂平板表面散在分布两种菌落，为圆形、光滑、湿润、边缘整齐，其中有金黄色色素的为金黄色葡萄球菌的菌落；另一种为大肠埃希菌菌落。

(二) 斜面培养基接种法(图 1-2-3A)

【用途】

用于培养、保存菌种及为其他实验准备菌种。

【仪器和材料】

1. 菌种 金黄色葡萄球菌、变形杆菌 18~24 h 普通琼脂斜面培养物。

2. 培养基 固体斜面培养基。

3. 其他 恒温培养箱、酒精灯、接种环、打火机、记号笔等。

【方法】

(1) 取一支斜面培养基及一支纯菌种管，并排倾斜放在左手四指中，拇指压住，并以手掌支撑住两试管底部，培养基斜面向上。右手将接种环于火焰上灭菌、冷却。用右手小指、无名指及手掌将菌种管和试管的试管塞同时拔出，并把试管塞握住，不要随意放在桌上或与其他物品相接触，如试管塞太紧时应预先松动。

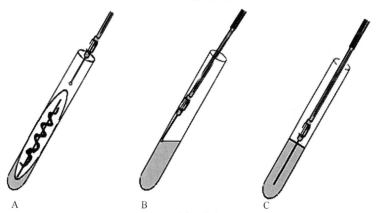

图 1-2-3 不同培养基接种法

A. 斜面培养基接种法；B. 液体培养基接种法；C. 半固体培养基接种法

(2) 试管口部于火焰上迅速往返通过 2~3 次火菌，将灭菌接种环伸入有菌试管中，接取菌种前先在管内壁上或未长苔的培养基面上接触一下，使接种环充分冷却，以免烫死菌种。用接种环从斜面底部划取少量细菌，然后小心移至准备接种的试管中，抽出时勿与管壁相碰，也勿再通过火焰。

(3) 接种方法是自下而上划一直线，然后将接种环再自下而上，连续平行划线。若以保存菌为目的时可自管底向上划一粗直线即可。

(4) 取出接种环，将试管上部再经火焰灭菌，塞好试管塞，不要用试管口去迎试管塞，以免试管在移动时污染杂菌。接种环灭菌后放回原处。

(5) 若自平皿培养物中取菌时，只应挑取一个单个菌落进行接种。

(6) 接种菌应做好标记，标明菌种名称、接种日期等，置37℃温箱中培养 18~24 h，次日观察结果。

【实验结果和记录】

(三) 液体培养基接种法(图 1-2-3B)

【用途】

凡肉汤、蛋白胨水、各种单糖发酵均用此法接种，主要用于细菌的增菌培养。可以观察细菌不同的生长性状、生化特性以供鉴别之用。

【仪器和材料】

1. 菌种 枯草杆菌、乙型溶血性链球菌、大肠埃希菌 18~24 h 普通琼脂斜面培养物等。

2. 培养基 液体培养基。

3. 其他 恒温培养箱、酒精灯、接种环、打火机、记号笔等。

【方法】

(1) 右手执笔式握住接种环，灭菌冷却后取单个菌落。①由斜面菌种接入液体试管培养基：操作方法与前面的斜面接种相同，但应使液体管口向上倾斜，以免培养液流出。②由液体培养基接种液体试管培养基：菌种如为液体时，接种除用接种环外，也可用无菌吸管或滴管。只需在火焰旁拔去棉塞，用无菌吸管吸取菌液即可。

(2) 左手拇指、食指、中指托住液体培养基之下端，右手小指和无名指(或手掌)拔取试管塞，将管口移至火焰上旋转烧灼。

(3) 将沾菌的接种环移入培养基管中，在液体偏少侧接近液面的管壁上轻轻研磨，使菌体从接种环脱落，使菌体混合于培养基中，勿用力振荡。

(4) 管口通过火焰，塞好试管塞，将接种环灭菌后放回原处。

(5) 在试管上做好标记，经37℃温箱孵育 18~24 h，取出观察生长情况。

【实验结果和记录】

不同的细菌在液体培养基中培养后会出现不同的生长现象，注意观察培养基的透明度、管底和液面上是否有细菌生长。

1. 混浊生长 大肠埃希菌培养管培养液呈均匀混浊，管底有少许沉淀。

2. 沉淀生长 乙型溶血性链球菌培养管管底有沉淀，培养液无明显混浊。

3. 菌膜生长 枯草杆菌培养管培养液较清亮无明显混浊，液体表面有灰白色菌膜。

(四) 半固体培养基穿刺培养法(图 1-2-3C)

【用途】

用于保存菌种及间接观察细菌之动力(无动力之细菌仅沿穿刺线生长，清晰可见；有动力的细菌使培养基呈现混浊样，穿刺线甚至难以看出)。

【仪器和材料】

1. 菌种 金黄色葡萄球菌、变形杆菌 18~24 h 普通琼脂斜面培养物等。

2. 培养基 半固体培养基。

3. 其他 恒温培养箱、酒精灯、接种针、打火机、记号笔等。

【方法】

(1) 先将接种针在火焰上烧灼灭菌，待冷却后挑取少许菌落。

(2) 左手拿试管，右手持接种针，将试管塞打开后，试管口通过火焰灭菌，将接种针从培养基的中心向下垂直穿刺接种至试管底上方约 5 mm 处(勿穿至管底)，然后由原穿刺线退回，注意在刺入与拔出时不可晃动接种针。

(3) 将试管口灭菌后加塞，接种针烧灼灭菌后放回原处。

(4) 在试管上做好标记，经 37℃培养 18~24 h 后观察结果。

【实验结果和记录】

注意观察穿刺线是否清晰、周围的培养基是否混浊。

1. 无鞭毛的细菌 仅沿穿刺线生长，穿刺线清晰，周围培养基透明(如葡萄球菌)。

2. 有鞭毛的细菌 沿穿刺线向四周扩散生长，穿刺线边缘呈羽毛状，周围培养基变浑浊(如变形杆菌)。

(五) 涂布接种法

【用途】

本法主要用于活菌计数和药敏试验。

【仪器和材料】

1. 菌种 金黄色葡萄球菌、葡萄球菌 18~24 h 肉汤培养物。

2. 培养基 普通琼脂平板、MH 琼脂平板。

3. 其他 恒温培养箱、酒精灯、无菌吸管、无菌 L 形玻璃棒、打火机、记号笔等。

【方法】

1. 活菌计数

(1) 取一定稀释度的菌液 0.1 ml 滴在平板上，用无菌 L 形玻璃棒将液滴涂布均匀，盖上平板盖。

(2) 经 35℃培养 18~24 h 后计数菌落，则每毫升所含活菌数 = 菌落数 × 10 × 稀释倍数。

2. 直接涂布法(多用于纸片法和管碟法药敏试验)

(1) 先配制一定浓度的菌液。

(2) 用无菌棉签蘸取菌液后，在管壁上将多余的液体挤去，在 MH 琼脂平板上按三个方向均匀涂布 3 次，最后沿平板边缘涂一周。

(3) 盖上平板盖，置室温放置 5 min 使平板表面稍干，然后用无菌镊子将药敏纸片贴在培养基表面，或向竖在平板表面的牛津小杯内加入不同浓度的药物，经 35℃培养 18~24 h

后观察结果,测定抑菌圈直径,按判断标准判定结果。

【实验结果和记录】

活菌计数法在平板上可看到单个生长的菌落,便于计数。直接涂布法细菌长满整个培养基表面,放入药敏纸片培养后,可检测细菌对不同药物的耐药性,为临床用药提供依据。

(六) 倾注培养法

【用途】

此法常用于标本或样品中活菌计数。

【仪器和材料】

1. 菌种　金黄色葡萄球菌、葡萄球菌 18~24 h 肉汤培养物。

2. 培养基　普通琼脂平板。

3. 其他　恒温培养箱、酒精灯、无菌吸管、无菌 L 形玻璃棒、打火机、记号笔等。

【方法】

(1) 将标本用无菌生理盐水稀释成不同浓度：10^{-1}、10^{-2}、10^{-3}、10^{-4}、10^{-5} 等。

(2) 取不同稀释度的标本各 1 ml 分别注入直径 90 mm 无菌平皿,迅速加入溶化并冷却至约 50℃的营养琼脂 15 ml,轻轻转动平板使之充分混匀,待凝固后翻转平板。

(3) 置 35℃温箱孵育 18~24 h,计数菌落形成单位(colony forming unit, CFU),按(式 1-2-1)算出每毫升标本中的细菌数:

$$1 \text{ ml 标本中的活菌数} = \text{全平板 CFU} \times \text{稀释倍数} \qquad (1\text{-}2\text{-}1)$$

【实验结果和记录】

倾注培养法在平板培养基中可看到单个生长的菌落。

【注意事项】

(1) 操作前,先洗手,后用 75%乙醇擦手,待乙醇挥发后才能点燃酒精灯。

(2) 细菌接种过程中需注意无菌操作,避免污染,因此每一步操作均需严格按要求进行。操作时不宜说话或将口鼻靠近培养基表面,以免呼吸道排出的细菌污染培养基。

(3) 所有操作均需在酒精灯火焰附近进行,平皿盖、试管塞、瓶塞均应拿在手上打开(具体见本章第 2 节(二)【方法】),禁止将盖或塞事先取下放置在桌面上。

(4) 取菌种前灼烧接种针(环)时要将镍铬丝烧红,烧红的接种针(环)稍事冷却再取菌种,以免烧死菌种。

(5) 取菌时注意菌落不要取得太多,应蘸取而不宜刮取,否则平板划线很难分离出单个菌落。

(6) 平板划线时注意掌握好划线的力度和角度,用力不能过重,接种环和培养基表面呈 30°~40°角,划线要密而不重复,充分利用培养基,并注意不能划破平板。半固体培养基接种时注意穿刺线要直,并沿原穿刺线退出。

(7) 接种完毕后,需在培养基上做好标记再放置温箱孵育。废弃的有菌材料(如玻片、有菌的平板、试管、吸管等)均需灭菌后再清洗。发生有菌材料污染应及时进行消毒处理。

第三节 细菌的倾注培养和平板菌落计数

平板菌落计数法虽然操作较繁琐,结果需要培养一段时间才能取得,而且测定结果易受多种因素的影响,但是,由于该计数方法的最大优点是可以获得活菌的信息,该法常用于饮用水、饮料、食品、化妆品等液体中细菌的检测。

【仪器和材料】

1. 待检样品 大肠埃希菌($E.coli$) 18~24 h 培养液。

2. 器材 直径 90mm 无菌平皿、恒温培养箱、水浴箱、菌落计数器、无菌刻度吸管和灭菌空试管。

3. 培养基 普通营养琼脂。

【方法】

(1) 将标本用无菌生理盐水按 10^{-1}、10^{-2}、10^{-3}、10^{-4}、10^{-5} 稀释。

(2) 取不同稀释度液体 1 ml 注于直径 90 mm 的无菌平皿,迅速加入已溶化并冷却至 50℃的营养琼脂 15 ml,立即在平面上向同一方向平稳转动,使之混匀,由于细菌易吸附到玻璃器皿表面,所以菌液加入到培养皿后,应尽快倒入溶化并已冷却至 50℃左右的培养基,立即摇匀,否则细菌将不易分散或长成的菌落连在一起,影响计数。不同稀释度的检测样品倾注平板不得少于 3 块。

(3) 待冷却凝固后翻转平板,置 37℃培养箱内孵育 48 h。

(4) 计数菌落形成单位(colony forming unit,CFU),求出每毫升或每克标本中所含活菌数:如果平板上菌落少,可用钢笔或蜡笔在平板底上进行点数,然后再持放大镜检查有无遗漏的微小菌落,在记下各个平板的菌落数后求出同一稀释度的各平均菌落数;算出同一稀释度 3 个平板上的菌落平均数,并按式(1-2-2)进行计算:

$$1ml 标本中活菌数 = 同一稀释度 3 次重复的平均菌落数 \times 稀释倍数 \quad (1\text{-}2\text{-}2)$$

如果平板上菌落多,可用菌落计数器,计算 10 个小方格的菌落数,如为 50 个,则平均 1 方格(1 cm^2)为 5 个菌落。则整个培养皿上的菌落数按式(1-2-3)计算:

整个平板面积 = πr^2

$$整个培养皿上的菌落数 = 整个培养皿面积 \times 平均每个方格菌落数 \quad (1\text{-}2\text{-}3)$$

【实验结果和记录】

(1) 只有一个稀释度的平均菌落数在 30~300 时,结果为该稀释度平均菌落数乘以该稀释倍数。

(2) 两个相邻稀释度菌落平均数在 30~300 时,则计数其比值。若比值<2,应报告两个稀释度的平均菌落数;若比值≥2,应报告两个稀释度中较大菌落数。

(3) 所有稀释度平均菌落数均<30,则应按稀释度最低的平均菌落数乘以稀释倍数。

(4) 所有稀释度平均菌落数均>300,则应按最高稀释度平均菌落数乘以稀释倍数。

(5) 若所有稀释度均不在 30~300 范围,则以最接近 30 或 300 的平均菌落数乘以稀释倍数。

(6) 若所有稀释度菌落数均不可计数，则以最高稀释倍数无法计数。

(7) 若所有稀释度均未见菌落，则结果为＜10，而不计为0。

【注意事项】

在求同一稀释度的平均菌落数时，若其中一个平板有较大片状菌落生长时不宜采用，而应以无片状菌落生长的平板作为该稀释度的菌落数，若片状菌落生长范围不到平板的一半，而其余一半菌落分布又很均匀，则可计算半个平板后乘以 2 代表全平板菌落数。

实际工作中同一稀释度重复对照平板不能少于 3 个，这样便于数据统计，减少误差。

平板菌落计数法的操作除上述倾倒平板的方式以外，还可以用涂布平板的方式进行。二者操作基本相同，所不同的是后者先将牛肉膏蛋白胨培养基溶化后倒平板，待凝固后编号，并于 37℃左右的温箱中烘烤 30 min，或在超静工作台上适当吹干，然后用无菌吸管吸取稀释好的菌液对号接种于不同稀释度编号的平板上，并尽快用无菌玻璃涂棒将菌液在平板上涂布均匀，平放于实验台上 20~30 min，使菌液渗入培养基表层内，倒置 37℃的恒温箱中培养 24~48 h，然后计数。涂布平板用的菌悬液量一般以 0.1 ml 较为适宜，如果过少菌液不易涂布开，过多则在涂布完后或在培养时菌液仍会在平板表面流动，不易形成单菌落。

第四节 细菌生长曲线的绘制

【原理】

将一定量的细菌接种到一定体积的、适合的新鲜液体培养基中，在适宜的条件下进行培养，定时测定培养液中的菌量，以细菌数目的对数或生长速率作纵坐标，生长时间作横坐标，绘制的曲线叫该细菌的生长曲线。不同的细菌在相同的培养条件下其生长曲线不同，同样的细菌在不同的培养条件下所绘制的生长曲线也不相同。它反映了单细胞微生物在一定环境条件下于液体培养时所表现出的群体生长规律。依据其生长速率的不同，一般可把生长曲线分为延缓期、对数期、稳定期和衰亡期。这四个时期的长短因菌种的遗传性、接种量和培养条件的不同而有所改变。因此通过测定微生物的生长曲线，可了解各菌的生长规律，对于科研和生产都具有重要的指导意义。

测定微生物的数量有多种不同的方法，具体方法：载玻片直接镜检计数、计数板直接镜检计数、光电比浊计数法已在上述实验中作了介绍。本实验采用分光光度计(spectrophotometer)进行光电比浊法测定不同培养时间细菌悬浮液的光密度(OD)，由于细菌悬液的浓度与 OD 值成正比，因此可利用分光光度计测定菌悬液的 OD 值来推知菌液的浓度，并将所测的 OD 值与其对应的培养时间作图，即可绘出该菌在一定条件下的生长曲线，此法快捷、简便。

用于测定细菌细胞数量的方法，也可以直接用试管或带有测定管的三角烧瓶测定 klett units 值的光度计。只要接种 1 支试管或 1 个带测定管的三角烧瓶，在不同的培养时间(横坐标)取样测定，以测得的 klett units 为纵坐标，便可很方便地绘制出细菌的生长曲线。

【仪器和材料】

1. 菌种 大肠埃希菌。

2. 培养基 肉膏蛋白胨培养基。

3. 器材 无菌吸管、无菌试管、三角烧瓶、带测定管的三角烧瓶。

4. 仪器 恒温摇床、721 分光光度计、比色杯。

【方法】
1. 光电比浊法

(1) 标记：取 11 支无菌大试管，用记号笔分别标明培养时间，即 0 h、1.5 h、3 h、4 h、6 h、8 h、10 h、12 h、14 h、16 h 和 20 h。

(2) 接种：分别用 5 ml 无菌吸管吸取 2.5 ml 大肠埃希菌过夜培养液(培养 10~12 h)转入盛有 50 ml LB 液体培养基的三角烧瓶内，混合均匀后分别取 5 ml 混合液放入上述标记的 11 支无菌大试管中。

(3) 培养：将已接种的试管置摇床 37℃振荡培养，振荡频率 250 r/min，分别培养 0 h、1.5 h、3 h、4 h、6 h、8 h、10 h、12 h、14 h、16 h 和 20 h，将标有相应时间的试管取出，立即放冰箱中贮存，最后一同比浊测定其 OD 值。

(4) 比浊测定：用未接种的肉膏蛋白胨培养基作空白对照，选用 600 nm 波长进行光电比浊测定。从早取出的培养液开始依次测定，对浓度大的菌悬液用肉膏蛋白胨培养基适当稀释后测定，使其 OD 值在 0.1~0.65，经稀释后测得的 OD 值要乘以稀释倍数，才是培养液实际的 OD 值。

2. 试管或三脚烧瓶测定

(1) 用 1 ml 无菌吸管取 0.25 ml 大肠埃希菌过夜培养液转入盛有 3~5 ml 肉膏蛋白胨培养基的试管中，混匀后将试管直接插入分光光度计的比色糟中，比色槽上方用自制的暗盒将试管及比色暗室全部罩上，形成一个大的暗环境，另以 1 支盛有肉膏蛋白胨培养基但没有接种的试管调零点，测定样品中培养 0 h 的 OD 值。测定完毕后，取出试管置 37℃继续振荡培养。

(2) 分别在培养 0 h、1.5 h、3 h、4 h、6 h、8 h、10 h、12 h、14 h、16 h 和 20 h，取出培养物试管按上述方法测定 OD 值。该方法准确度高、操作简便。但须注意的是使用的 2 支试管要很干净，其透光程度越接近，测定的准确度越高。

(3) 如果需要，可根据公式 klett units = OD/0.002 换算出所测菌悬液的 OD 值。

【实验结果和记录】

(1) 将不同培养时间测定的 OD 值填入表 1-2-1。

表 1-2-1　大肠埃希菌不同培养时间所测 OD 值

时间(h)	0	1.5	3	4	6	8	10	12	14	16	20
光密度(OD_{600}) 值											

(2) 以上述表格中的时间为横坐标，OD_{600} 值为纵坐标，绘制大肠埃希菌的生长曲线。

【注意事项】

(1) 测定 OD 值前，振荡待测定的培养液，使细胞均匀分布。

(2) 测定 OD 值时，要求从低浓度到高浓度测定。

(3) 严格控制培养时间。

第五节　微生物菌种保藏方法

菌种是一种重要的生物资源，菌种保藏是重要的微生物基础工作。菌种保藏就是利用一切条件使菌种不死、不衰、不变，以便于研究与应用。微生物具有容易变异的特性，在保藏过程中必须使微生物的代谢处于最不活跃或相对静止的状态，才能在一定的时间内使其不发生变异而又保持生活能力。低温、干燥和隔绝空气是使微生物代谢能力降低的重要因素，所以，菌种保藏方法虽多，但都是根据这三个因素而设计的。

【原理】

微生物个体微小、代谢旺盛、生长繁殖快，如果保存不妥容易发生变异和杂菌污染，甚至导致细胞死亡等现象。因此，保存好菌种是非常必要和重要的。菌种保藏的方法很多，其原理却大同小异，不外乎为优良菌株创造一个适合长期休眠的环境，即干燥、低温、缺乏氧气和养料等。使微生物的代谢活动处于最低的状态，但又不至于死亡，从而达到保藏的目的。依据不同的菌种或不同的需求，应该选用不同的保藏方法。常用的菌种保藏方法包括传代培养法、载体法、悬液法、冷冻法和真空干燥法等。

【仪器和材料】

1. 菌株 待保藏的适龄菌株：斜面细菌、酵母菌和放线菌、丝状真菌。

2. 培养基 细菌、酵母菌和放线菌、丝状真菌及斜面菌种。

牛肉膏蛋白胨培养基斜面(培养细菌)，麦芽汁培养基斜面(培养酵母菌)，高氏一号培养基斜面(培养放线菌)，马铃薯蔗糖培养基斜面(培养丝状真菌)。

3. 试剂 无菌水、10%HCl、无水$CaCl_2$、液状石蜡、五氧化二磷、干冰、95%乙醇、食盐。

4. 器材 用于菌种保藏的小试管($10 mm \times 100 mm$)数支、5 ml无菌吸管、1 ml无菌吸管、无菌滴管、灭菌锅、冷冻真空干燥器、L形五通管、管形安瓿管、泪滴形安瓿管(长颈球形底)、冰箱、低温冰箱(-30℃)、液氮冷冻保藏器、三角烧瓶(250 ml)、40目及100目筛子、标签、接种针、接种环、河沙、瘦黄土(有机物含量少的黄土)等。

【方法】

下列各方法可根据实验室具体条件与需要选做。

1. 斜面传代保藏法

(1) 贴标签：取各种无菌斜面试管数支，将注有菌株名称和接种日期的标签贴上，贴在试管斜面的正上方，距试管口2~3 cm处。

(2) 斜面接种：将待保藏的菌种用接种环以无菌操作法移接至相应的试管斜面上，细菌与酵母菌宜采用对数生长期的细胞，而放线菌和丝状真菌宜采用成熟的孢子。

(3) 培养：细菌37℃恒温培养18~24 h，酵母菌于28~30℃培养36~60 h，放线菌和丝状真菌置于28℃培养4~7天。

(4) 保藏：斜面长好后，可直接放入4℃冰箱保藏。为防止棉塞受潮长杂菌，管口棉花应用牛皮纸包扎，或换上无菌胶塞，亦可用溶化的固体石蜡熔封棉塞或胶塞，还可用封口膜包紧。

保藏时间依微生物种类而不同，放线菌及有芽胞的细菌可保存2~6个月，移种一次，酵母菌2个月，而不产芽胞的细菌最好每月移种一次。

此法为实验室和工厂菌种室常用的保藏法，优点是操作简单，使用方便，不需特殊设备，能随时检查所保藏的菌株是否死亡、变异与污染杂菌等。缺点是容易变异，因为培养基的物理、化学特性不是严格恒定的，屡次传代会使微生物的代谢改变，容易变异，而影响微生物的性状，污染杂菌的机会亦较多。

2. 半固体穿刺保藏

(1) 贴标签：取无菌的半固体肉汤蛋白等直立柱数支，贴上标签，注明细菌菌名、培养基名称和接种日期。

(2) 接种：用接种针以无菌方式从待保藏的细菌斜面上挑取菌种，朝直立柱中央直刺至试管底部，然后又沿原线拉出，连续几次，盖上试管塞。最好可以将试管塞放松一点，置37℃恒温箱中培养48 h。

(3) 保藏：培养后拧紧试管塞并用封口膜封口，放入4℃的冰箱中避光保藏。

这种方法一般可保藏半年至一年。

3. 液状石蜡保藏法

(1) 液状石蜡灭菌：在250 ml 三角烧瓶中装入100 ml 液体石蜡，塞上棉塞，并用牛皮纸包扎，1.5 kg/cm^2，121.3℃湿热灭菌30 min，然后于40℃温箱中放置14 天(或置于105~110℃烘箱中1 h)，以除去石蜡中的水分，备用。

(2) 菌种培养：将需要保藏的菌种，在最适宜的斜面培养基中培养，使得到健壮的菌体或孢子。

(3) 加液状石蜡：用无菌滴管吸取液状石蜡以无菌操作加到已长好的菌种斜面上，约5 ml，加入量以高出斜面顶端约1 cm 为宜，使菌种与空气隔绝。

(4) 保藏：液状石蜡封存以后，同样放入4℃冰箱中保存。也可直接放在低温干燥处保藏。

(5) 恢复培养：用接种环从液状石蜡下挑取少量菌种，在试管壁上轻靠几下，尽量使油滴滴净，再接种于新鲜培养基中培养。由于菌体表面粘有液状石蜡，生长较慢，且液状石蜡有黏性，故一般须转接2~3次才能获得良好菌种。

利用这种保藏方法，放线菌、有芽胞细菌可保藏2 年左右，酵母菌可保藏1~2年，一般无芽胞细菌也可保藏1 年左右。甚至用一般方法很难保藏的脑膜炎球菌，在37℃温箱内，亦可保藏3 个月之久。此法的优点是制作简单，不需特殊设备，且不需经常移种。缺点是保存时必须直立放置，所占位置较大，同时也不便携带。从液状石蜡下面取培养物移种后，接种环在火焰上烧灼时，培养物容易与残留的液状石蜡一起飞溅，应特别注意。

4. 滤纸保藏法

(1) 滤纸制备：将滤纸剪成0.5 cm×1.2 cm 的小条，装入0.6 cm×8 cm 的安瓿管中，每管1~2 张，塞以棉塞，1.05 kg/cm^2，121.3℃灭菌30 min。

(2) 菌种培养：将需要保存的菌种，在适宜的斜面培养基上培养，使充分生长。

(3) 菌液制备：取灭菌脱脂牛乳1~2 ml 滴加在灭菌培养皿或试管内，取数环菌苔在牛乳内混匀，制成浓悬液。

(4) 滤纸条吸菌：用灭菌镊子自安瓿管取滤纸条浸入菌悬液内，使其吸饱，再放回至安瓿管中，塞上棉塞。

(5) 吸干水分：将安瓿管放入内有五氧化二磷作吸水剂的干燥器中，用真空泵抽气至干。

(6) 保藏：将棉花塞入管内，用火焰熔封，保存于低温下。

(7) 回复培养：需要使用菌种，复活培养时，可将安瓿管口在火焰上烧热，滴一滴冷水在烧热的部位，使玻璃破裂，再用镊子敲掉口端的玻璃，待安瓿管开启后，取出滤纸，放入液体培养基内，置温箱中培养。

细菌、酵母菌、丝状真菌均可用此法保藏，前两者可保藏 2 年左右，有些丝状真菌甚至可保藏 14~17 年之久。此法较液氮、冷冻干燥法简便，不需要特殊设备。

5. 沙土管保藏法

(1) 沙土处理：

1) 沙处理：取河沙经 40 目过筛，去除大颗粒，加 10%HCl 浸泡(用量以浸没沙面为宜) 2~4 h(或煮沸 30 min)，以除去有机杂质，然后倒去盐酸，用清水冲洗至中性，烘干或晒干，备用。

2) 土处理：取非耕作层瘦黄土(不含有机质)，加自来水浸泡洗涤数次，直至中性，然后烘干粉碎，用 100 目过筛，去除粗颗粒后备用。

(2) 装沙上管：将沙与土按 2∶1、3∶1 或 4∶1(w/w)比例混合均匀(甚至可全部用沙或全部用土)装入小试管或安瓿管中(10 mm × 100 mm)，装置约 7 cm 高，每管装 1g 左右。塞上棉塞，并外包牛皮纸，1.5 kg/cm^2，121.3℃湿热灭菌 30 min、然后烘干。

(3) 无菌检查：每 10 支沙土管任抽一支，取少许沙土放入牛肉膏蛋白胨或麦芽汁培养液中(肉汤培养基)，在最适的温度下培养 2~4 天，确定无菌生长时才可使用。若发现有杂菌，经重新灭菌后，再做无菌检查，直到无菌，方可备用。

(4) 制备菌液：用 5 ml 无菌吸管分别吸取 3 ml 无菌水至待保藏的菌种斜面上(一般指孢子层生长丰满的，营养细胞用此法效果不好)，用接种环轻轻搅动，制成悬液。

(5) 加样：用 1 ml 吸管吸取上述菌悬液 0.1~0.5 ml 加入沙土管内，用接种环拌匀。加入菌液量以湿润沙土达 2/3 高度为宜。

(6) 干燥：待含菌的沙土管放入真空干燥器中，干燥器内用培养皿盛五氧化二磷作为干燥剂，可再用真空泵连续抽气 3~4 h，加速干燥。将沙土管轻轻拍，沙土呈分散状即达到充分干燥。

(7) 检查：每 10 支抽取一支，用接种环取出少数沙粒，接种于斜面培养基上，进行培养，观察生长情况和有无杂菌生长，如出现杂菌或菌落数很少或根本不长，则说明制作的沙土管有问题，尚须进一步抽样检查。

(8) 保藏：沙土管可选择下列方法之一来保藏，每半年检查一次活力和杂菌情况。

1) 保存于干燥器中。

2) 用石蜡封住棉花塞后放入冰箱保存。

3) 将沙土管取出，管口用火焰熔封后入冰箱保存。

4) 将沙土管装入含有 CaCl$_2$ 等干燥剂的大试管中，塞上橡皮塞或木塞，再用石蜡封口，放入冰箱中或室温下保存。

(9) 恢复培养：使用时挑少量沙土接种于斜面培养基上，或液体培养基内培养即可，原沙土管仍可继续保藏。

此法适用于保藏能产芽胞的细菌及形成孢子的放线菌，因此在抗生素工业生产中应用最广，效果亦好，可保存 2 年左右。但保藏营养细胞效果不佳。

6. 液氮冷冻保藏法

液氮超低温保藏技术是将菌种保藏在-196℃的液态氮中，或-150℃的氮气中的长期保藏方法，它的原理是利用微生物在-130℃以下新陈代谢趋于停止而有效地保藏微生物。

(1) 准备安瓿管或冻存管：用于液氮保藏的安瓿管，要求能耐受温度突然变化而不致破裂，因此，需要采用圆底硼硅酸盐玻璃制造的安瓿管，或螺旋口的塑料冻存管，注意玻璃管不能有裂纹。安瓿管的大小通常使用 75 mm × 10 mm 的，或能容 1.2 mm 液体的。

(2) 加保护剂与灭菌：保护剂种类要根据微生物类别选择。配制保护剂时，应注意其浓度，一般采用10%~20%甘油。保存细菌、酵母菌或霉菌孢子等容易分散的细胞时，则将空安瓿管塞上棉塞，1.05 kg/cm^2，121.3℃灭菌 15 min；若作保存霉菌菌丝体用则需在安瓿管内预先加入保护剂如 10%的甘油蒸馏水溶液或 10%二甲亚砜蒸馏水溶液，加入量以能浸没之后加入的菌落圆块为限，而后再用 1.05 kg/cm^2，121.3℃灭菌 15 min。

(3) 接入菌种：微生物不同的生理状态对存活率有影响，一般使用静止期或成熟期培养物。分装时注意应在无菌条件下操作。

菌种的准备可采用下列几种方法：

1) 刮取培养物斜面上的胞子或菌体，与保护剂(常用 10%的甘油蒸馏水溶液)混匀后加入安瓿管或冻存管内。

2) 接种液体培养基，振荡培养后取菌悬液与保护剂混合分装于安瓿管或冻存管内。

3) 将培养物在平皿培养，形成菌落后，用无菌打孔器从平板上切取一些大小均匀的小块(直径为 5~10 mm)，真菌最好取菌落边缘的菌块，与保护剂混匀后加入安瓿管或冻存管内，霉菌菌丝体则可用灭菌打孔器，从平板内切取菌落圆块，放入含有保护剂的安瓿管内。

4) 在小安瓿管中装 1.2~2 ml 的琼脂培养基，接种菌种，培养 2~10 天后，加入保护剂，待保藏。

5) 然后用火焰熔封，浸入水中检查有无漏洞。

(4) 冻结：再将已封口的安瓿管以每分钟下降 1℃的慢速冻结至–35℃。若细胞急剧冷冻，则在细胞内会形成冰的结晶，因而降低存活率。目前常用的有三种控温方法。

1) 程序控温降温法，应用电子计算机程序控制降温装置，可以稳定连续降温，能很好地控制降温速率。

2) 分段降温法：将菌体在不同温级的冰箱或液氮罐口分段降温冷却，或悬挂于冰的气雾中逐渐降温。一般采用两步控温，将安瓿管或塑料小管，先放–40~–20℃冰箱中 1~2 h，然后取出放入液氮罐中快速冷冻。

3) 对耐低温的微生物、可以直接放入气相或液相氮中。

(5) 保藏：经冻结至–35℃的安瓿管立即放入液氮冷冻保藏器的小圆筒内，然后再将小圆筒放入液氮保藏器内。液氮保藏器内的气相为–150℃，液态氮内为–196℃。

(6) 恢复培养：保藏的菌种需要用时，将安瓿管取出，立即放入 38~40℃的水浴中进行急剧解冻，直到全部溶化为止，一般需 50~100s。再打开安瓿管，将内容物移入适宜的培养基上培养。

此法除适宜于一般微生物的保藏外，对一些用冷冻干燥法都难以保存的微生物如支原体、衣原体、氢细菌、难以形成孢子噬菌体及动物细胞均可长期保藏，而且性状不变异。缺点是需要特殊设备。

7. –80℃低温冷冻保藏法

将菌种保藏在–80℃冰箱中以减缓细胞的生理活动进行冷冻的一种保藏方法。

(1) 安瓿管的准备：安瓿管材料以中性玻璃为宜。清洗安瓿管时，先用 2%盐酸浸泡过夜，自来水冲洗干净后，用蒸馏水浸泡至 pH 中性，干燥后、贴上标签，标上菌号及时间，加入脱脂棉塞后，121℃下高压灭菌 15~20 min，备用。

(2) 保护剂的选择和准备：保护剂种类要根据微生物类别选择，一般常选用 30%甘油作为保护剂。配制保护剂时，应注意其浓度、pH 及灭菌方法，如血清，可用过滤灭菌；牛奶要先脱脂，用离心方法去除上层油脂，一般在 100℃间歇煮沸 2~3 次，每次 10~30 min，备用。

(3) 微生物保藏物的准备：在最适宜的培养条件下将细胞培养至静止期或成熟期，与保护剂混合均匀，分装。微生物培养物浓度以细胞或孢子不少于 10^8~10^{10} 个/ml 为宜（以大肠埃希菌为例，为了取得每毫升 10^{10} 个活细胞菌液 2~2.5 ml，只需 10 ml 琼脂斜面两支）。采用较长的毛细滴管，直接滴入安瓿管底部，注意不要溅污上部管壁，每管分装量 0.1~0.2 ml，若是球形安瓿管，装量为半个球部。若是液体培养的微生物，应离心去除培养基，然后将培养物与保护剂混匀，再分装于安瓿管中。分装安瓿管时间尽量要短，最好在 1~2h 内分装完毕并预冻。分装时应注意在无菌条件下操作。

(4) 冻结保藏：将安瓿管或塑料冻存管置于-80℃冰箱中保藏。

(5) 复苏方法：从冰箱中取出安瓿管或塑料冻存管，应立即放置 38~40℃水浴中快速复苏并适当快速摇动。直到内部结冰全部溶解为止，需 50~100 s。开启安瓿管或塑料冻存管，将内容物移至适宜的培养基上进行培养。

此法操作相对简单，但要求特殊设备超低温冰箱。

8. 冷冻干燥保藏法

冷冻干燥保藏菌种法可克服简单保藏方法的不足。利用有利于菌种保藏的一切因素，使微生物始终处于低温、干燥、缺氧的条件下，因而它是迄今为止最有效的菌种保藏法之一。

(1) 准备安瓿管：用于冷冻干燥菌种保藏的安瓿管宜采用中性玻璃制造，形状可用长颈球形底的。选用外径 6~8 mm、壁厚 0.6~1.2 mm、长 105 mm、球部直径 9~11 mm 的硬质玻璃试管，用 10%的 HCl 浸泡 8~10 h 后用自来水冲洗多次，最后用去离子水洗 1~2 次，烘干。将印有菌名和接种日期的标签放入安瓿管内，有字的一面朝向管壁。管口加棉塞，1.05 kg/cm^2，121℃灭菌 30 min，备用。

(2) 制备脱脂牛奶：用鲜奶经处理或使用脱脂奶粉配成 20%乳液，1.05 kg/cm^2，121℃灭菌 30 min，并做无菌试验后备用。

(3) 准备菌种：用冷冻干燥法保藏的菌种，其保藏期可达数年至数十年，为了在许多年后不出差错，故所用菌种要特别注意其纯度，即不能有杂菌污染，然后在最适培养基中用最适温度培养，使培养出良好的培养物。细菌和酵母菌的菌龄要求超过对数生长期，若用对数生长期的菌种进行保藏，其存活率反而降低。一般，细菌要求 24~48 h 的培养物；酵母菌需培养 3 天；形成孢子的微生物则宜保存孢子；放线菌与丝状真菌则培养 7~10 天。

(4) 制备菌液及分装：吸取 3 ml 无菌牛奶直接加入斜面菌种管中，用接种环将菌种刮下，轻轻搅动菌落，再用手摇动试管，制成均匀的细胞或孢子悬液。

(5) 分装：用无菌长滴管将悬浮液分装入安瓿管底部，每支安瓿管的装量约为 0.2 ml。(一般装入量为安瓿管球部体积的 1/3)。

(6) 预冻：将安瓿管外的棉花剪去并将棉塞向里推至离管口约 15 mm 处，再通过乳胶管把安瓿管连接于总管的侧管上，总管则通过厚壁橡皮管及三通短管与真空表及干燥瓶、真空泵相连接，并将所有安瓿管预冻浸入装有干冰和95%乙醇的预冷槽中(此时槽内温度可达–40~50℃)，预冻1 h左右，即可使悬液冰结成固体；或将分装好的安瓿管放低温冰箱中冷冻，无低温冰箱可用冷冻剂如干冰(固体CO_2)乙醇溶液或干冰丙酮液，温度可达–70℃。将安瓿管插入冷冻剂，只需冷冻4~5 min，即可使悬液结冰。

(7) 真空干燥：完成预冻后，升高总管使安瓿管仅底部与冰面接触，(此处温度约–10℃)，以保持安瓿管内的悬液仍呈固体状态。开启真空泵后，应在5~15 min内使真空度达66.7 Pa以下，使被冻结的悬液开始升华，当真空度达到26.7~13.3 Pa时，冻结样品逐渐被干燥成白色片状，此时使安瓿管脱离冰浴，在室温下(25~30℃)继续干燥(管内温度瓶不超过30℃)，升温可加速样品小残余水分的蒸发。总干燥时间应根据安瓿管的数量，悬浮液装置及保护剂性质来定，一般3~4 h即可。

(8) 封口：样品干燥后继续抽真空达1.33 Pa时，在安瓿管棉塞的稍下部位用乙醇溶液喷灯火焰灼烧，拉成细颈并熔封。封好后，要用高频火花器检查各安瓿管的真空情况。如果管内呈现灰蓝色光，证明保持着真空。检查时高频电火花器应射向安瓿管的上半部。

(9) 保藏：做好的安瓿管应放置4℃冰箱内保藏。

(10) 恢复培养：如果要从中取出菌种恢复培养，用75%乙醇消毒安瓿管外壁后，在火焰上烧热安瓿管上部，再滴几滴无菌水在烧处，使管壁出现裂缝，放置片刻，让空气从裂缝中缓慢进入管内后，将裂口端敲断，这样可防止空气因突然开口而进入管内致使菌粉飞扬。将合适的培养液加入冻干样品中，使干菌粉充分溶解，再用无菌的长颈滴管吸取菌液置合适培养基中，放置在最适温度下培养。或再用接种针直接挑取松散的干燥样品，在斜面接种。

此法为菌种保藏方法中最有效的方法之一，对一般生命力强的微生物及其孢子、无芽胞菌都适用，即使对一些很难保存的致病菌，如脑膜炎奈瑟球菌与淋病奈瑟球菌等亦能保存。适用于菌种长期保存，一般可保存数年至十余年，但设备和操作都比较复杂。

【注意事项】

(1) 操作过程注意无菌操作，以防污染。

(2) 清楚各种保藏方法的优缺点，针对不同要求选择适宜的保藏方法。

(3) 熔封安瓿瓶时防止封闭不严。

(4) 液氮冻存操作应防止冻伤。

第三章 细菌的分布、代谢及影响因素

第一节 细菌的分布

细菌广泛地分布于土壤、空气、水等自然界环境和人类、动物、植物的体表及其与外界相通的腔道中。自然界中,微生物极少单独存在,各种不同的微生物种群与其周围的环境及寄生的宿主共同构成生态系统。

【仪器和材料】

1. 培养基 普通琼脂平板、肉汤培养基、血液琼脂平板。

2. 待检样品 水样(自来水、河水均可)、土壤等。

3. 其他 接种环、培养箱、无菌三角烧瓶、无菌吸管、无菌平皿、酒精灯、无菌棉签、无菌L形玻璃棒、75%乙醇溶液等。

(一) 空气中细菌检查(自然沉降法)

【方法】

取普通琼脂平板(或血平板)1个,选室内或室外的一处空间,在离地面1m左右高度的桌面(或台面)上,打开平板盖,让培养基暴露于空气中,15~30 min之后,迅速盖好盖子,在底部写上标记,放35℃培养18~24 h,观察结果。

【实验结果和记录】

对光观察琼脂平板上菌落的有无,菌落数较多时在菌落计数仪上计数菌落数,仔细观察不同菌落特征。计数并记录结果。

(二) 水中细菌检查

【方法】

1. 平板倾注法

(1) 用无菌三角烧瓶以无菌的方法采集水样(自来水、河水均可)。

(2) 用无菌吸管吸取1 ml水样以无菌技术加入无菌平皿中。趁热(不烫手为宜),倾注约15 ml的普通琼脂,立即在台面上轻轻转动平皿使其混匀。

(3) 待琼脂凝固后,将其放入37℃,培养18~24 h。

2. 试管法

(1) 用无菌吸管吸取0.5 ml水样加入肉汤培养基中。

(2) 另取一支未接种的肉汤管为对照,与上管一起置于37℃温箱培养18~24 h,观察结果。

【实验结果和记录】

1. 平板倾注法 取出平板,对光观察其上有无菌落形成,并计数平板上的菌落,记录结果,以每毫升水中的菌落数(或 CFU/ml)报告之。

2. 试管法 对照管应透明清亮,试验管变混浊,说明水样中有活菌存在。并可通过比浊法估计细菌生长繁殖后的数量。

【注意事项】
(1) 注意无菌操作，防止空气或人体上的细菌污染。
(2) 倒入的培养基温度在 45℃左右，以热而不烫手为宜，太热太冷都不宜。

(三) 土壤中细菌的检查

【方法】
取普通琼脂平板培养基一个，灭菌小试管一支，加无菌生理盐水 1 ml，取土壤一小粒放入生理盐水中摇匀，以无菌吸管吸取上清液 0.1 ml 注入培养基内，再用无菌 L 形玻璃棒涂匀，放培养箱 37℃，培养 18~24 h，观察结果。

【实验结果和记录】
对光观察琼脂平板上菌落的有无，计数菌落数，仔细观察不同菌落特征，注意菌落的大小、色素等。

(四) 人体咽喉部位细菌检查

【方法】
1. 咳碟法
(1) 取样：打开血平板皿盖，垂直朝向面部，放在距口约 10 cm 处，用力咳嗽数次，让飞沫落在培养基表面。
(2) 培养：盖上皿盖，注明被检者姓名、试验日期等，置 37℃培养 18~24 h 观察结果。

2. 拭子法
(1) 采样：持无菌棉拭子 1 根，待受试者张大嘴巴后，迅速伸入对方悬雍垂后的咽喉部，轻轻揩取咽喉壁上的分泌物。
(2) 接种：以无菌方法用棉拭子在琼脂平板的一角(1/4 处)来回划线，去掉棉拭，然后用接种环在原划线上过 2~3 下，接着往下做分区划线分离。
(3) 培养：写上标记，将平板放 37℃，18~24 h 培养。观察结果。

【实验结果和记录】
观察血平板表面有菌落生长。注意菌落的大小、色素、溶血情况等。

(五) 人体体表及各种物品表面的细菌检查(拭子法和涂抹法)

【方法】
(1) 取普通琼脂平板一个，在平板底面用记号笔或蜡笔将平板分成若干等份。
(2) 于每份培养基表面分别用手指、衣物、书本、笔等轻轻涂抹(不要擦破培养基)。也可用无菌生理盐水擦洗衣物等，用无菌棉拭子涂于培养基表面，盖上平皿盖，分别标记清楚。
(3) 置 37℃培养箱培养 18~24 h 观察结果。观察各种物品中细菌的数量及类别，并分析其意义。

【实验结果和记录】
培养基表面有数种大小及形态不同的菌落，有的可产生色素。

【注意事项】
以上各实验检出的除细菌外，尚可能有真菌、放线菌等，请注意加以区别。

第二节　细菌的生化反应

不同细菌由于所含的酶系统不完全相同，对同一种基质(糖、蛋白质等)分解代谢的能力不同而可得到不同的代谢产物，检查这些代谢产物就可帮助鉴别细菌，这类试验称为细菌的生化反应。生化反应在细菌的鉴定中起着重要的作用，因而为临床细菌检验所常用。目前有成套市售的生化反应管，方便使用。

(一) 单糖发酵试验

【用途】
可用于多种细菌的初步鉴别。

【原理】
单糖发酵是将葡萄糖、乳糖或麦芽糖等分别加入蛋白胨水培养基内，使其最终浓度为 0.75%~1%。并加入一定量酚红指示剂及倒置小试管，制成单糖发酵管，接种细菌经 37℃ 培养 18~24 h，若能分解糖产酸则酚红指示剂由红变黄，若能分解甲酸有 CO_2 和 H_2 等气体形成，小倒管内则聚集有气泡；不分解，则指示剂不变色。

【仪器和材料】
1. **菌种**　大肠埃希菌、伤寒杆菌 18~24 h 琼脂斜面培养物。
2. **培养基**　葡萄糖发酵管、乳糖发酵管等。

【方法】
(1) 将伤寒杆菌、大肠埃希菌按照液体接种方法分别接种于葡萄糖及乳糖发酵管内。
(2) 置 37℃孵箱培养 18~24 h，观察结果。

【实验结果和记录】
由于一些细菌能分解某种糖类产酸，所以培养基中 pH 下降到 7.0 以下，在酚红指示剂的显示下，培养基颜色由红变黄。产酸者以"+"表示；如果同时产生气体，则培养基中小倒管内有气泡出现，此乃产酸又产气，以"⊕"表示；不分解，则指示剂不变色，用"-"表示(表 1-3-1)。目前市售的葡萄糖、乳糖发酵管，方便使用，注意颜色，有的为紫色。

表 1-3-1　细菌分解糖类对照

生化管	伤寒杆菌	大肠埃希菌
葡萄糖	+	⊕
乳　糖	-	⊕

【注意事项】
(1) 发酵管的制备、细菌的接种均应严格无菌操作。
(2) 将其中的葡萄糖、乳糖换成其他的糖(或醇)，就可以做成其他糖(或醇)的发酵管。
(3) 发酵管也可以制成液体的，但需在试管中加入一支倒置小试管以观察产气情况，并可以选用不同的指示剂。
(4) 培养基的 pH 应控制在 7.2~7.4 为宜。

(二) V-P(Voges-Proskauer)试验(伏普试验)

【用途】

主要用于产气肠杆菌和大肠埃希菌的鉴别。

【原理】

有些细菌如产气肠杆菌、阴沟肠杆菌，分解葡萄糖产生丙酮酸，丙酮酸脱羧生成乙酰甲基甲醇，后者在碱性环境中被氧化为二乙酰，二乙酰与蛋白胨中所含精氨酸的胍基结合，反应生成红色化合物，V-P 试验阳性。在培养基中加入含胍基的化合物如肌酸或肌酐等，可加速该反应。

【仪器和材料】

1. 菌种 大肠埃希菌、产气肠杆菌 18~24 h 琼脂斜面培养物。

2. 培养基 葡萄糖蛋白胨水培养基。

3. 试剂 V-P 试剂：40%KOH 水溶液(内含 0.3%肌酸)和 6%α-萘酚乙醇溶液。

【方法】

(1) 分别接种大肠埃希菌、产气肠杆菌于两支葡萄糖蛋白胨水中。

(2) 置 37℃培养 48 h 后，取出分别加入 KOH 1 ml 和 α-萘酚溶液 1 ml，摇匀，静置试管架上 5~15 min，观察结果。

【实验结果和记录】

培养液变为红色为阳性，不变色为阴性。

大肠埃希菌：−；产气肠杆菌：+。

【注意事项】

V-P 反应中加入 KOH 溶液后要反复振荡试管，使空气中氧溶入培养液中。

(三) 甲基红(MR)试验

【用途】

该试验主要用于大肠埃希菌和产气肠杆菌的鉴别。

【原理】

某些细菌如大肠埃希菌等分解葡萄糖产生丙酮酸，继而分解为甲酸、乙酸、乳酸等，使培养基 pH 降至 4.5 以下，加入甲基红指示剂呈红色，此为阳性反应；若产酸量少或产生的酸进一步转化为醇、醛、气体和水等，则培养基的酸碱度仍在 pH 6.2 以上，加入甲基红指示剂呈现黄色，为阴性反应。

【仪器和材料】

1. 菌种 大肠埃希菌、产气肠杆菌 18~24 h 琼脂斜面培养物。

2. 培养基 葡萄糖蛋白胨水培养基。

3. 试剂 甲基红指试剂。

【方法】

(1) 分别将大肠埃希菌、产气肠杆菌接种于两支葡萄糖蛋白胨水培养基中。

(2) 置 37℃培养 2~3 天取出，分别滴加甲基红指试剂 2~3 滴，混匀观察结果。

【实验结果和记录】

培养液立即显红色者为试验阳性，黄色者为阴性。

大肠埃希菌：+；产气肠杆菌：-。

【注意事项】

甲基红试验中，不要过多滴加甲基红指示剂，以免出现假阳性反应。

(四) 靛基质(Indol)试验(吲哚试验)

【用途】

主要用于肠杆菌科细菌的鉴别。

【原理】

某些细菌如大肠埃希菌，变形杆菌等具有色氨酸酶，能分解蛋白胨水培养基中的色氨酸，产生靛基质(无色吲哚)，再与欧立希(Ehrlich)试剂(对二甲基氨基苯甲醛)反应，形成红色化合物——玫瑰吲哚，即为阳性反应。

【仪器和材料】

1. 菌种　大肠埃希菌、伤寒杆菌 18~24 h 琼脂斜面培养物。

2. 培养基　蛋白胨水培养基。

3. 试剂　欧立希试剂。

【方法】

(1) 分别将大肠埃希菌、伤寒杆菌接种于两支蛋白胨水培养基中。

(2) 置 37℃ 培养 2~3 天后，每管沿管壁各加欧立希试剂 0.5~1 ml 于培养液面上，待 1~2 min 后观察结果。

【实验结果和记录】

在交界面出现玫瑰红色环即为吲哚试验阳性，无红色环即为阴性。

大肠埃希菌：+；伤寒杆菌：-。

【注意事项】

靛基质试剂具有较强的腐蚀性，使用时应小心，勿滴落至皮肤、衣服或其他物品上。

(五) 枸橼酸盐利用试验

用途：主要用于肠道杆菌的鉴别，产气肠杆菌、沙门菌属、克雷伯菌属为阳性，大肠埃希菌属、志贺菌属、爱德华菌属为阴性。

【原理】

枸橼酸盐培养基属于综合性培养基，其中枸橼酸钠为唯一碳源，磷酸二氢铵为唯一氮源。一般细菌能利用磷酸二氢铵作为氮源，但不一定能分解枸橼酸盐取得碳源。因此，根据可否利用枸橼酸盐来鉴别细菌，如产气肠杆菌可利用枸橼酸盐作为碳源，细菌生长繁殖，形成菌苔，分解枸橼酸盐生成碱性碳酸盐，使培养基 pH 上升到 7.0 以上，由绿色变为深蓝色，为枸橼酸盐利用试验阳性；而大肠埃希菌则不能分解枸橼酸盐，得不到碳源，不能生长，无菌苔形成，培养基颜色不发生变化，为枸橼酸盐利用试验阴性。

【仪器和材料】

1. 菌种　大肠埃希菌、产气肠杆菌 18~24 h 琼脂斜面培养物。

2. 培养基　枸橼酸盐斜面培养基。

【方法】

(1) 分别将大肠埃希菌、产气肠杆菌穿刺于枸橼酸钠培养基并抽出于斜面划线接种。

(2) 置37℃恒温培养24~48 h观察结果，如果培养基变深蓝色有细菌生长为阳性；如培养基接种线上长出菌落，但不见蓝色也认为是阳性；培养基不变色，无细菌生长者为阴性。

【实验结果和记录】

产气肠杆菌：+；大肠埃希菌：−。

(六) 硫化氢(H_2S)产生试验

【用途】

常用于肠杆菌科属间的鉴别，沙门菌属(甲型副伤寒沙门菌除外)、爱德华菌属、亚利桑那菌属、枸橼酸杆菌属和变形杆菌属等多为阳性，其他菌属为阴性。

【原理】

某些细菌如变形杆菌能分解培养基中的含硫氨基酸(如胱氨酸、半胱氨酸)，生成硫化氢。硫化氢遇到培养基中的铅盐(醋酸铅)或铁盐(硫酸亚铁)，则形成黑褐色硫化铅或硫化亚铁沉淀物。培养基内含有还原剂硫代硫酸钠，使形成的硫化氢不再氧化。

【仪器和材料】

1. 菌种 大肠埃希菌、伤寒杆菌18~24 h琼脂斜面培养物。

2. 培养基 醋酸铅培养基。

【方法】

(1) 分别以半固体穿刺接种法将大肠埃希菌、伤寒杆菌穿刺接种于两支醋酸铅培养基内。

(2) 置37℃培养48~72 h，观察结果。

【实验结果和记录】

取出后对光观察，若沿穿刺线有黑褐色沉淀物，即表示该菌能产生硫化氢，否则反之。

伤寒杆菌：+；大肠埃希菌：−。

(七) 尿素分解试验

【用途】

主要用于鉴定肠道杆菌如变形杆菌、伤寒杆菌等。

【原理】

某些细菌如变形杆菌，具有尿素分解酶，能分解尿素而产生氨，氨溶于水变成氢氧化铵，使培养基变碱而呈红色即为阳性。

【仪器和材料】

1. 菌种 变形杆菌、伤寒杆菌18~24 h琼脂斜面培养物。

2. 培养基 尿素培养基。

【方法】

(1) 分别以斜面接种法将变形杆菌、伤寒杆菌接种于两支尿素斜面培养基上。

(2) 置37℃培养18~24 h，观察结果。

【实验结果和记录】

取出培养基观察,变为红色,即尿素分解试验阳性,若不变色,即为尿素分解试验阴性。变形杆菌:+;伤寒杆菌:-。

(八) 氧化酶试验

用途:主要用于肠杆菌科细菌与假单胞菌的鉴别,前者为阴性,后者为阳性。奈瑟菌属、莫拉菌属细菌也呈阳性反应。

【原理】

氧化酶(细胞色素氧化酶)是细胞色素呼吸酶系统的最终呼吸酶,某些细菌具有该种酶类。在有分子氧存在的情况下,氧化酶先使细胞色素 c 氧化,再由氧化型细胞色素 c 使试剂对苯二胺氧化,生成有色的醌类化合物(靛酚蓝)。

【仪器和材料】

1. 菌种 淋球菌或脑膜炎球菌、白色葡萄球菌 18~24 h 巧克力斜面培养物。

2. 培养基 巧克力平板。

3. 试剂 0.5%~1%盐酸对二甲基苯胺(或盐酸二甲基对苯二胺或盐酸对氨基二甲苯胺)水溶液。

【方法】

(1) 将脑膜炎球菌或淋球菌、白色葡萄球菌分别接种于巧克力平板。

(2) 置 37℃培养 24 h 后取出。

(3) 滴加新鲜配制的 0.5%~1%盐酸对二甲基苯胺水溶液于固体培养基上,观察结果。

【实验结果和记录】

加试剂后,若菌落出现红色→深红色→紫黑色变化为阳性;反之阴性。

脑膜炎球菌和淋球菌:+;白色葡萄球菌:-。

【注意事项】

(1) 此项试验应避免含铁物质,因遇铁会出现假阳性。

(2) 试剂在空气中易氧化,故应新鲜配制。冰箱保存使用不超过 2 周。

(3) 若要分离培养脑膜炎球菌,应在菌落变成紫黑色之前立即转种。否则细菌容易死亡。

(九) 触酶(过氧化氢酶)试验

【用途】

常用于葡萄球菌和链球菌属间鉴别,前者为阳性,后者为阴性。也可用于其他细菌的鉴别。

【原理】

某些细菌(如葡萄球菌等)可分泌过氧化氢酶,该酶能催化过氧化氢产生水和初生态氧,因有氧分子的形成故可见气泡出现。

【仪器和材料】

1. 菌种 金黄色葡萄球菌、链球菌 18~24 h 巧克力斜面培养物。

2. 培养基 普通琼脂平板培养基。

【方法】

1. 取 3%过氧化氢溶液 0.5ml 滴加到普通平板的菌落上,或加入到不含血液的肉汤培养物中,立即观察结果。

2. 挑取一环菌落置于清洁的载玻片上,滴加 3%过氧化氢溶液数滴,立即观察结果。

【实验结果和记录】

30 s 内有大量气泡出现者为试验阳性,无气泡者为阴性。

【注意事项】

培养基内不能含有血液,也不宜用血平板上的菌落,否则会出现假阳性;陈旧培养物上的酶可能失活,所以细菌培养物要新鲜。

第三节 外界因素对细菌生长代谢影响

(一) 温度对细菌代谢影响

【原理】

高温对细菌有明显的致死作用,主要机制是凝固菌体蛋白质,也可能与细菌 DNA 单螺旋断裂、细菌细胞膜功能受损及菌体内电解质浓缩有关。

湿热灭菌法所需温度比干热法为低,时间较短。尤其是高压蒸汽灭菌,因增加压力而提高沸点,灭菌效果最佳。有芽胞的细菌由于对热的抵抗力比无芽胞细菌强,所以只有采用高压蒸汽灭菌法才能将芽胞彻底杀灭。

【仪器和材料】

1. 菌种　大肠埃希菌和枯草杆菌 18~24 h 肉汤培养物。

2. 培养基　肉汤培养基。

3. 其他　水浴锅、无菌刻度吸管、记号笔等。

【方法】

(1) 大肠埃希菌和枯草杆菌分别种于 4 支肉汤培养基中,每管 0.1 ml 菌液。

(2) 取上述接种大肠埃希菌和枯草杆菌的肉汤各 3 支,放于 100℃水浴中,分别于 5 min、15 min、30 min 各取出一支置冷水中冷却,做好标记。剩余 1 支各自作为对照。

(3) 将各管置 37℃培养 18~24 h 后,观察结果。

【实验结果和记录】

观察各肉汤管细菌生长情况并按表 1-3-2 记录,"+"代表有细菌生长,"-"代表无细菌生长。

表 1-3-2 温度对细菌生长影响

	对照	5min	15min	30min
大肠埃希菌				
枯草杆菌				

(二) 紫外线杀菌试验

【原理】

细菌的 DNA 可以吸收紫外线,使一条 DNA 链上的两个胸腺嘧啶共价结合形成二聚体,从而干扰 DNA 的复制与转录，导致细菌的死亡和变异。波长在 200~300 nm 的紫外线有此杀菌作用，其中以 265~266 nm 杀菌作用为最强。紫外线灯是人工制造的低压水银灯，能辐射出波长主要为 253.7 nm 的紫外线，杀菌能力强而且较稳定。

紫外光穿透能力很差，不能穿过玻璃、衣物、纸张或大多数其他物体，因此，紫外线只适用于表面灭菌和空气灭菌。在一般实验室、接种室、接种箱、手术室和药厂包装室等，均可利用紫外线灯杀菌照射，照射前适量喷洒石炭酸或煤酚皂溶液等消毒剂，可加强灭菌效果。

【仪器和材料】
1. **菌种**　金黄色葡萄球菌 18~24h 琼脂斜面培养物或肉汤培养物。
2. **培养基**　普通琼脂平板。
3. **器材**　紫外线灯、镊子、无菌黑纸片、无菌玻璃板、接种环或 L 形推液器等。

【方法】
(1) 取 A、B 共 2 个普通平板，分别将葡萄球菌划线接种于普通琼脂平板上。用 L 形推液器将葡萄球菌菌液均匀涂布于平板上。

(2) 然后用酒精灯火焰灭菌过的镊子将无菌黑纸片贴在 A 平板中央，将无菌玻璃片贴于 B 平板中央。

(3) 将 2 个平板同时放置紫外线灯管下 30~50 cm 处，打开盖子，让紫外线灯照射 30 min。

(4) 照射后，用无菌镊子去掉平板上的纸片和玻璃片，盖好平板，做标记，将所有平板一起放 37℃培养 18~24 h，观察结果。

【实验结果和记录】
A 和 B 平板除了纸片和玻璃遮住的部分有细菌生长，形成菌苔，形状与遮盖部位相吻合；直接暴露在紫外线灯下的培养基表面无生长或仅有少量的细菌生长，形成菌落。

【注意事项】
(1) 紫外线对眼黏膜及视神经有损伤作用，对皮肤有刺激作用，所以应避免在紫外线灯下工作，必要时需穿防护工作衣帽，并戴有色眼镜进行工作。

(2) 紫外线灯杀菌的有效距离为 2~3 m。

(3) 照射完毕，无菌操作取出黑纸片，投入消毒液中灭菌或高压灭菌。

(三) 过滤除菌

【原理】
过滤除菌即将液体通过某种微孔的材料，使微生物与液体分离。早年曾采用硅藻土等材料装入玻璃柱中，当液体流过柱子时菌体因其所带的静电而被吸附在多孔的材料上，但现今已基本为膜滤器所替代。

膜滤器采用微孔滤膜作材料，它通常由硝酸纤维素制成，可根据需要使之具有 0.025~25 μm 不同范围大小的特定孔径。当含有微生物的液体通过孔径为 0.2 μm 的微孔滤膜时，大于滤膜孔径的细菌等微生物不能穿过滤膜而被阻拦在膜上，与通过的滤液分离开来。微孔滤膜具有孔径小、价格低、可高压灭菌、滤速快及可处理大容量的液体等优点。

过滤除菌可用于对热敏感液体的除菌，如含有酶或维生素的溶液、血清等。有些物质即使加热温度很低也会失活，也有些物质辐射处理也会造成损伤，此时过滤除菌就成了唯一的可供选择的灭菌方法。

有些微生物学研究工作需要收集或浓缩细菌细胞时,可在隔板中带有 0.22 μm 孔径的微孔滤膜的注射装置。在菌液注射过程中,细菌细胞由于不能通过滤膜而被收集在膜表面。使用 0.22 μm 孔径滤膜虽然可以滤除溶液中存在的细菌,但病毒或支原体等仍可通过。必要时需使用小于 0.22 μm 孔径的滤膜,但滤孔容易阻塞。

【仪器和材料】
1. **菌种** 大肠埃希菌 16~18 h 肉汤培养物。
2. **培养基** 肉汤培养基 2 管。
3. **其他** 一次性针头式过滤器(无菌独立包装)、无菌刻度吸管和无菌试管等。

【方法】
1. 无菌注射器吸取大肠埃希菌培养物,去掉注射器针头。取一次性针头式过滤器,将其与注射器前端相接。
2. 滤器下端接无菌试管,推动注射器,使菌液经过针头式过滤器,滤液收集于无菌试管中。
3. 用灭菌后的接种环分别蘸取未过滤和过滤后的菌液,分别接种于肉汤培养管中。
4. 将 2 管肉汤置培养箱 37℃培养 18~24 h。

【实验结果和记录】
接种未过滤细菌的肉汤管呈混浊,接种已过滤细菌的肉汤管澄清。

(四) 化学因素对细菌的影响(化学消毒剂的杀菌试验)

【原理】
某些化学药剂可以抑制或杀死微生物,因而被用于微生物生长的控制。根据作用性质可将化学药剂分为杀菌剂和抑菌剂。杀菌剂是能破坏细菌代谢功能并有致死作用的化学药剂,如重金属离子和某些强氧化剂等。抑菌剂并不破坏细菌的原生质,而只是阻抑新细胞物质的合成,使细菌不能增殖,如磺胺类及某些抗生素等。

化学杀菌剂主要用于抑制或杀灭物体表面、器械、排泄物和周围环境中的微生物。抑菌剂常用于机体表面,如皮肤、黏膜、伤口等处防止感染,也用于食品、饮料、药品等物品的防腐败。

微生物种类、化学药剂处理微生物的时间长短、温度高低及微生物所处环境等,都影响着化学药剂杀菌或抑菌的能力和效果。微生物实验室中常用的化学杀菌剂有升汞、甲醛、高锰酸钾、乙醇、碘酒、龙胆紫、石炭酸、煤酚皂溶液、漂白粉、氧化乙烯、丙酸内酯、过氧乙酸、新洁尔灭等。

【仪器和材料】
1. **菌种** 金黄色葡萄球菌和大肠埃希菌 18~24 h 琼脂肉汤培养物。
2. **培养基** 普通琼脂平板。
3. **化学消毒剂** 5%石炭酸、2%碘酒、75%乙醇、0.1%新洁尔灭。
4. **其他** 直径 0.6cm 无菌圆形滤纸片、小镊子、接种环、无菌棉签、L 形推液器等。

【方法】
(1) 取 2 块普通琼脂平板,将琼脂平板分为 4 等份,并在其底面做标记。
(2) 用无菌刻度吸管分别吸取金黄色葡萄球菌和大肠埃希菌 0.1 ml,分别滴于普通琼脂平板，用无菌棉签或 L 形推液器涂布于整个琼脂培养基表面。

(3) 用小镊子夹取无菌小滤纸片，分别蘸取上述消毒剂，消毒剂不宜蘸的过多，以防外流。将纸片平贴于各相应分区的中央，盖上皿盖，标明日期和试验者。

(4) 置 37℃培养 18~24 h 后观察各种化学消毒剂的杀菌作用。

【实验结果和记录】

纸片周围无细菌生长的环形区域称为抑菌环，其直径越大，表明该纸片上的化学消毒剂杀菌能力越强。分别测量各种化学消毒剂的抑菌环直径，以毫米为单位记录。

【注意事项】

(1) 注意无菌操作、紫外线灯与培养基的距离。

(2) 仔细测量抑菌环大小，抑菌环大小是以测量抑菌环直径为标准来解释的。

第四节　细菌耐药性的检测

细菌因其种或株的不同，对药物的敏感性也不同。有的在与药物相互作用中还会改变敏感性。因此，临床上测定病原菌对药物的敏感性，对选用药物治疗细菌引起的疾病、发现耐药菌和及时控制感染都有重要的意义。

药敏试验有扩散法与稀释法。最常用的有纸片扩散法和试管稀释法。

(一) 纸片扩散法(K-B 法)药敏试验

【原理】

将含有定量的抗菌药物纸片贴在已接种待测细菌的琼脂平板表面，纸片上的药物随即溶于琼脂中，并沿纸片周围由高浓度向低浓度扩散，形成逐渐减少的梯度浓度。在纸片周围，一定浓度的药物抑制了细菌的生长从而形成了透明的抑菌环，抑菌环的大小则反映了待测菌对该种药物的敏感程度。

K-B 法是由 Kirby-Bauer 建立，美国 NCCLS 推荐，目前为世界所公认的标准纸片扩散法(定性法)。

临床意义：用于临床细菌常规药敏检测，监测细菌的耐药变迁，指导临床用药。

【仪器和材料】

1. 菌种　大肠埃希菌、葡萄球菌 18~24 h 琼脂斜面培养物。

2. 培养基：普通琼脂平板。

3. 其他　分别含各种抗生素的直径 0.6cm 的圆形纸片(青霉素、链霉素、红霉素、庆大霉素)、小镊子等。

【方法】

1. 培养基的准备　将无菌 MH 琼脂加热溶化，趁热倾注入无菌的直径 90 mm 平皿中。琼脂厚为 4 mm(23~25 ml 培养基)，琼脂凝固后塑料包装放 4℃保存，在 5 日内用完，使用前应在 37℃培养箱放置 30 min 使表面干燥。

2. 标记　取琼脂平板 2 个，每个平板分为 5 等份，并做相应标记。

3. 接种　用接种环分别密涂大肠埃希菌及葡萄球菌于 2 个琼脂平板培养基表面，或用 L 形推液器均匀涂布细菌于 2 个琼脂平板培养基表面。

4. 贴纸片 用小镊子以无菌操作技术先夹取一无菌不含抗生素的滤纸片平贴于平板中央,再分别夹取含抗生素的各种滤纸片平贴于各相应区中央,盖上皿盖,纸片放置要均匀,各纸片中心距离不小于 24 mm,纸片距平板边缘的距离应不小于 15 mm,纸片一旦接触琼脂表面,就不能再移动。注明班级、姓名、日期等。

5. 培养 贴好药物纸片的平板应于室温下放置 15 min,然后翻转平板,置 37℃培养 18~24 h,观察各种抗生素的抑菌情况。

【实验结果和记录】

将平板置于黑背景的明亮处,用卡尺从背面精确测量包括纸片直径在内的抑菌环直径,测得结果以毫米为单位进行记录。

抑菌程度的判定是依照滤纸片周围细菌的生长与抑菌圈直径大小来判定的,见表 1-3-3。

表 1-3-3 抑菌程度的判定表

对药物的敏感程度	抑菌环直径(mm)
不敏感	无抑菌环
轻度敏感	<10
中度敏感	10~15
高度敏感	>15

【注意事项】

(1) 试验过程严格按要求操作,严格无菌操作。

(2) 制备平板时,注意其厚度并且厚薄要均匀。

(3) 供试菌液涂布于平板后,待菌液稍干再加入滤纸片。药物纸片的贴放要均匀,并且要充分接触琼脂。药物纸片应始终保存在封闭、冷冻、干燥的环境,否则会影响其活性。长期储存须置-20℃的冰箱,日常使用或没用完的纸片应及时放 4℃保存,用时须提前 1~2 h 取出放室温平衡。纸片应在有效期内使用。

(4) 菌液浓度也可影响试验的结果,浓度大细菌多时抑菌环减小;菌量少时抑菌环则偏大。此外,菌液配好后应在 15 min 内用完。

(二) 试管稀释法

【原理】

将待测细菌接种于一系列含有不同浓度抗菌药物的液体培养基中,定量测定抗菌药物抑制或杀死该菌的最低抑菌浓度(minimal inhibitory concentr-ation,MIC)或最低杀菌浓度(minimal bactericidal concentration,MBC)。

临床意义:多用于抗菌药物抗菌效力的测定,新药开发。目前临床的自动化或半自动化的药敏试验多采用与此类似的微量稀释法。

【仪器和材料】

1. 菌液 金黄色葡萄球菌 6 h 肉汤培养物,用肉汤稀释 10 倍使其浓度约为 3×10^7/ml。

2. 培养基 肉汤培养基。

3. 试剂 青霉素(用无菌蒸馏水配制成 50 U/ml)。

4. 器材 无菌小试管、无菌 1 ml 吸管。

【方法】

(1) 取无菌小试管 15 支排列于试管架上,第 1 管内加入肉汤 1.8 ml,第 2~15 管内各加入肉汤 1 ml。

(2) 第 1 管内加入抗生素(青霉素)0.2 ml，混匀后吸出 1 ml 加到第 2 管中。按此法依次做倍量稀释直至第 14 管，吸出 1 ml 弃去；第 15 管不加抗生素作为对照。

(3) 在上述各试管中，用无菌吸管加入葡萄球菌稀释液 0.1 ml。混匀后置 37℃温箱内，培养 18~24 h 观察结果。

【实验结果和记录】

将试管拿出逐一对光观察，凡无肉眼可见细菌生长的药物最低浓度即为待测菌的 MIC。试管中肉汤呈均匀混浊，表明有菌生长，即与对照管相同。如肉汤澄清，则细菌受抑制，抑菌生长之最低抗生素浓度，即细菌对该抗生素的敏感度，用 U 或 μg/ml 表示。

【注意事项】

(1) 试验过程易污染，应严格无菌操作。

(2) 培养基的 pH、渗透压和电解质均可影响试验结果。

(3) 抗菌药物必须使用标准粉剂，不应使用口服药而影响其含量。配好后的药物原液应在有效期使用。考虑到抗菌药物的效力，不同药物应选择不同的稀释度。

(4) 结果应在 12~18 h 内观察，培养时间过长，被轻度抑制的部分细菌可能会重新生长，由于某些抗菌药物不够稳定，时间长了其抗菌活性也会降低，甚至消失，从而使 MIC 增高。

第五节　噬菌体的特异性溶菌试验

噬菌体(bacteriophage)是细菌的病毒，它可以使相应的细菌溶解，这种溶解作用具有高度特异性，故可用于细菌的鉴定和细菌分型。此外，由于噬菌体可作为一种 DNA 片段的载体，把某些基因带到宿主细胞中去与 DNA 整合，引起后者发生变异，目前噬菌体已成为研究分子生物学的一种重要工具。

【仪器和材料】

1. 菌种　痢疾杆菌培养物。

2. 噬菌体　痢疾杆菌噬菌体、伤寒杆菌噬菌体。

3. 培养基　营养琼脂平板培养基。

【方法】

(1) 取一接种环痢疾杆菌致密划线于营养琼脂平板上。

(2) 用吸管滴加痢疾杆菌的噬菌体一滴，滴于平板的一端，倾斜平板，使噬菌体液沿与划线垂直方向流下。

(3) 用吸管滴加伤寒杆菌的噬菌体液一滴于平板另一端，倾斜平板，使噬菌体液沿与划线垂直方向流下。

(4) 37℃培养 18~24 h 后观察结果。

【实验结果和记录】

有痢疾杆菌噬菌体处细菌被溶解，无细菌生长；而有伤寒杆菌噬菌体处，细菌不被溶解，细菌仍生长良好。

第四章 细菌的遗传变异

细菌在一定环境条件下，性状相对稳定并能遗传给后代，维持其种属生物学性状的相对稳定，称为细菌的遗传性。由于环境因素的影响或细菌遗传物质的变化而致子代细菌的生物学性状与亲代不同的现象，称为细菌的变异性。遗传和变异是生物最基本特性之一。

第一节 细菌细胞壁缺陷型变异(L型变异)

L型细菌是细菌细胞壁部分缺损或完全丧失而造成的。细菌细胞壁的缺失可以是自发的，也可以是人工诱导的，但诱导突变的频率远比自发突变率高。由于细菌细胞壁缺陷，L型细菌有许多特性与原细菌不同，如形态、菌落特征、染色性、抗原性、对渗透压及抗生素的敏感性等将发生变化，同时亦降低或丧失致病力。

【原理】

细菌在溶菌酶水解或抗生素(如青霉素)阻止肽聚糖合成后，将失去细胞壁，在渗透压平衡的培养基中，革兰阳性菌呈原生质体，革兰阴性菌呈圆球体，若继续生长和分裂，则为L型细菌。如果处于低渗环境中，细菌将膨胀和破裂。

临床意义：L型细菌在临床所引起的感染主要有心内膜炎、骨髓炎等，多呈慢性或反复发作，并常在使用针对细胞壁的抗生素治疗过程中产生。临床上如果症状明显而标本常规细菌培养呈阴性时应当考虑L型感染的可能。

【仪器和材料】

1. 菌种 金黄色葡萄球菌肉汤培养物。

2. 试剂 氨苄青霉素(氨苄西林)药片(含药量 40 μg/片)、革兰染液、细胞壁染液。

3. 培养基

(1) L型平板培养基：牛肉浸液 800 ml、氯化钠 50 g、蛋白胨 20 g、琼脂 10 g，pH7.4，常规高压灭菌，待冷却至 50℃时加入 200 ml 无菌羊血浆，倾注平板。

(2) 高渗增菌培养液：配方与L型琼脂平板相同，但不用加琼脂。

(3) 血琼脂平板。

4. 器材 高压锅、恒温培养箱等。

【方法】

1. L型细菌的培养及鉴定

(1) 将 0.05 ml 金黄色葡萄球菌肉汤培养物分别均匀涂布于L型平板培养基和血琼脂平板(对照)内。取氨苄青霉素药片 1 张平贴于平板中央，置 37℃ CO_2 烛缸培养。或 0.5 ml 金黄色葡萄球菌肉汤培养物置于 5 ml 高渗增菌培养液中培养。

(2) 经 2~7 天后，L型平板培养基镜下进行观察药物纸片周围抑菌环内有无油煎蛋状小菌落(L型细菌菌落)出现。L型细菌高渗增菌培养液有无微混、颗粒样沉淀、沿管壁生长现象。

(3) L型细菌菌落和原菌(对照)涂片，分别做革兰染色和细胞壁染色，油镜观察。

2. 返祖试验

(1) 挑取疑似菌落或材料，移种于 L 型细菌高渗增菌培养液，35℃培养 24 h 后，蘸取培养液，接种普通血琼脂平板和细菌 L 型专用平板。

(2) 孵育后，观察两种培养基生长菌落形态及涂片、染色、镜检确定，如此反复传代(注意：实验室在此过程中，容易将污染菌误为返祖菌株)，直至细菌返祖成为原来典型的细菌为止。

【实验结果和记录】

1. 形态与染色观察　形态多形、染色多变。

抑菌环内有油煎蛋状小菌落。染色后染料进入菌体内，菌体染成深紫色，为缺失细胞壁的 L 型细菌。可见 L 型细菌呈多形性和细胞壁缺陷现象，与正常细菌形态明显不同。经细胞壁染色的细菌，周边染成紫色，内部无色者为有细胞壁的细菌。

2. L 型细菌在培养基中的生长情况

(1) L 型细菌高渗增菌培养液：可呈微混、颗粒样沉淀、沿管壁生长。

(2) 普通血液琼脂平板：不生长(有极少数细菌 L 型，可在血平板上生长，菌落细小呈针尖状、肉眼不易看清，也不易刮下)。

(3) L 型细菌琼脂专用平板：可出现前述典型菌落。菌落特性一般细菌型在低倍镜下可见为细致光滑较大的菌落。L 型因生长慢、菌落小，见有三种类型：①油煎蛋样(L 型)，由于其常呈长丝向琼脂上下生长，故中央致密，边缘为颗拉状；②颗粒型(G 型)，全部由大小巨形体构成粗颗粒；③丝状型(F 型)，中心致密，边缘由长丝组成。

3. 返祖试验

在普通培养基不生长，经 L 型细菌专用培养基反复传代而获得原型菌株者，报告 L 型细菌。

【注意事项】

(1) 结果报告需注意以下几点：单凭涂片、染色、镜检报告细菌 L 型变异是不可靠的。因为细菌在不同生存环境、菌龄，体内外可呈现不同的形态，勿误为 L 型。

(2) 已确定的细菌 L 型进行返祖后，将原型细菌鉴定至种再进行报告。

(3) 确液体培养基中生长情况　L 型由于缺壁，表面电荷改变，凝聚力大于排斥力，故在液体中常呈颗粒生长，黏附于管壁或沉于管底，液体澄清或微混，与细菌型的混浊不同，且生长速度比细菌型慢，故标本增菌观察需增加时日。

(4) 实验室检查发现细菌 L 型时，应考虑是否存在标本污染，可连续检查出现两次以上阳性结果，方可确定。

第二节　鞭毛变异(H-O 变异)

【原理】

鞭毛是细菌的运动器官，有鞭毛的细菌具有动力，运动活泼。如变形杆菌的迁徙生长现象，就是细菌鞭毛运动的表现。当有鞭毛的细菌在 0.1%石炭酸琼脂平板培养基上生长时，不能形成鞭毛，从而运动受到限制，仅在接种部位生长。

【仪器和材料】
1. **培养基** 0.1%石炭酸琼脂平板、普通琼脂平板。
2. **菌种** 变形杆菌18~24h普通琼脂斜面培养物。
3. **器材** 酒精灯、接种环、恒温培养箱等。

【方法】
(1) 接种环取变形杆菌18~24h普通琼脂斜面培养物,分别点种于0.1%石炭酸琼脂平板和普通琼脂平板边缘处,切勿划开。
(2) 37℃培养18~24h后。观察比较两种培养基上变形杆菌的生长情况。

【实验结果和记录】
0.1%石炭酸培养基上变形杆菌只在接种点处生长,而普通培养基上变形杆菌呈迁徙性生长。

第三节 光滑型与粗糙型(S-R型)菌落变异

【原理】
某些细菌长期传代后会出现S-R型菌落变异,当加入某些低浓度药物时,可促进其S-R型菌落变异。将大肠埃希菌在0.05%~0.1%石炭酸琼脂平板上,连续传几代则可变为R型菌落。S-R型变异是一种广泛性变异,即除菌落变异外,其细菌的形态、生化反应、毒力和抗原性往往也发生改变。

【仪器和材料】
1. **菌种** S型大肠埃希菌。
2. **培养基** 0.1%石炭酸琼脂平板、普通琼脂平板。
3. **器材** 接种环、温箱、酒精灯。

【方法】
(1) 将S型大肠埃希菌划线接种于普通琼脂平板37℃培养24h,取单个菌落于0.1%石炭酸琼脂平板上连续传6代,可获得R型菌落。
(2) 将S型与R型菌落分别接种2个普通琼脂平板37℃培养24h后观察结果,用以比较两型菌落之不同。

【实验结果和记录】
S型大肠埃希菌菌落表面光滑、边缘整齐、色泽湿润;而该菌的R型菌落则表面粗糙、边缘不整齐、干皱、欠光泽。

【注意事项】
长期传代细菌时要防止污染发生。

第四节 细菌的R质粒结合传递

【原理】
在细菌的变异中,以药物从敏感变成耐药也是经常发生的一种生物学现象。细菌的耐药基因位于染色体或耐药质粒(R质粒)上。有些耐药细菌,特别是肠道杆菌,带有可传递的

R 质粒。R 质粒可经细菌结合，由供体菌传给受体菌，使后者也获得相应的耐药性。本实验的供、受体菌各自单独在含药(Cm + Rif)的选择培养基中国蓝平板上均不能生长。只有经接合，痢疾杆菌将耐药质粒传递给大肠埃希菌后，受体菌获得了供体菌的 R 质粒基因，才能在含链霉素的中国蓝培养基上生长。

【仪器材料】

1. 培养基 中国蓝平板(含 Cm 20 μg/ml，Rif 100 μg/ml)。

2. 供体菌 多重耐药的痢疾杆菌 D15，Sm^r、Cm^r、Tc^r(耐链霉素、氯霉素、四环素)。

3. 受体菌 大肠埃希菌 K12W1485，Rif^r(耐利福平)。

4. 器材 恒温培养箱、水浴锅、酒精灯等。

【方法】

(1) 细菌活化：将供体菌和受体菌接种于肉汤培养基中，37℃培养 5~6 h。

(2) 接合：吸取供体菌菌液与受体菌菌液各 0.02 ml 于 0.5 ml 肉汤培养基中混合均匀，37℃水浴接合 2 h。

(3) 培养观察：取 3 个含 Cm + Rif 的中国蓝平板，分别涂布 0.05 ml 接合菌、受体菌和供体菌，37℃培养 18~24 h。观察结果。

【实验结果和记录】

在含 Cm + Rif 的中国蓝平板上，供、受体菌均不能生长，只有接合菌长出较大、不透明的蓝色菌落。

第五节 质粒 DNA 转化试验

【原理】

受体菌直接摄取供体菌游离的 DNA 片段，功能与其基因组整合后发生遗传性状改变的过程称转化。供体菌游离 DNA 只能进入处于感受态的受体菌。感受态即细菌生长繁殖过程中，细菌易于吸收 DNA 的生理状态，一般处于细菌的对数生长期的后期。此时用 $CaCl_2$ 处理，并辅以短暂的 42℃热休克处理，促进受体菌对游离 DNA 的吸收。本实验用对氨苄青霉素(Ap)和四环素(Tc)敏感的大肠埃希菌作为受体菌，用带有耐 Ap 和耐 Tc 基因的质粒 pBR322 作为游离 DNA，用含上述两种抗生素的平板来筛选转化菌。

【仪器和材料】

1. 菌种 大肠埃希菌 RRl(*E.coli* RR1)。

2. 培养基 LB 液体培养基、LB 平板、含 Ap(100 μg/ml)的 LB 平板、含 Tc(40 μg/ml)的 LB 平板。

3. 试剂 质粒 DNA(pBR322)、10 mmol/L NaCl、75 mmol/L $CaCl_2$。

4. 其他 离心管、离心机、水浴箱、L 形玻璃棒等。

【方法】

1. 感受态细菌的制备

(1) 取 10 ml 经 37℃振荡培养 2 h 的 *E.coli* RR1 LB 液体培养物置离心管内,冰浴 10 min。

(2) 4000 r/min 离心 6 min，弃上清液。

(3) 向沉淀中加入 5 ml 10 mmol/L NaCl，悬浮沉淀，4000 r/min 离心 6 min，弃上清液。

(4) 向沉淀中加入 5 ml 冷 75 mmol/L CaCl$_2$ 溶液，悬浮沉淀，冰浴 20 min，4000 r/min 离心 6 min，弃上清液。

(5) 再将细菌沉淀悬浮于 0.5 ml 75 mmol/LCaCl$_2$ 溶液中，即为感受态细菌。

2. 质粒 DNA 的转化

(1) 取两支小试管。一支加入感受态细菌 0.1 ml，pBR322 DNA 5 μl(0.1 μg)；另一支只加入感受态细菌 0.1 ml。放冰浴 40 min(每分钟摇动一次)。

(2) 从冰浴中取出，置 42℃ 水浴 3 min 后，立即放冰浴 60 min。

(3) 每管加 LB 液体培养基 1 ml，37℃ 振荡培养 1 h。

3. 转化菌的鉴定 于各管培养后的菌液中取出 0.1 ml，然后分别取各管培养后的菌液滴于 LB 平板、含 Ap 的 LB 平板和含 Tc 的 LB 平板上，每块平板滴加 0.1 ml，用无菌 L 形玻璃棒涂匀，37℃ 培养过夜。

【实验结果和记录】

观察 3 种平板上是否有细菌生长。如果不仅在 LB 平板上生长，而且在含 Ap 和 Tc 的两种 LB 平板上也有细菌生长，则表明该菌具有对 Ap、Tc 的耐药性，即成功地转化了 pBR322 质粒；而只加感受态细菌的一管，E.coli RR1 根本不会发生转化。故只能在 LB 平板上生长，在含有 Ap、Tc 的 LB 平板上不生长。已获得转化的细胞称为转化子，根据加入游离 DNA 量或加入活菌总数等，可以计算转化率。

可根据式(1-4-1)、式(1-4-2)中的任一个计算转化率：

$$\text{转化率} = \frac{\text{转化子数}}{\text{DNA加入量}} = \text{转化子}\Big/\mu g DNA \tag{1-4-1}$$

$$\text{转化率} = \frac{\text{转化子数}}{\text{活菌总数}} \times 100\% (\text{此为转化百分数}) \tag{1-4-2}$$

第六节　细菌耐药性突变

【原理】

突变是在 DNA 碱基序列中的一个稳定的、可遗传的改变。通过控制细菌生存的化学或物理环境，可以增加突变的频率。如果一个细菌突变后更加适应环境，该突变体迅速成为培养环境中占主导地位的细菌。

突变可分为以下两种方式。①自发突变：偶尔会出现在所有的细菌，在没有任何诱变剂的条件下发生。②诱导突变：是细菌暴露于诱变剂的结果，诱变剂是一种物理状况或化学剂。

耐抗生素的突变很容易被发现，因为它们生长在抗生素存在的条件下，而非耐药菌无法生长。

【仪器和材料】

1. 菌种　24h 的金黄色葡萄球菌营养肉汤培养物。

2. 培养基　2 支含有 6~7 ml 营养琼脂、1 支含有 6~7 ml 营养琼脂，含有 0.05 mg 链霉素、3支含有6~7 ml营养肉汤、2支6~7 ml含有0.01 mg链霉素营养肉汤、2支6~7 ml含有0.05 mg链霉素的营养肉汤。

3. 器材 无菌培养皿、玻璃棒或木棒(直径为1.6 mm)、1 ml吸管、移液器、L型细菌涂布器。

【方法】

(1) 梯度琼脂平板的制备：将玻璃棒或木棒(直径约1.6 mm)放置在一个无菌培养皿底部一侧，使得培养皿呈一定角度。无菌操作倒入溶化营养琼脂的培养皿中，立即盖上盖，使琼脂凝固。标记姓名和日期。待琼脂凝固后，去除玻璃棒或木棒并将平皿平放在桌子上。在该平皿中采用无菌操作技术倒入含0.05 mg链霉素的营养琼脂，形成梯度琼脂平

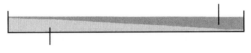

图1-4-1 梯度琼脂平板

板，放置使其凝固(图1-4-1)。

(2) 吸取0.3ml的金黄色葡萄球菌，滴入到琼脂表面，使用无菌L型细菌涂布器使细菌在培养板上均匀扩散。

(3) 放入培养箱，37℃，24~48 h培养，结果观察。

(4) 注意观察梯度琼脂平板，在上层含链霉素的琼脂上有无耐药的金黄色葡萄球菌菌落出现。

(5) 在梯度琼脂平板上含链霉素浓度较高的区域挑取耐药菌落，移种入营养肉汤。

(6) 取3支试管，分别含营养肉汤(对照)、含0.01 mg链霉素的营养肉汤、含0.05 mg链霉素的营养肉汤。分别接种普通金黄色葡萄球菌。

(7) 取3支试管，分别含营养肉汤(对照)、含0.01 mg链霉素的营养肉汤、含0.05 mg链霉素的营养肉汤。分别接种耐药金黄色葡萄球菌。

(8) 37℃，24~48 h培养，观察结果，分别与对照比较。

【实验结果和记录】

如果在抗生素浓度较高区域出现菌株，则为代表性耐药菌株。注意与非耐药菌株的区别。

将各管结果填入表1-4-1，"-"代表无细菌生长；"+~+++++"代表不同程度细菌生长。

表1-4-1 细菌耐药性比较

菌株	对照	链霉素	
		0.01mg	0.05mg
普通金黄色葡萄球菌			
耐药性金黄色葡萄球菌			

【注意事项】

必须要等到下层普通琼脂完全凝固后，再倒入含有链霉素的营养琼脂。

第五章 细菌的致病作用

细菌的毒力即细菌致病的能力，也是指细菌致病力强弱的程度，是由细菌的侵袭力和毒素决定的。不同的细菌其致病能力不同。检测细菌的侵袭物质和毒素，对于了解细菌的致病性和鉴定致病菌具有重要的意义。

第一节 透明质酸酶扩散试验

【原理】

透明质酸是机体结缔组织(特别是疏松结缔组织)基质的重要组成成分。它是一种黏多糖，与水形成黏稠凝胶，有润滑和保护细胞的作用，同时细胞间的这种黏稠基质可以阻止侵入体内的物体(如细菌、墨汁等)的扩散，起到机械阻挡的保护作用。透明质酸酶能使透明质酸水解失去黏性，以致结缔组织通透性增加。有些细菌(如溶血性链球菌)能产生此酶，以有利其在体内扩散蔓延，故亦称此酶为"扩散因子"。如将墨汁或染料与此酶混合注射至皮内，则由于酶的作用使墨汁或染料扩散较快。

【仪器和材料】

1. 动物 白毛家兔。

2. 试剂 透明质酸酶(溶血性链球菌兔血清肉汤 24 h 培养物的除菌滤液)、脱毛剂(硫化钡 2 份、氧化锌 3 份、淀粉 3 份，临用时混匀加水调成糊状)、印度墨汁或 0.7%伊文思蓝液、无菌肉汤、乙醇溶液。

3. 器材 剪刀、滴管、凹窝板、棉签、注射器、针头、小分规、尺子。

【方法】

(1) 将家兔背部中央及两侧兔毛先用剪刀剪短(注意勿伤及皮肤)，短毛用水浸湿，敷上一层糊状脱毛剂。10 min 后擦去脱毛剂时兔毛则随之脱落，再用水冲洗干净。

(2) 用滴管吸取印度墨汁或伊文思蓝液，于凹槽板甲乙两凹窝内各滴加 10 滴；再用另一滴管先吸无菌肉汤，加 10 滴于甲窝内，后吸溶血性链球菌兔血清肉汤 24h 培养物的除菌滤液，加 10 滴于乙窝内。

(3) 用 0.25 ml 的微量注射器 2 支分别吸取甲乙两窝内的混合液体备用。

(4) 用乙醇溶液消毒脱毛区皮肤，再用无菌棉签拭干。于背部左侧皮内注射甲窝液 0.1ml，右侧皮内注射乙窝液 0.1 ml。注射处应能看出墨汁或伊文思蓝液分布的范围，立即用小分规量出其最大横径和竖径。

(5) 注射后 30 min 及 1 h 各观察结果 1 次。

【实验结果和记录】

左侧(对照)与右侧相比较，后者在 30 min 和 1 h 后扩散的范围应显著大于前者。

【注意事项】

幼龄家兔效果明显，因其皮肤较嫩，注入墨汁或伊文思蓝液后的范围易于观察。

第二节　外毒素对机体的毒性作用及抗毒素的中和作用

【原理】

外毒素为多数革兰阳性细菌分泌的致病物质，其毒性很强且具有组织选择作用，不同细菌外毒素的毒性作用不同，可引起特定的临床症状。外毒素的免疫原性较强，可诱导机体产生抗毒素抗体。若预先给机体注射抗毒素，可有效地中和外毒素的毒性作用，防止疾病的发生。不同细菌产生不同的外毒素，因各种外毒素的毒性作用不同，因此检测方法也不相同。下面以破伤风外毒素为例说明其检测方法。

【仪器及材料】

1. 试剂　破伤风外毒素、破伤风抗毒素。

2. 动物　小白鼠。

3. 器材　注射器等。

【方法】

(1) 取 1 只健康小白鼠，于腹腔注射破伤风抗毒素 0.2 ml(100U)，30 min 后再从左后肢肌内注射 1∶100 稀释的破伤风外毒素 0.2 ml。

(2) 另取 1 只小白鼠，从左后肢注射破伤风外毒素 0.2 ml 作为对照。

(3) 将 2 只小白鼠做好标记，每天观察其发病情况。

【实验结果和记录】

对照小白鼠：出现破伤风特有的临床症状，表现为尾部强直，左侧肢体麻痹、痉挛，并逐渐累及另一侧肢体出现痉挛，最后全身肌肉强直性痉挛，于 2~3 天死亡。

实验小白鼠：不出现上述症状。

第三节　内毒素检测(鲎试验)

目前广泛用于协助临床诊断内毒素血症、革兰阴性菌引起的尿路感染、脑膜炎等，也可用于食品和部分药品细菌内毒素的检验，具有快速、简便、灵敏度高、重复性好的特点。

【原理】

内毒素是革兰阴性细菌细胞壁中的脂多糖，是细菌主要的致病物质之一，可引起机体发热、白细胞反应、内毒素性休克及 DIC 等。临床工作中为了确定患者是否发生革兰阴性细菌的感染及检测注射用液和生物制品是否有内毒素污染，都需要进行内毒素检测。细菌内毒素检查法在药品热原检查方面的研究正以其突出的优点得到日益广泛的应用。临床上常用鲎实验来测定物品中的内毒素。

鲎为一种海洋生物，其血液中变形细胞裂解物中的某种酶经内毒素激活后，可使裂解物中的蛋白质呈凝胶状态。因此利用鲎试剂与内毒素反应，可激活凝固酶原，使可溶性的凝固蛋白原变成凝固蛋白而成凝胶状态，经一定时间后观察试剂凝固的程度，可测待检物品中有无内毒素存在。此方法可以测出极微量的内毒素(0.0001~0.1 μg/ml)，是一种快速、简单、敏感的检测内毒素的方法。

【仪器和材料】
1. 试剂 鲎试剂、标准内毒素(国际统一规定为大肠埃希菌内毒素，含量为 0.1~1 μg/ml)、测试样品(注射剂、血液或细菌培养上清液等)、无菌蒸馏水。
2. 器材 1 ml 吸管、37℃水浴箱等。

【方法】
(1) 取 3 支鲎试剂，分别加 0.1 ml 蒸馏水溶解。
(2) 分别向 3 支试剂瓶中加入待测样品、无菌蒸馏水(阴性对照)、标准内毒素(阳性对照)各 0.1ml。
(3) 摇匀，垂直放入 37℃温箱中孵育 1 h，观察结果。

【实验结果和记录】
"++"：形成牢固凝胶，倒置试剂瓶凝胶不流动。
"+"：形成凝胶，不牢固，倒置试剂瓶能流动。
"-"：不形成凝胶。
结果阳性者表示内毒素试验阳性。

第四节 内毒素的致热作用(家兔发热试验)

【原理】
革兰阴性菌细胞壁脂多糖刺激单核巨噬细胞等，使之产生 IL-1、IL-6 和 TNF-α 等内源性致热原，这些细胞因子再作用于宿主下丘脑体温调节中枢，使体温升高发热。

【仪器和材料】
1. 菌液 伤寒杆菌菌液(经 100℃ 30 min 加热处理，稀释到 10×10^8/ml)。
2. 动物 家兔。
3. 试剂 碘酒、乙醇溶液。
4. 器材 体温计(肛表)、无菌注射器、棉球。

【方法】
(1) 选 3 只体重 1.5~2 kg 健康家兔，停食 1 h，用肛表分别测量肛温，连测 3 次，每次间隔 1h。肛温应在 38.3~39.6℃正常范围内，后两次肛温差＜0.2℃者，该兔即可供实验用，并取 3 次肛温平均值作为该兔正常体温。
(2) 测温后 15 min 内，家兔耳静脉注射预温至 37℃的伤寒杆菌菌液 0.5~1.0 ml。
(3) 注射后，每隔 1 h 测肛温一次，连测 3 次，取最高一次肛温减去正常体温即为该兔的升温值。

【实验结果和记录】
3 只实验家兔中，有 2 只或以上，升温值≥0.6℃，内毒素发热反应阳性。

【注意事项】
(1) 使用肛表(肛门温度计)时应涂凡士林，缓慢插入兔肛门约 6 cm 深，15 min 后取出，擦去粪便，记下读数，在此期间，固定兔子要合适，避免兔子躁动。
(2) 每只兔子固定 1 只肛表，以减少误差。
(3) 使用的注射器、针头、试管等，应先在 180℃烤箱处理 2 h，以除去热原质。

第五节　大肠埃希菌肠毒素试验

产肠毒素型大肠埃希菌能引起婴幼儿及旅游者腹泻，严重病例可出现霍乱样腹泻，并能造成流行。产肠毒素能力与两种可传递质粒有关，一种编码 ST(耐热肠毒素)和 LT(不耐热肠毒素)；另一种只编码 ST。由于此类大肠埃希菌在形态培养和生化反应特性上与一般大肠埃希菌无区别，因此，可用检测肠毒素的方法来鉴别该菌。该型菌中有产生 ST 菌株，也有产生 ST 和 LT 菌株，故一般分别检测 ST 和 LT 两种肠毒素。

(一) LT 测定法

【原理】

LT 是蛋白质，不耐热，65℃ 30 min 即被破坏。LT 在肠道可刺激小肠上皮细胞的腺苷环化酶，使 ATP 转变为 cAMP，促进黏膜细胞的分泌亢进，产生大量肠液，引起腹泻。由于 LT 对家兔小肠作用明显而又持久，故常用兔肠结扎法。

【仪器和材料】

1. **试剂**　产肠毒素大肠埃希菌肉汤培养滤液(含 LT)、生理盐水、5%戊巴比妥钠。
2. **动物**　10 周龄健康家兔。
3. **器材**　注射器、小烧杯、天平、兔固定台、解剖器械等。

【方法】

(1) 家兔禁食 1 天，仰位固定于兔台上，耳静脉缓慢注入 5%戊巴比妥钠(按 0.5 ml/kg 体重)，麻醉后剖腹取出小肠，自回肠末端开始，结扎 3 节肠段，每段长约 10 cm。

(2) 向中间肠段注入生理盐水 2 ml，前、后两节肠段各注入细菌培养滤液 2 ml，关腹。

(3) 18 h 后，再取出小肠，测量各节肠段的长度，并收集各段内的肠液称重，比较。

【实验结果和记录】

(1) 注射细菌滤液段肠内液体明显增多。

(2) 此项试验结果可以鉴定产肠毒素型(含 LT)大肠埃希菌。

(二) ST 测定法

【原理】

ST 分子质量较小，无免疫原性，耐热，经100℃ 20 min 处理不被破坏，可以激活肠黏膜细胞上的鸟苷环化酶使胞内 cGMP 量增高，引起体液平衡紊乱而致腹泻。对家兔小肠作用较弱，维持时间仅 6 h 左右。乳鼠是 ST 唯一敏感动物，故常用乳鼠灌胃法，以肠重量和体重量之比来表明 ST 的结果。

【仪器和材料】

1. **试剂**　产肠毒素大肠埃希菌培养滤液(含 ST)、生理盐水。
2. **动物**　1~4 日龄乳鼠。
3. **器材**　注射器、胃饲针头(或细塑料管)、小烧杯、天平、眼科剪镊等。

【方法】

(1) 取乳鼠 2 只，编号，1 只经胃灌入生理盐水 0.1 ml，另一只灌入细菌培养滤液 0.1 ml，禁食 3~4 h。

(2) 解剖乳鼠，取出全部肠子，称乳鼠肠子重量与摘除肠道后其余部分重量，求其重量比。

【实验结果和记录】
肠重/体重的比率：
0.09   ST 阳性
0.07~0.09   ST 可疑
0.07 以下   ST 阴性

【注意事项】
(1) 灌胃材料中，可按每毫升加入 1 滴 2%伊文思蓝液，以指示正确灌入胃内。
(2) 本实验可用来鉴定产 ST 肠毒素大肠埃希菌。

第六节　荚膜的致病作用(肺炎双球菌小鼠毒力试验)

细菌的侵袭性物质是细菌致病的物质基础之一，不同的细菌具有不同的侵袭性物质，了解细菌的侵袭力有助于鉴别细菌的致病性。具有荚膜的细菌可以抵抗吞噬细胞和体内杀菌物质的作用，当荚膜存在时，细菌的致病力较强，若荚膜丧失，则其致病力减弱或消失。肺炎球菌中，有少数菌不产生荚膜，故无致病力，具有荚膜的肺炎球菌致病力强，小白鼠对肺炎球菌很敏感，故可用作肺炎球菌的毒力鉴定。

【仪器和材料】
1. 动物　20 g 左右重的健康小白鼠 2 只。
2. 菌种　有荚膜及无荚膜的肺炎球菌液各 0.1 ml。

【方法】
(1) 将 2 只小鼠分别腹腔或皮下注射有荚膜及无荚膜的肺炎球菌液各 0.1 ml。饲养观察。
(2) 将 2 只小鼠分别标记，并逐日观察发病情况。待濒临死亡时，及时解剖，取心血接种血平板做细菌培养。
(3) 如发现动物死亡，则进行解剖，取腹腔渗出液及心血做涂片，革兰染色及荚膜染色后镜检。

【实验结果和记录】
(1) 有毒力的肺炎球菌，能使小白鼠在注射菌液后 12~36 h 濒临死亡。
(2) 血培养可获得肺炎球菌纯培养物。
(3) 有毒力的肺炎球菌，荚膜染色镜检，可见有明显的荚膜。

【注意事项】
(1) 在实验中要特别注意无菌操作。
(2) 实验中，可用无毒力的肺炎球菌做对照实验。

第六章 病原性球菌

第一节 病原性球菌的形态观察

病原性球菌主要包括：葡萄球菌、链球菌、肺炎球菌、脑膜炎奈瑟菌及淋病奈瑟菌等，由于这些细菌经常引起人类化脓性疾病，故又通称化脓性球菌。这些细菌的鉴定主要利用它们在形态和培养上的特性。

【仪器和材料】

1. 标本片 葡萄球菌、链球菌、淋病奈瑟菌、脑膜炎奈瑟菌、肺炎链球菌及肺炎链球菌荚膜标本片。

2. 器材 显微镜、香柏油、擦镜纸。

【方法】

(1) 利用显微镜油镜观察常见病原性球菌的大小、染色性、形态、排列特征。

(2) 观察肺炎链球菌的荚膜特殊结构。

【实验结果和记录】

1. 葡萄球菌 革兰阳性菌、葡萄状排列球菌。

2. 链球菌 链状排列、长短不一、球形的革兰阳性菌。

3. 肺炎链球菌 成双排列、菌体呈矛尖状、革兰阳性球菌，菌体周围有透明(荚膜染色)的荚膜。

4. 脑膜炎奈瑟菌及淋病奈瑟菌 革兰阴性菌，肾形或豆形、成双排列。

【注意事项】

(1) 注意常见病原性球菌的形态学区别。

(2) 注意显微镜油镜的正确使用。

第二节 病原性球菌血平板培养物的观察

【仪器和材料】

金黄色葡萄球菌(金葡)、表皮葡萄球菌(白葡)、甲型溶血性链球菌(甲链)、乙型溶血性链球菌(乙链)、丙型链球菌、肺炎链球菌(肺双)血平板、脑膜炎奈瑟菌(脑双)和淋病奈瑟菌(淋球)巧克力(色)琼脂平板，37℃ 24h 菌落培养物。

【方法】

肉眼观察葡萄球菌、链球菌、肺炎球菌在血琼脂平板上的生长情况及脑膜炎奈瑟菌、淋病奈瑟菌在巧克力(色)琼脂平板上的生长情况，比较菌落的形态特征。

【实验结果和记录】

1. 葡萄球菌 在血琼脂平板上培养 18~24 h，形成圆形表面凸起、光滑、湿润、边缘整齐、不透明的菌落。金黄色葡萄球菌金黄色，可产生透明溶血环；表皮葡萄球菌白色、无溶血环。

2. 链球菌 在血琼脂平板上培养 18~24 h，形成灰白色、圆形凸起、半透明或不透明的细小菌落。甲型溶血性链球菌不完全溶血、在菌落周围形成草绿色溶血环，乙型溶血性链球菌完全溶血、形成透明溶血环，丙型链球菌不形成圆形、光滑隆起透明似露珠的菌落。在血琼脂平板上不发生溶血，无溶血环。

3. 肺炎球菌 血琼脂平板上培养 18~24 h，形成细小、灰白色、扁平、半透明的菌落，周围有草绿色溶血环，其与甲型溶血性链球菌相似，培养 2~3 天后，因菌体发生自溶，菌落中央下陷呈"脐状"。

4. 脑膜炎奈瑟菌 在巧克力(色)琼脂平板上加 5%CO_2 37℃培养 24 h，形成圆形光滑隆起透明似露珠的菌落，无溶血环。

5. 淋病奈瑟菌 在巧克力(色)琼脂平板上培养 18~24 h，菌落浅灰色或半透明状，中心凸起有光泽。

第三节 脓汁标本的分离与鉴定

【原理】

本实验是用脓汁材料检验化脓性球菌，根据各种化脓性球菌不同的生物学特性，通过直接涂片镜检、分离培养和生化反应等方法，可鉴定出未知的化脓性球菌。不仅可为化脓性感染的临床诊断提供依据，而且可进行药物敏感试验，为临床选用有效的抗菌药物提供参考。

【仪器和材料】

1. 标本 根据发病情况，用无菌棉拭子采取患者的脓汁或病灶分泌物，放入无菌试管内。

2. 培养基 血琼脂平板培养基、巧克力(色)琼脂平板。

3. 试剂 革兰染色液。

4. 器材 载玻片、显微镜等。

【方法】

1. 直接涂片 将沾有脓汁标本的棉拭子涂片(脑脊液离心后沉渣涂片)，革兰染色后用显微镜观察其形态、排列及染色性。初步鉴别菌种。

2. 分离培养 将沾有脓汁标本的棉拭子轻轻涂抹在血琼脂平板或预温的巧克力(色)琼脂平板，用分段划线的方法进行接种。将血琼脂平板置 37℃培养 18~24 h，观察菌落，进一步鉴定。脓汁标本的检验过程如图 1-6-1。

【注意事项】

(1) 上面只表明一般的检查原则，在实验检查中，还需要根据临床提供的可能诊断，做定向的检查。

(2) 若疑为流脑或淋病患者。其标本送检时，要注意保温，所用的培养基要提前放入孵箱内预温。

(3) 检查脑膜炎奈瑟菌或淋病奈瑟菌，其标本应接种于巧克力(色)琼脂平板。

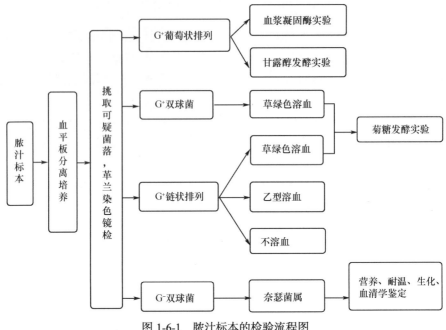

图 1-6-1 脓汁标本的检验流程图

第四节 血浆凝固酶试验

【原理】

血浆凝固酶是由致病性葡萄球菌产生使人或兔抗凝血浆发生凝固的酶,非致病葡萄球菌不产生此酶,因此该酶是鉴定葡萄球菌有无致病性的指标之一。该酶类有两种:分泌于菌体外的称为游离凝固酶,它可被人和兔血浆中协同因子激活产生凝固活性,使血浆中液态纤维蛋白原变成固态纤维蛋白;而结合于菌体表面的称为结合凝固酶,它可在血浆纤维蛋白作用下使菌体相互发生凝集。结合于细胞壁上血浆凝固酶,采用玻片检测;游离形式的血浆凝固酶,采用试管法检测。

【仪器和材料】

1. 菌种 金黄色葡萄球菌和表皮葡萄球菌 18~24 h 平板或肉汤培养物。

2. 培养基 无菌 18~24 h 培养肉汤。

3. 试剂 兔或人 1:4 稀释之抗凝血浆、生理盐水。

4. 器材 载玻片、滴管等。

【方法】

1. 玻片法 取干净玻片一张,用记号笔标记 3 个区域。右端加生理盐水 1 滴,中间、左端各加血浆 1 滴。用接种环取金黄色葡萄球菌菌落少许,在生理盐水中混匀,然后再取金黄色葡萄球菌、表皮葡萄球菌菌落少许分别与血浆混匀。1~2 min 观察结果。

2. 试管法 取试管 3 支,各加 1:4 稀释的血浆 0.5 ml。分别加入金黄色葡萄球菌肉汤培养物、表皮葡萄球菌悬液、无菌肉汤 0.5 ml。置 37℃水浴,每隔 30 min 观察 1 次结果。

【实验结果和记录】

玻片法:1~2 min 如血浆中出现明显凝固颗粒,而生理盐水中细菌无自凝现象,即为本试验阳性。

试管法：在 3 h 内，若第 1 管及第 2 管出现凝固，而第 3 管不出现凝固则为阳性。

【注意事项】

(1) 取菌时注意无菌操作，取完后要火焰灭菌完全。

(2) 结果的观察都要以对照为参照。

第五节　细菌的触酶试验

【原理】

绝大多数细菌均产生过氧化氢酶，但链球菌属的触酶试验为阴性，故常用此实验来鉴别葡萄球菌和链球菌。细菌产生的过氧化氢酶(触酶)，可把过氧化氢分解为水和氧。实验中触酶分解过氧化氢产生氧，有气泡产生。

【仪器和材料】

1. 试剂　3%过氧化氢水溶液(新鲜配制)。

2. 器材　载玻片、接种环等。

【方法】

用接种环挑取固体培养基上的菌落，置于洁净的试管内或载玻片上，加过氧化氢溶液数滴，观察结果。

【实验结果和记录】

于半分钟内有大量气泡产生者为阳性，不产生气泡者为阴性。

【注意事项】

此试验不宜用血平板上的菌落，因红细胞内含有此酶，会出现假阳性。此外，陈旧培养物可丢失触酶活性。

第六节　β-内酰胺酶的检测

β-内酰胺酶是金黄色葡萄球菌和淋病奈瑟菌等多种细菌所产生的一种抗生素灭活酶，它能裂解青霉素和头孢菌素等内酰胺类抗生素的内酰胺环，使其变成无抗菌活性的物质，从而表现为产酶细菌对这些抗生素耐药。由于内酰胺酶检测快速，所以检测内酰胺酶，能较常规药敏试验更快地获得药敏结果。检测内酰胺酶的方法一般有酸度法和碘测定法。

(一) 酸度法

【原理】

β-内酰胺酶可将青霉素的内酰胺环水解，使其变成无抗菌活性的青霉噻唑酸，从而使溶液的 pH 下降，用 pH 指示剂检测溶液的 pH 变化即可测知细菌对内酰胺类抗生素的敏感性。

【仪器和材料】

1. 底物　取青霉素 G 80 万单位溶于 8 ml pH 7.2、0.05 mol/L 的 PBS 中，−20℃保存备用。

2. 试剂　0.05%溴麝香草酚蓝指示剂。

3. 菌种　内酰胺酶阳性菌、阴性菌及待测菌的 18~24 h 培养物。

【方法】

(1) 取 3 支小试管，各加青霉素溶液 0.05 ml。

(2) 分别用接种环挑取阳性菌、阴性菌及待测菌的菌落数个于上述 3 支小试管中，制成浓稠悬液，37℃水浴 1 h。

(3) 分别加 1 小滴溴麝香草酚蓝指示剂于各试管中，观察颜色变化。

【实验结果和记录】

溴麝香草酚蓝指示剂呈黄色者为 β-内酰胺酶阳性；溴麝香草酚蓝指示剂呈绿色者为 β-内酰胺酶阴性。

(二) 碘测量法

【原理】

若细菌产生 β-内酰胺酶，则其可水解青霉素的内酰胺环，使其变为青霉噻唑酸，后者与碘结合，使蓝色的碘-淀粉复合物转为无色。

【仪器和材料】

1. 底物　同酸度法。

2. 菌株　同酸度法。

3. 试剂　碘溶液(称取碘 2.03 g、碘化钾 53.2 g 溶于 100 ml 蒸馏水中，暗处保存)、5 g/L 淀粉溶液(煮沸溶解，临用时新鲜配制)。

【方法】

(1) 取小试管 3 支，各加青霉素溶液 0.1 ml。

(2) 分别用接种环挑取阳性菌、阴性菌及待测菌的菌落数个于上述 3 支小试管中，制成浓稠悬液，室温振摇 30 min。

(3) 分别加 2 滴(约 0.1 ml)淀粉溶液于各试管中，混匀后再加 1 滴碘溶液，振摇 1 min 后观察结果。

【实验结果和记录】

若细菌产生 β-内酰胺酶，则其可水解青霉素的内酰胺环，使其变为青霉噻唑酸，后者与碘结合，使蓝色的碘-淀粉复合物转为无色。10 min 内蓝色消失者为产酶株，否则为 β-内酰胺酶阴性。

第七节　耐热核酸酶试验

【原理】

金黄色葡萄球菌能产生一种耐热核酸酶，它需 Ca^{2+} 作为激活剂，对热有显著的抵抗力(100℃ 15 min 或 60℃ 2 h)，而任何其他来源的 DNA 酶均不具有这种耐热的性质。此酶可使 DNA 长链水解成寡核苷酸，长链 DNA 可被酸沉淀，而水解后的寡糖核苷酸则可溶于酸。故于 DNA 琼脂板上加入盐酸，可在产生耐热 DNA 酶的部位形成透明圈。因此，可将耐热核酸酶作为检测金黄色葡萄球菌的重要指标之一。

【仪器和材料】

1. 试剂　甲苯胺蓝-DNA 琼脂。

2. 菌种　金黄色葡萄球菌、表皮葡萄球菌 18~24 h 肉汤培养物。

3. 器材　载玻片、打孔器等。

【方法】

(1) 取 3 ml 甲苯胺蓝-DNA 琼脂平铺于载玻片上制成标本片。

(2) 待琼脂凝固后，在琼脂上打成直径 2 mm 的小孔(每个载玻片 10~12 个)，抽出小洞中的琼脂块。

(3) 加入约 0.01 ml 加过热的细菌培养物(在水浴中煮沸 15 min)至所制备载玻片上的小孔中。

(4) 将载玻片置于湿盒中，于 37℃培养 4 h。

【实验结果和记录】

产生耐热核酸酶的金黄色葡萄球菌呈阳性反应，在小孔周围形成至少扩展范围约 1 mm 的浅粉红色的晕圈。

第八节　葡萄球菌糖发酵试验

【原理】

单糖发酵是将葡萄糖、乳糖或麦芽糖等分别加入蛋白胨水培养基内，使其最终浓度为 0.75%~1%。并加入溴甲酚紫指示剂，制成单糖管，接种细菌经 37℃培养 18~24 h，若能分解糖产酸则指示剂由紫变黄，若能分解甲酸有 CO_2 和 H_2 等气体形成，管内则聚集有气泡；不分解，则指示剂不变色。

【仪器和材料】

1. 菌种　金黄色葡萄球菌、表皮葡萄球菌 18~24 h 琼脂斜面培养物。

2. 培养基　葡萄球菌、乳糖、麦芽糖、蔗糖、甘露醇发酵管。

【方法】

(1) 将葡萄球菌按照液体接种方法分别接种于发酵管内。

(2) 置 37℃孵箱培养 18~24 h，观察结果。

【实验结果和记录】

由于一些细菌能分解某种糖类产酸，所以培养基中 pH 下降到 7.0 以下，在指示剂的显示下，培养基颜色变黄。产酸者以"+"表示；如果同时产生气体，则管内有气泡出现，此乃产酸又产气，以"⊕"表示；不分解，则指示剂不变色，用"−"表示。致病株与非致病株葡萄球菌糖发酵结果见表 1-6-1。

表 1-6-1　葡萄球菌糖发酵结果

生化管	致病菌株(金黄色葡萄球菌)	非致病葡萄球菌
葡萄糖	+	+
乳糖	−	−
麦芽糖	+	+
蔗糖	+	+
甘露醇	+	−
触酶试验	+	+

第九节　杆菌肽敏感试验

A 群链球菌对杆菌肽几乎是 100%敏感，而其他群链球菌对杆菌肽通常耐药。故此试验可对链球菌进行鉴别。

【仪器和材料】
1. 菌种 待检菌肉汤培养物。
2. 培养基 血琼脂平板。
3. 器材 杆菌肽纸片。
【方法】
用棉拭子将待检菌的肉汤培养物均匀涂布于血琼脂平板上，稍干后贴一张含 0.04U 的杆菌肽纸片，置 35℃孵育 18~24 h，观察结果。
【实验结果和记录】
抑菌圈直径大于 10 mm 为敏感，小于 10 mm 为耐药。

第十节 抗链球菌溶血素"O"抗体测定

乙型溶血性 A 族链球菌产生的链球菌溶血素"O"具有酶活性，有溶血作用。它是一种含-SH 基的蛋白质，易被氧化而失去溶血作用，如加入还原剂，在还原状态下可使其恢复溶血能力。溶血素"O"具有很强的抗原性，能和血清内相应的抗体结合，人受溶血性链球菌感染后 2~3 周就能产生抗链球菌溶血素"O"抗体(antistreptolysin O，ASO)，其能中和溶血素"O"的抗体，直至病愈后数月至数年才消失。因此，当血清内此种抗体效价显著增高时，就表示机体近期曾受过溶血性链球菌感染或反复受过溶血性链球菌侵害，如风湿热及急性肾小球肾炎等，故 ASO 的测定可辅助诊断与链球菌有关的疾病。抗"O"试验分集溶血法和胶乳凝集法两种。乳胶法以其方便、快速的特点如今被临床广泛使用。

(一) 胶乳凝集法

【原理】
血清中 ASO 的测定可用于链球菌感染的诊断。ASO 高滴度的患者血清被适量的溶血素中和，正常水平的抗体后还有 ASO 多余，这些多余的抗体即与 ASO 胶乳试剂反应，出现清晰、均匀的凝集颗粒。

【仪器和材料】
1. ASO 胶乳试剂 阳性控制血清和阴性控制血清(已经稀释灭活，可直接使用)、盐溶液(0.9%NaCl 溶液)、待检血清。
2. 器材 一次性塑料搅拌棒、反应板(6 个圆环)、吸管等。
【方法】
1. 定性方法
(1) 用吸管将 1 滴血清标本滴入玻片的圆环内，每加一个血清标本都要更换吸管。为确保滴量准确，应将吸管垂直，自由滴下。同样在其他圆环内加入阳性、阴性质控。注意在每个圆环右下方标明标本序号。
(2) ASO 胶乳试剂摇匀，在每个血清标本和质控中加 1 滴该试剂。
(3) 使用搅拌棒把每个标本和质控与胶乳试剂搅拌混匀，并覆盖整个圆环。
(4) 将玻片稍加倾斜，前后左右旋转 2 min，在充足的光线下观察凝集反应。
2. 半定量方法

(1) 在试管中用盐溶液配制一系列不同稀释倍数的待检血清标本，方法见表1-6-2。

表1-6-2 待检血清稀释加样过程

试管号	1	2	3	4	5	6	
稀释倍数	1:2	1:4	1:8	1:16	1:32	1:64	
盐溶液(ml)	0.25	0.25	0.25	0.25	0.25	0.25	弃去0.25
待检血清(ml)	0.25	0.25	0.25	0.25	0.25	0.25	
ASO浓度(U/ml)	400	800	1600	3200	6400	12800	

(2) 将每个稀释混合液作为1个标本，按定性试验步骤1把标本放置玻片上，然后按定性试验步骤2~4进行试验。

【实验结果和记录】

定性结果：胶乳试剂只有ASO滴度大于200U/ml时，才发生凝集反应。ASO抗体滴度与地理位置和年龄有关，风湿热和急性肾小球肾炎会使ASO水平提高，ASO滴度超过200U/ml是链球菌感染的标志。

半定量结果：出现明显凝集反应的最高稀释倍数即为该抗体的最终滴度。ASO浓度(U/ml)是最终稀释倍数和未稀释结果值的乘积。如最终稀释倍数是1:8，对应的ASO滴度为8×200，即1600 U/ml。见表1-6-2。

【注意事项】

(1) 不同试剂盒操作和结果判断稍有不同，应严格地按照试剂盒内的说明进行操作。

(2) 所有的实验结果都需要与质控进行比较判断。

(3) 注意试剂或标本勿受污染细菌，否则会导致假阳性结果。

(4) 不要混用不同试剂盒之间的试剂。

(二) 溶血法

【原理】

链球菌"O"溶血素是A族溶血性链球菌的代谢产物之一，能溶解人或兔的红细胞，对氧敏感，如与空气中的氧接触，能使蛋白质上的—SH基氧化成—S—S基，失去溶血活性。在实验中可借还原剂的作用，使它重新恢复溶血活力。

【仪器和材料】

1. 患者血清 待检血清0.1 ml加入9.9 ml生理盐水，使成1:100的血清。将此1:100的血清0.5 ml与等量生理盐水混匀，即成1:200待检血清。

2. 试剂 溶血素"O"及还原剂片剂(按说明配制)、1%兔红细胞、生理盐水。

3. 器材 试管、吸管、水浴箱等。

【方法】

(1) 取清洁小试管5支，依次排列编号。

(2) 第1管不加生理盐水，第2、3、4管各加0.5 ml生理盐水，第5管0.75 ml。

(3) 于第1、2管分别加入1:200待检血清0.5 ml，反复吹吸3次，混匀后从第2管吸出0.5 ml注入第3管，反复吹吸3次，混匀后从第3管吸出0.5 ml弃去。

(4) 除第5管外，其余各管均加入还原溶血素"O" 0.25 ml，置37℃水浴10 min。

(5) 取出后各加入 1%红细胞悬液 0.25 ml，置 37℃水浴 30 min，观察结果。具体操作步骤见表 1-6-3。

表 1-6-3 抗"O"试验操作表 (ml)

管号	1	2	3	4	5
生理盐水	—	0.5	0.5	0.5	0.75
1∶200 待检血清	0.5	0.5	0.5	弃去 0.5	—	—
血清稀释度	1∶200	1∶400	1∶800	—	—
还原溶血素"O"	0.25	0.25	0.25	0.25	
		置 37℃水浴 10 min			
1%红细胞悬液	0.25	0.25	0.25	0.25	0.25
		置 37℃水浴 30 min			

【实验结果和记录】

先观察对照管，再依次观察试验管，溶血者上清呈透明红色为抗"O"抗体阴性。不溶血者呈均匀混浊为抗"O"抗体阳性。以完全不溶血之血清最高稀释度作为抗体的效价。

效价在 1∶500 单位以上者表示患者曾经受过溶血性链球菌感染，多次试验逐步增高者可作为活动性风湿病的辅助诊断。逐渐下降者，多处于缓解期；恒定不变者，多为非活动期。

第十一节 肺炎链球菌胆汁溶解试验

【原理】

肺炎链球菌对胆汁(或胆酸盐)特别敏感，能迅速降低表面张力，引起细菌外膜的损坏，从而内容物外漏，细菌死亡。然后由于细菌自溶酶的作用，导致细菌崩解，使液体变清。由于甲型溶血性链球菌不具有这种特性，所以也可以借此试验鉴别肺炎链球菌和甲型溶血性链球菌。

【仪器和材料】

1. 菌种 肺炎链球菌血清肉汤培养物。

2. 试剂 胆汁或 10%胆酸盐溶液、生理盐水。

3. 器材 吸管、试管等。

表 1-6-4 胆汁溶解试验加样表

试管	1(试验管)	2(对照管)
肺炎链球菌培养物(ml)	0.4	0.4
胆汁或 10%胆酸盐溶液(ml)	0.1	—
盐水(ml)	—	0.1
摇匀后放 37℃水浴箱或 37℃孵箱内作用 30 min		
结果	阳性	阴性

【方法】

按表 1-6-4 加入各试剂。

胆汁溶解试验中，肺炎链球菌应为阳性，实验管内由混浊变澄清。对照管内则一直保持均匀混浊现象。

第十二节　肺炎链球菌小鼠毒力试验

肺炎链球菌中，有少数菌不产生荚膜，故无致病力，具有荚膜的肺炎链球菌致病力强，小白鼠对肺炎链球菌很敏感，故可用作肺炎链球菌的毒力鉴定，同时可用以纯化肺炎链球菌。

【仪器和材料】

1. 动物　小白鼠。

2. 菌种　肺炎链球菌菌液。

3. 培养基　血平板。

4. 试剂　荚膜染色试剂。

【方法】

(1) 取 20g 左右重的健康小白鼠 1 只，腹腔或皮下注射肺炎链球菌菌液 0.2 ml，饲养观察。

(2) 待濒临死亡时，及时解剖，取心血接种血平板作细菌培养。

(3) 取其腹腔液涂片，作荚膜染色镜检。

【实验结果和记录】

(1) 有毒力的肺炎球菌，能使小白鼠在注射菌液后 12~36 h 濒临死亡。

(2) 血培养可获得肺炎链球菌纯培养物。

(3) 有毒力的肺炎链球菌，荚膜染色镜检，可见有明显的荚膜。

【注意事项】

(1) 在实验中要特别注意无菌操作。

(2) 实验中，可用无毒力的肺炎链球菌作对照实验。

第七章 肠道杆菌

第一节 粪便标本中肠道病原菌分离

粪便中的细菌种类很多，致病性肠道杆菌主要是伤寒杆菌、副伤寒杆菌和痢疾杆菌等。它们都是革兰阴性杆菌，在形态上相互间不易鉴别。肠道正常菌丛中的大肠埃希菌也是革兰阴性杆菌，在形态上也不易与致病性肠道杆菌区别。欲从粪便标本中找出致病性肠道杆菌达到对传染病的病原学诊断的目的，必须首先把粪便中肠道杆菌各自分开，再进行其他性状鉴定。

【原理】

要检出肠道病原菌，通常应用具有选择性或鉴别性的培养基，其特点是此类培养基中除含有细菌所需的营养物质外，还含有抑菌剂和指示剂。可选择性的抑制沙门杆菌和痢疾以外的其他肠道杆菌生长，指示剂则可用以鉴别细菌的生化特性。粪便标本中肠道病原菌分离鉴定见图1-7-1。

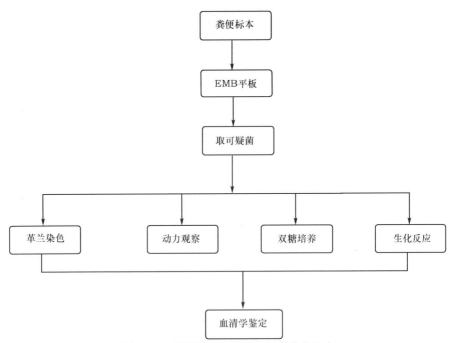

图1-7-1 粪便标本中肠道病原菌分离鉴定

(一) 标本采集

【仪器和材料】

1. **标本** 新鲜粪便。
2. **试剂** 无菌甘油、生理盐水。
3. **器材** 无菌试管。

【方法】

1. 自然排便采集法 取新鲜粪便 2~3g 放入无菌容器内送检，选取脓血或黏液部分。液体粪便则可取絮状物。

2. 直肠拭子法 将拭子前端用无菌甘油或生理盐水浸润，然后插入肛门4~5cm(幼儿2~3cm)处，轻轻在直肠内旋转，擦拭直肠表面黏液后取出，盛于无菌试管中或保存液中送检。

【注意事项】

采取标本时应注意病情和病程，尽可能在发病早期或治疗前采集新鲜粪便，尽量在未使用抗生素之前，选取脓血或黏液部分。取材后应立即送检。如不能立即送检，可将标本保存于30%甘油缓冲盐水中。

(二) 分离培养

【原理】

伊红亚甲蓝琼脂平板(EMB)为弱选择培养基，供分离肠道致病菌用。培养基含有乳糖，大肠埃希菌能发酵乳糖产酸，使伊红与亚甲蓝结合成紫黑色化合物，故其菌落呈紫黑色，并有金属光泽。不发酵乳糖的细菌(多为肠道病原菌)菌落无色透明。伊红与亚甲蓝两种染料还有抑制革兰阳性菌生长的作用。

【仪器和材料】

1. 标本 新鲜粪便标本。

2. 培养基 EMB 平板(伊红亚甲蓝琼脂平板)或 MCK 平板。

【方法】

(1) 用接种环挑取少量粪便标本，以分离划线法接种于 EMB 平板或 MCK 平板上。

(2) 置 37℃培养 18~24 h，观察平板上的菌落，依据其大小、透明度和颜色等特点，初步识别可疑致病菌和非致病菌菌落。

【实验结果和记录】

观察平板上菌落，依据其大小、颜色、透明度等特点，初步识别可疑病原菌菌落，进行鉴定。在 EMB 平板上非致病菌菌落较大、紫黑色、有金属光泽、不透明，而可疑菌落略小、半透明或无色透明。

常见肠道菌培养特性：

1. 大肠埃希菌 在普通琼脂平板上形成圆形、中等大小、灰白、半透明、边缘整齐光滑的菌落，有特殊气味。在 EMB 平板上菌落呈现紫黑色，有金属光泽。在 MCK 平板上菌落呈红色。

2. 伤寒杆菌：在普通琼脂平板上菌落为圆形、中等大小、灰白、半透明、边缘整齐、表面光滑。在 EMB 平板上，菌落较小，无色半透明。在 MCK 平板上，菌落较小，无色半透明。

3. 痢疾杆菌 菌落特征同伤寒杆菌。

第二节 粪便标本中肠道病原菌初步鉴定

(一) 革兰染色

方法及结果判断详见第一篇第一章第六节。

(二) 动力检查

方法及结果判断详见第一篇第一章第三节。

(三) 克氏双糖铁琼脂培养

【原理】

克氏双糖铁培养基(KIA)制成高层和短的斜面，其中葡萄糖含量仅为乳糖的 1/10，若细菌只分解葡萄糖而不分解乳糖和蔗糖时，分解的葡萄糖产酸使 pH 降低，因此斜面和底层均先呈黄色，但因葡萄糖量较少，所生成的少量酸可因接触空气而氧化，并因细菌生长繁殖利用含氮物质生成碱性化合物，使斜面部分又变成红色；底层由于处于缺氧状态，细菌分解葡萄糖所生成的酸类一时不被氧化而仍保持黄色。若细菌分解葡萄糖、乳糖时产酸又产气，使斜面与底层均呈黄色，且有气泡。若细菌产生硫化氢时与培养基中的硫酸亚铁作用，形成黑色的硫化铁。

【仪器和材料】

1. 菌种 EMB 琼脂培养基上可疑致病菌。

2. 培养基 克氏双糖铁琼脂培养基。

3. 器材 接种针等。

【方法】

(1) 在 EMB 琼脂培养基上，选取平板上无色半透明、光滑、湿润、边缘整齐的圆形菌落。而非致病菌，如大肠埃希菌在 EMB 培养基上则是紫黑色并带有金属光泽的菌落。

(2) 用接种针从可疑病原菌菌落中心点取细菌，先穿刺接种到 KIA 深层，距管底 3~5 mm 为止，再从原路退回，在斜面上自下而上划线，置 37℃培养 18~24 h，观察结果。

【实验结果和记录】

1. 双糖铁培养基上致病菌与非致病菌的判断

肠道致病菌：斜面红色，底层黄色，若形成硫化氢(H_2S)，培养基变黑。

肠道非致病菌：斜面黄色，底层黄色，可能有气泡。

2. 常见肠道菌双糖铁培养基及半固体培养基生长现象(表 1-7-1)

表 1-7-1 常见肠道菌双糖铁培养基及半固体培养基生长现象

菌种	上层	下层	H_2S	动力
非致病菌	+	⊕	−	+
	+	⊕	−	−
痢疾杆菌	−	+	−	−
伤寒杆菌	−	+	+	+
副伤寒杆菌	−	⊕	+	+

注："⊕"产酸产气，"+"产酸或阳性，"−"阴性

3. 常见的 KIA 反应

(1) 斜面碱性/底层碱性：不发酵糖类，系不发酵菌的特征，如铜绿假单胞菌。

(2) 斜面碱性/底层酸性：葡萄糖发酵、乳糖(和 TSI 中的蔗糖)不发酵，是不发酵乳糖菌的特征，如志贺菌。

(3) 斜面碱性/底层酸性(黑色)：葡萄糖发酵、乳糖不发酵并产生硫化氢，是产生硫化氢不发酵乳糖菌的特征，如沙门菌、亚利桑那菌、枸橼酸杆菌和变形杆菌等。

(4) 斜面酸性/底层酸性：葡萄糖和乳糖(和 TSI 中的蔗糖)发酵，是发酵乳糖的大肠菌群的特征，如大肠埃希菌、克雷伯菌属和肠道杆菌属。

结合 EMB 平板的培养结果、革兰染色结果、半固体培养结果、双糖铁培养结果做出初步诊断。

第三节　肠道菌生化反应

一、糖发酵试验

糖发酵试验中细菌是否分解某些糖类，以及分解的情况。试验常用葡萄糖、乳糖、麦芽糖、甘露糖、蔗糖五种糖发酵管，管上分别以红、黄、蓝、白、黑色标记。

【方法】

将细菌接种于微量发酵管中，37℃培养 18~24 h，观察结果。必要时可培养更长时间再判定结果。

【实验结果和记录】

首先观察细菌是否生长，然后记录糖发酵情况。细菌生长，指示剂变色，表明发酵该种糖产酸，记录符号为"+"；细菌生长，指示剂变色，微量管中有气泡，表明发酵该种糖产酸产气，记录为"⊕"；细菌生长，指示剂不变色，表示细菌不分解该种糖，记录为"-"。

二、IMViC 试验

靛基质(I)、甲基红(m)、V-P(Vi)及枸橼酸盐利用(C)四种试验，常用于鉴定肠道杆菌，合称为 IMViC 试验。

(一) 靛基质试验(indole test)

检查细菌是否分解色氨酸产生吲哚。

【方法】

将细菌接种于蛋白胨水中，37℃培养 18~24 h(或更长)。

【实验结果和记录】

滴加数滴柯氏试剂于培养基表面，轻轻摇动试管，如试剂变为红色则为阳性，记录为"+"；若试剂呈黄色则为阴性，记录为"-"。

(二) 甲基红试验(methyl red test)

主要用于鉴别 E.coli 和产气杆菌，前者分解葡萄糖产生丙酮酸，不转变为乙酰甲基甲醇，故培养液酸性较强，pH 在 4.5 或以下；后者分解葡萄糖产生的丙酮酸脱羧，生成中性乙酰甲基甲醇，培养液 pH 较高，在 4.5 或以上。

【方法】

将细菌接种于葡萄糖蛋白胨液体培养基内，37℃培养 48 h。

【实验结果和记录】

滴加甲基红指试剂 3~5 滴。蛋白胨水呈红色,表示 pH 在 4.5 或以下为阳性,记录为"+";呈黄色表示 pH 在 4.5 以上为阴性,记录为"−"。

(三) V-P 试验(Voges-Proskauer test)

主要用于鉴别 E.coli 和产气杆菌。

【方法】

将细菌接种于葡萄糖蛋白胨水中,37℃培养 48 h。

【实验结果和记录】

于培养基中滴加等量的 40%KOH 溶液(含有 0.3%肌酸),培养液变成红色表示试验为阳性,记录为"+";培养液不变色表示试验为阴性,记录"−"。产气杆菌分解葡萄糖产生乙酰甲基甲醇,在碱性溶液中被空气中的氧所氧化,生成二乙酰,二乙酰再与培养基中的胍基化合物发生反应,生成红色化合为物阳性,记录为"+";E.coli 则否,为阴性,记录为"−"。

(四) 枸橼酸盐利用试验(utilization of citrate)

主要用于鉴别 E.coli 和产气杆菌。

【方法】

将细菌接种于枸橼酸盐培养基上,37℃培养 48 h。

【实验结果和记录】

某些细菌(如产气杆菌)能利用枸橼酸盐作为碳源,分解枸橼酸盐生成碳酸盐,使培养基变为碱性,培养基中指示剂 BTB 由浅绿色转为深蓝色,为枸橼酸盐利用试验阳性,记录为"+";E.coli 不能分解枸橼酸盐,培养基颜色不变,为阴性,记录为"−"。

三、硫化氢产生试验

检查细菌能否分解胱氨酸等含硫氨基酸产生硫化氢。硫化氢遇醋酸铅或硫酸亚铁,形成黑褐色的沉淀物。

【方法】

将细菌穿刺接种于醋酸铅培养基中,37℃培养 18~24 h。

【实验结果和记录】

如沿穿刺线呈黑褐色则为阳性,记录为"+";若无变化,则为阴性,记录为"−"。

第四节 血清学鉴定

(一) 玻片凝集试验

【仪器和材料】

1. **菌种** 伤寒杆菌、甲型副伤寒杆菌、乙型副伤寒杆菌。
2. **试剂** A~E 群沙门菌多价抗"O"血清、多价痢疾杆菌免疫血清、生理盐水等。
3. **器材** 载玻片等。

【方法】

根据初步鉴定结果，用已知诊断血清(如沙门菌属抗"O"多价混合血清或多价痢疾杆菌免疫血清)与初步诊断结果中相应的菌落做玻片凝集试验，用接种环自双糖铁培养基上挑取少许菌苔，分别磨匀于生理盐水与相应诊断血清中，摇动玻片1~2 min，观察结果。

【实验结果和记录】

(1) 如发生凝集，即可确定。如凝集阴性，应复查后再定。

(2) 继续鉴定：根据需要可进一步作因子血清鉴定。

(二) 因子血清鉴定

如可疑菌株培养物与A~F群沙门菌多价抗"O"血清凝集，再选一组特异性的抗"O"因子血清(表1-7-2)分别进行凝集实验。

表1-7-2 主要沙门菌属抗原结构表

群	菌名	"O"抗原	"H"抗原	
			第一相	第二相
A	甲型副伤寒杆菌	1、2、12	a	—
B	乙型副伤寒杆菌	1、4、5、12	b	1、2
	鼠伤寒杆菌	1、4、5、12	i	1、2
C	丙型副伤寒杆菌	6、7、Vi	c	1、5
	猪霍乱杆菌	6、7	c	1、5
D	伤寒杆菌	9、12、Vi	d	—
	肠炎杆菌	1、9、12	g、m	—
E	鸭沙门菌	3、10	e、h	1、6

【仪器和材料】

沙门菌属各群特有的单价抗"O"因子血清、各菌所特有抗"H"因子血清。

【方法】

(1) 用沙门菌属各群特有的单价抗"O"因子血清(2、4、6、9)作玻片凝集反应，判定其属于沙门菌属中何组。

(2) 用该族内各菌所持有抗"H"因子血清(第一相)做玻片凝集反应，可最后判定为何种菌。

【实验结果和记录】

根据凝集现象判定属于何种细菌。

新分离的伤寒杆菌丙型副伤寒杆菌菌株常只与Vi血清凝集，而不和抗"O"血清凝集。如将培养物加100℃ 30min(破坏Vi抗原)即可与多价抗"O"血清和因子血清凝集。

与A~E群多价抗"O"血清凝集，而与各抗"O"因子血清却不凝集的菌株有时可能属于与大肠埃希菌相似的细菌。这部分菌株与沙门菌具有密切联系，不仅某些生化反应极相似，而且带有与沙门菌相同的抗"O"和抗"H"抗原。

(三) 试管凝集反应(肥达反应)

【原理】

肥达试验(Widal test)是一种试管凝集反应。用已知的伤寒杆菌"O"、"H"抗原和甲、乙型副伤寒杆菌"H"抗原，与患者血清作定量凝集试验(试管法)，以测定患者血清中有无相应抗体存在，根据抗体含量多少及增长情况用于伤寒、副伤寒病的辅助诊断。

【仪器和材料】

1. 标本　患者血清 1∶10 稀释。

2. 诊断菌液　伤寒杆菌"O"菌液、"H"菌液、甲、乙型副伤寒"H"菌液。

3. 器材　试管、吸管、56℃水浴箱等。

【方法】

过程详见表 1-7-3。

表 1-7-3　肥达反应加样表　(ml)

试管	1	2	3	4	5	6	7	8(对照)
生理盐水	0.5	0.5	0.5	0.5	0.5	0.5	0.5	0.5
1∶10 患者血清	0.5	0.5	0.5	0.5	0.5	0.5	弃去 0.5	
诊断菌液	0.5	0.5	0.5	0.5	0.5	0.5	0.5	0.5
血清最终稀释度	1∶40	1∶80	1∶160	1∶320	1∶640	1∶1280	1∶2560	—
结果								

(1) 取清洁小试管 32 支，分成 4 排，每排 8 支，依次编号。

(2) 于小试管内各注入 0.5 ml 生理盐水。

(3) 于每一排第一管内加入 1∶10 稀释的患者血清 0.5 ml，用 1 ml 吸管吹吸 3 次，混匀，吸出 0.5 ml 注入第 2 管做对倍稀释，……依次稀释至第 7 管，弃去 0.5 ml，第 8 管为对照。

(4) 从第 8 管开始，从后向前，第一排各管内注入伤寒杆菌"H"菌液 0.5 ml；第二排各管注入伤寒杆菌"O"菌液 0.5 ml；第三排各加入甲型副伤寒杆菌"H"液 0.5 ml；第四排各管加入乙型副伤寒杆菌"H"菌液 0.5 ml。

(5) 加完菌液后，振荡试管架，混匀，置于 56℃水浴箱 2~4 h，放冰箱过夜，或放置 37℃水浴箱 18h 后观察结果。

【实验结果和记录】

先观察对照管，正确结果应无凝集现象，再观察各试验管的凝集现象，凝集程度以"+"多少表示之。

"++++"：最强，上液澄清，细菌全部凝集沉淀于管底。

"+++"：强，上液轻度混浊，细菌大部分凝集沉淀于管底。

"++"：弱，上液混浊，细菌少部分凝集。

"−"：不凝，液体呈乳状与对照管相同。

效价判定：以能出现"++"凝集现象的血清最高稀释度为该血清的凝集效价。

一般认为"O"抗体效价在 1∶80 以上，"H"抗体效价在 1∶160 以上，有辅助诊断意义。但在分析结果时，应注意以下几点：

(1) 首先应了解当地正常人效价，一般凝集价超过正常凝集价时才有诊断意义。

(2) 非肠热症患者，由于曾接种过伤寒、副伤寒疫苗或以往在流行区有过隐性感染或患过伤寒、副伤寒，近期又感染流感或布鲁菌病时，可产生高效价的"H"凝集素和较低效价的"O"凝集素，此种反应称非特异回忆反应，也可呈现阳性结果，其他如结核病、败血症、斑疹伤寒、肝炎等也可出现类似反应。不过，由这些原因所引起的阳性反应主要是"H"抗体升高，"O"抗体效价一般不高，同时，每隔5~7天试血一次，其抗体效价一般不会随病程而升高。上述这些都有别于现症感染。

(3) 少数肠热症患者，由于发病初期曾使用大量抗生素、机体有免疫缺陷病或机体反应性极弱等原因，抗体效价可以很低，甚至为阴性结果。大约占10%，故阴性结果不能完全排除肠热症的诊断。

(4) 采血时间不同，肥达反应的阳性率也不同，发病一周50%，第二周80%，第四周90%以上，恢复期凝集价最高，以后逐渐下降。一般以双份血清(急性期和恢复期)对比，凝集效价有明显上升者作为新近感染的指标。

因此，不能只根据肥达试验的结果去作简单肯定或否定的结论，必须结合当地流行情况、既往接触史，以及临床症状和体征，做出正确的判断。

第八章 结核分枝杆菌

第一节 结核分枝杆菌培养

结核分枝杆菌为专性需氧菌。最适生长温度为37℃,低于30℃不能生长;最适pH为6.5~6.8。结核分枝杆菌培养营养要求高而且特殊,需要甘油、蛋黄、马铃薯、无机盐等营养物质,初次分离常采用罗氏(Lowenstein-Jensen, LJ)固体培养基。结核分枝杆菌生长缓慢,15~20 h繁殖一代,一般需要3~4周方可见菌落生长。菌落呈乳白色或米黄色,不透明,表面干燥,呈颗粒状、结节状或菜花状,边缘不整齐。在液体培养基中,结核分枝杆菌呈膜状生长,常浮于液体表面形成粗糙皱纹状的黄白色菌膜,沿管壁生长,摇动试管时,菌膜沉至管底,液体培养基透明。

【仪器和材料】
1. 培养基 固体培养基如罗氏培养基、小川培养基,液体培养基如酸性液体培养基、苏通培养基。
2. 试剂 4%NaOH、6%硫酸、蒸馏水、NaCl。

【方法】
1. 痰液、脓汁和其他有杂菌的标本 应先用4% NaOH溶液消化,无菌操作取上清液,离心后取管底沉渣,加入6%硫酸混匀,将此标本全部接种于固体培养基斜面,置37℃温箱培养。
2. 脑脊液、胸腔积液、腹水等标本 离心沉淀后取沉渣接种于固体培养基上;或不经离心直接接种于液体培养基(1份标本加4份培养基)。
3. 尿液 无菌导尿的尿液标本离心沉淀后取沉渣接种;其他尿液取低温下自然沉淀部分,离心沉淀后,将沉渣中加入4% NaOH溶液消化,其余步骤与痰液标本相同。
4. 粪便 取1份粪便加蒸馏水9份搅匀后用纱布过滤,取滤液并加入NaCl使其饱和,静置2~3h,取上浮物加入4% NaOH溶液消化,其余步骤与痰液标本相同。接种液体培养基不必加酸中和。

【实验结果和记录】
每周定时观察生长情况,如经过2个月培养后仍无细菌生长为阴性结果。若有细菌生长,如生长慢,在液体培养基中有乳白色颗粒悬浮于液体中,或于固体培养基上呈干燥、颗粒状乳酪色菌落,涂片染色抗酸性强,呈单个散在或索状排列或成簇成团的杆菌,则为有结核分枝杆菌生长。如有色素产生,菌落或形态都不典型则可能是非典型分枝杆状,应进一步做鉴定试验。

第二节 抗酸染色法

【原理】
结核分枝杆菌对苯胺染料不易着色,若加温或延长染色时间使其着色后,再用3%盐酸乙醇溶液处理也不易脱色，再经亚甲蓝复染，结核分枝杆菌及其他分枝杆菌仍呈红色，而非抗酸菌和细胞杂质等呈蓝色。

【仪器和材料】

1. 标本 结核患者的咳痰。

2. 试剂 抗酸染液、3%盐酸乙醇溶液、碱性亚甲蓝染液、生理盐水。

3. 器材 滤纸片、载玻片、接种环等。

【方法】

1. 涂膜 用灭菌的接种环采取痰中干酪样坏死的小块或带血的痰液，在载玻片上涂成薄而均匀的膜，灼烧接种环灭菌(在灼烧接种环时为防止痰中的细菌溅出，可先将接种环在内焰烧干，然后再于外焰中灭菌)。

细菌斜面培养物的涂片，与革兰染色法相同。

2. 干燥 与革兰染色法相同。

3. 固定 与革兰染色法相同。

4. 染色

(1) 在已固定好的涂片上放置滤纸片(滤纸的作用是滤去染液中的沉渣，使标本清晰)，滴加抗酸染液于滤纸片上，将整个滤纸片滴满。

(2) 将加有染液的滤纸片加温：在火焰上方保持一定高度，加热至出现蒸汽(注意不能使染液沸腾)，如此反复2~3次(约5min)。在加热过程中要防止将染液烘干，应及时添加染液。

(3) 去除滤纸片，待玻片冷却后，水洗。

(4) 用3%盐酸乙醇溶液脱色，直到流下的液体无色为止，进行水洗。

(5) 用碱性亚甲蓝染液复染30 s，水洗，干燥，镜检。

【实验结果和记录】

结核分枝杆菌染成红色，细长、直的或微弯曲杆菌，偶尔有杆菌着色不均，呈颗粒状。标本的其余部分及非抗酸性细菌染成蓝色。必须逐一观察各个视野，直到全部涂片找不到结核杆菌时，才可报告阴性。

第三节　荧光素染色法

【原理】

结核分枝杆菌光染色时采用的荧光素为金胺O (auramine O)。金胺O又名金丝雀黄、臭黄、盐基淡黄、碱性愧黄等，是一种含有自由氨基的金黄色碱性染料。结核分枝杆菌是无色半透明带负电荷的微生物，而金胺O染料的离子带正电荷，二者相互结合而使结核分枝杆菌着上金胺O荧光色素，在紫外线激发下可产生橘黄色荧光。

(一) 金胺O染色法

【仪器和材料】

1. 标本 结核分枝杆菌菌种标本同抗酸染色法。

2. 试剂

(1) 金胺O染色液：0.1g金胺O用10ml 95%乙醇溶液完全溶解，另取3ml石炭酸液加

87 ml 蒸馏水，将上述两种溶液混匀，室温避光保存。

(2) 3%盐酸乙醇脱色液：见抗酸染色法。

(3) 0.5%高锰酸钾水溶液。

3. 器材　载玻片、接种环、酒精灯、荧光显微镜等。

【方法】

1. 涂片、固定　同第一篇第九章第二节抗酸染色法。

2. 染色

(1) 初染：加金胺 O 染色液，盖满涂片范围，染色 10~15min，水洗。

(2) 脱色：加 3%盐酸乙醇脱色液，轻轻摇匀，脱色 2~5 min，至菌膜无色，水洗。

(3) 复染：加 0.5%高锰酸钾水溶液复染，染色 1~2 min(勿超过 2 min)，水洗。

3. 镜检　待干后用荧光显微镜油镜镜检。

【实验结果和记录】

荧光显微镜检查(目镜 10×，物镜 20×用于计数，40×用于观察抗酸杆菌形态，也有用 40×物镜计数，菌体形态清楚，判断准确在暗色背景下，抗酸杆菌呈黄绿色或橙色荧光。

荧光显微镜 20×物镜的镜检结果按下列标准报告：

(1) 结核分枝杆菌阴性"−"未发现抗酸杆菌/50 个视野。

(2) 结核分枝杆菌可疑"±"1~9 条结核分枝杆菌/50 个视野。此时应报告结核分枝杆菌条数，并以抗酸染色复染或涂片复检结果报告。

(3) 结核分枝杆菌阳性"+"10~99 条结核分枝杆菌/50 个视野。

(4) 结核分枝杆菌阳性"++"1~9 条结核分枝杆菌/每个视野。

(5) 结核分枝杆菌阳性"+++"10~99 条结核分枝杆菌/每个视野。

(6) 结核分枝杆菌阳性"++++"＞100 条结核分枝杆菌/每个视野。

(二) 金胺 O-酚染色法

【仪器和材料】

1. 标本　结核分枝杆菌菌种标本同第一篇第八章第二节抗酸染色法。

2. 试剂

(1) 0.1%金胺 O-酚染色液：取 0.1g 金胺 O 加 5%石炭酸溶液溶解并定容到 100 ml，室温避光保存。

(2) 3%盐酸乙醇脱色液：见第一篇第八章第二节抗酸染色法。

(3) 0.5%高锰酸钾水溶液。

3. 器材　载玻片、接种环、酒精灯、荧光显微镜等。

【方法】

1. 涂片、固定　同第一篇第八章第二节抗酸染色法。

2. 染色

(1) 初染：加金胺 O-酚染色液，盖满涂片范围，染色 10~15 min，水洗。

(2) 脱色：加 3%盐酸乙醇脱色液，轻轻摇匀，脱色 1 min，至菌膜无色，水洗。

(3) 复染：加 0.5%高锰酸钾水溶液复染，染色 1 min，水洗。

3. 镜检 待干后用荧光显微镜油镜镜检

【实验结果和记录】

经此法染色后,抗酸分枝杆菌呈金黄色或银白色荧光。紫外光源下呈现暗背景,紫蓝光源下呈现蓝色背景。具体的结果报告标准同金胺 O 染色法。

(三) 金胺 O-罗丹明 B 染色法

【仪器和材料】

1. 标本 结核分枝杆菌菌种标本同第一篇第八章第二节抗酸染色法。

2. 试剂

(1) 金胺 O-罗丹明 B 染色液:金胺 O 0.15g,罗丹明 B 0.75g,甘油 75 ml 和 5%石炭酸溶液 10ml,用蒸馏水溶解并定容至 50 ml,完全溶解后过滤,室温避光保存。

(2) 0.5%盐酸乙醇脱色液:浓盐酸 0.5 ml,加 70%乙醇稀释并定容至 100 ml,混匀。

(3) 0.5%高锰酸钾水溶液。

3. 器材 载玻片、接种环、酒精灯、荧光显微镜等。

【方法】

1. 涂片、固定 同第一篇第九章第二节抗酸染色法。

2. 染色

(1) 初染:加金胺 O-罗丹明 B 染色液,盖满涂片范围,染色 10~20 min,水洗。

(2) 脱色:加 0.5%盐酸乙醇脱色液,轻轻摇匀,脱色至菌膜无色,水洗。

(3) 复染:加 0.5%高锰酸钾水溶液复染,染色 3 min,水洗。

3. 镜检 待干后用荧光显微镜油镜镜检。

【实验结果和记录】

经此法染色后,抗酸分枝杆菌呈金黄色荧光。视野清晰,背景中无荧光物质干扰。具体结果报告标准同金胺 O 染色法。

(四) 金胺 O-复红亚甲蓝染色法

【仪器和材料】

1. 标本 结核分枝杆菌菌种标本同第一篇第八章第二节抗酸染色法

2. 试剂

(1) 金胺 O 染色液:同金胺 O 染色法试剂。

(2) 复红染液:碱性复红 4g 溶于 95%乙醇 20 ml 中,徐徐加入 9%石炭酸液定容至 100 ml,混匀。

(3) 3%盐酸乙醇脱色液。

(4) 吕弗勒亚甲蓝液。

3. 器材 载玻片、接种环、酒精灯、荧光显微镜等。

【方法】

1. 涂片、固定 同第一篇第八章第二节抗酸染色法。

2. 染色

(1) 加金胺 O 染液，盖满涂片范围，染色 10 min，水洗，加 3%盐酸乙醇脱色 2 min，水洗。

(2) 滴加复红染液，染色 5 min，水洗，加 3%盐酸乙醇脱色，脱至无红色，水洗。

(3) 滴加吕弗勒亚甲蓝液，染色 2 min，水洗。

3. 镜检 待干后用荧光显微镜油镜镜检。

【实验结果和记录】

经此法染色后，抗酸分枝杆菌呈亮黄色荧光。具体结果报告标准同金胺 O 染色法。

【注意事项】

荧光染色后应在 24 h 内完成检查，若需隔夜时，应将涂片置于暗处 4℃保存，次日完成镜检。

第四节　人体结核菌素试验

【原理】

即 OT 实验。这是测知人体对结核分枝杆菌蛋白有无迟发型超敏反应的一种皮内试验。用于间接了解人体是否感染过结核分枝杆菌，对结核有无获得免疫力。如受试者曾受过结核分枝杆菌感染或接种过卡介苗，则结核菌素可进入组织与致敏淋巴细胞特异性结合，在注射局部释放细胞因子，形成以单核细胞浸润为主的炎症反应，局部表现红肿、硬结，且直径在 0.5 cm 以上。

【仪器和材料】

1. 试剂 旧结核菌素。

2. 器材 注射器等。

【方法】

(1) 1∶2000 的旧结核菌素吸入注射器内。

(2) 前臂屈侧皮肤消毒后，皮内注射旧结核菌素 0.1 ml，在局部形成一个明显的皮丘。

(3) 48~72 h 观察注射局部有无红肿、硬结。记录并判定结核菌素试验结果。

【实验结果和记录】

若硬结直径超过 0.5 cm 时，即为结核菌素试验阳性，硬结小于 0.5 cm 为阴性，硬结超过 1.5 cm 或发生水泡、淋巴管炎及全身中毒反应者为强阳性。

OT 试验阳性反应表明机体对结核菌体蛋白有超敏反应，间接说明对结核分枝杆菌有一定的细胞免疫力，但对成人来说并不表明发病。3 岁以下儿童结核菌素试验阳性则可认为体内可能有活动性感染，应进一步检查。

阴性反应常见于下列情况：

(1) 机体未感染过结核，也未接种过卡介苗。

(2) 原发感染早期，机体尚未产生超敏反应。

(3) 机体抵抗力极度低下，已丧失反应能力，如全身粟粒型结核、结核性脑膜炎；麻疹、肿瘤等 OT 试验往往阴转。

(4) 大量、长时间使用免疫抑制剂。

(5) 接种卡介苗已多年或试验的结核菌素失效。

第五节　结核分枝杆菌毒力试验

【仪器和材料】

1. 动物　体重 200~250 g 豚鼠 2 只。

2. 检材　结核分枝杆菌培养物或结核患者检验材料(痰、尿、粪、腹水等材料经浓缩集菌)。

3. 器材　注射器及消毒用材料等。

【方法】

(1) 选取结核菌素试验为阴性的豚鼠 2 只。

(2) 吸取结核分枝杆菌悬液或患者检材,注入豚鼠腹股沟皮下 0.1 ml。

(3) 注射后每周定期检查一次,观察豚鼠腹股沟淋巴结是否肿大,局部变硬,化脓及体重减轻、体温升高等症状。

(4) 给豚鼠做结核菌素试验,是否出现阳性结果。

(5) 6 周后,将豚鼠进行解剖观察。

【实验结果和记录】

观察淋巴结是否肿大,有无干酪性病变,肝、脾、肺等是否肿大,表面有无灰白色结节病灶,取可疑病灶进行涂片染色镜检和分离培养。若为阳性结果,可报告"动物接种后××天查到有结核菌感染"。如无症状及病变者,可报告为阴性。

第二篇 医学免疫学实验

第一章 免疫学常用技术

第一节 实验动物的基本操作技术

免疫学实验中经常用到实验动物，首先要掌握动物的抓取和固定、被毛编号、给药、采血等实验方法。

(一) 实验动物的编号方法

动物在实验前常常需要做适当的分组，那么就要将其标记使各组加以区别。标记的方法很多，良好的标记方法应满足标号清晰、耐久、简便、适用的要求。常用的标记法有染色、耳缘剪孔、烙印、号牌等方法。

1. 颜料涂染 该标记方法在实验室最常使用，也很方便。使用的颜料一般有3%~5%苦味酸溶液(黄)，2%硝酸银(咖啡色)溶液和 0.5%中性品红(红色)等。标记时用棉签蘸取上述溶液，在动物体的不同部位涂上斑点，以示不同号码。编号的原则是：先左后右，从上到下。一般把涂在左前腿上的计为1号，左侧腹部计为2号，左后腿为3号，颈部计为4号，腰背部为5号，尾基部为6号，右前腿为7号，右侧腰部为8号，右后腿计为9号。左脸为10号，鼻梁为20号，右脸为30号，若动物编号超过10或更大数字时，可组合使用。

2. 烙印法 用刺数钳在动物耳上刺上号码，然后用棉签蘸着溶在乙醇溶液中的黑墨在刺号上加以涂抹，烙印前最好对烙印部位预先用乙醇溶液消毒。

3. 号牌法 用金属制的牌号固定于实验动物的耳上，大动物可系于颈上。对猴、狗、猫等大动物有时可不做特别标记，只记录它们的外表和毛色即可。

(二) 常用实验动物的捉拿固定方法

正确的抓取固定动物，是为了不损害动物健康，不影响观察指标，并防止被动物咬伤，保证实验顺利进行。抓取固定动物的方法依实验内容和动物类而定。抓取固定动物前，必须对各种动物的一般习性有所了解，抓取固定时既要小心仔细、不能粗暴，又要大胆敏捷，确实达到正确抓取固定动物的目的。

1. 小鼠抓取固定方法 小鼠温顺，一般不会咬人，抓取时先用右手抓取鼠尾提起，置于鼠笼或实验台向后拉，在其向前爬行时，用左手拇指和食指抓住小鼠的两耳和颈部皮肤，将鼠体置于左手心中，把后肢拉直，以无名指按住鼠尾，小指按住后腿即可。熟练者直接用左手小指钩起鼠尾，迅速以拇指和食指、中指捏住其耳后颈背部皮肤亦可，见图2-1-1。这种在手中固定方式，能进行实验动物的灌胃、皮下、肌内和腹腔注射及其他实验操作。

如进行解剖、手术、心脏采血和尾静脉注射时，则需将小鼠做一定形式的固定，解剖手术和心脏采血等均可使动物先取背卧位(必要时先行麻醉)，再用大头针将鼠前后肢依次固定在腊板上。尾静脉注射时，可用小鼠尾静脉注射架固定，先根据动物大小选择好合适的固定架，并打开鼠筒盖，手提鼠尾巴，让鼠头对准鼠筒口并送入筒内，调节鼠筒长短合适后，露出尾巴，固定筒盖即可进行尾静脉注射或尾静脉采血等操作。

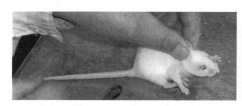 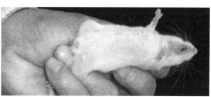

图 2-1-1　小鼠的抓取固定

2. 大鼠的抓取固定方法　大鼠的抓取基本同小鼠，只不过大鼠比小鼠牙尖性猛，不易用袭击方式抓取，否则会被咬伤手指，抓取时为避免咬伤，可带上帆布手套。如果进行腹腔、肌内、皮下等注射和灌胃时，同样可采用左手固定法，只是用拇指和食指捏住鼠耳，余下三指紧捏鼠背皮肤，置于左手心中，这样右手即可进行各种实验操作。也可伸开左手之虎口，敏捷地从后一把抓住。若做手术或解剖等，则需事先麻醉或处死，然后用细棉线绳活缚腿，背卧位绑在大鼠固定板上；尾静脉注射时的固定同小鼠(只需将固定架改为大鼠固定盒即可)。

3. 豚鼠的抓取固定方法　豚鼠较为胆小易惊，不宜强烈刺激和受惊，所以在抓取时，必须稳、准和迅速。一般抓取方法是：先用手掌迅速扣住鼠背，抓住其肩胛上方，以拇指和食指环握颈部，另一只手托住臀部。固定的方式基本同大鼠。

4. 兔的抓取固定方法

(1) 抓取：实验家兔多数饲养在笼内，所以抓取较为方便，一般以右手抓住兔颈部的毛皮提起，然后左手托其臀部或腹部，让其体重重量的大部分集中在左手上，这样就避免了抓取过程中的动物损伤。不能采用抓双耳或抓提腹部。

(2) 固定：一般将家兔的固定分为盒式、台式和马蹄形三种。①盒式固定，适用于兔耳采血、耳血管注射等情况；②台式固定，若做血压测量、呼吸等实验和手术时，则需将兔固定在兔台上，四肢用粗棉绳活结绑住，拉直四肢，将绳绑在兔台四周的固定木块上，头以固定夹固定或用一根粗棉绳挑过兔门齿绑在兔台铁柱上；③马蹄形固定多用于腰背部，尤其是颅脑部位的实验，固定时先剪去两侧眼眶下部的毛皮，暴露颧骨突起，调节固定器两端钉形金属棒，使其正好嵌在突起下方的凹处，然后在适当的高度固定金属棒。用马蹄形固定器可使兔取用背卧位和腹卧位，所以是研究中常采用的固定方法。

5. 狗的抓取固定方法

(1) 未经训练用于急性实验的狗性凶恶，能咬人，因此进行实验时第一个步骤就是要绑住狗嘴。驯服的狗绑嘴时可从侧面靠近轻轻抚摸其颈背部皮毛，然后迅速用布带缚住其嘴。方法是用布带迅速兜住狗的下颌，绕到上颌打一个结，再绕回下颌下打第二个结，然后将布带引至头后颈部打第三个结，并多系一个活结(以备麻醉后解脱)。注意捆绑松紧度要适宜，倘若此举不成，应用狗头钳夹住其颈部，将狗按倒在地，再绑其嘴。如实验需要静脉麻醉时，可先使动物麻醉后再移去狗头钳，解去绑嘴带，把动物放在实验台上，然后先固定头部，再固定四肢。

(2) 头部固定：固定狗头需用一特制的狗头固定器，狗头固定器为一圆铁圈，圈的中央有一弓形铁，与棒螺丝相连，下面有一根平直铁闩。操作时先将狗舌拉出，把狗嘴插入固定器的铁圈内，再用平直铁闩横贯于犬齿后部的上下颌之间，然后向下旋转棒螺丝，使弓形铁逐渐下压在动物的下颌骨上，把铁柄固定在实验台的铁柱上即可。

(3) 四肢固定：如采取仰卧位，四肢固定方法与家兔相同。

(三) 常用实验动物的给药方法

在动物实验中，为了观察药物对机体功能、代谢及形态引起的变化，常需将药物注入动物体内。给药的途径和方法是多种多样的，可根据实验目的、实验动物种类和药物剂型等情况确定。

1. 皮下注射　注射时以左手拇指和食指提起皮肤，将连有 5(1/2) 号针头的注射器刺入皮下。皮下注射部位一般狗、猫多在大腿外侧，豚鼠在后大腿的内侧或小腹部；大白鼠可在侧下腹部。兔在背部或耳根部注射。蛙可在脊背部淋巴腔注射。

2. 皮内注射　注射时需将注射的局部脱去被毛，消毒后，用左手拇指和食指按住皮肤并使之绷紧，在两指之间，用结核菌素注射器连 4(1/2) 细针头，紧贴皮肤表层刺入皮内，然后再向上挑起并再稍刺入，即可注射药液，此时可见皮肤表面鼓起一白色小皮丘。

3. 肌内注射　注射时应选肌肉发达、无大血管通过的部位，一般多选臀部。注射时垂直迅速刺入肌内，回抽针栓如无回血，即可进行注射。给小白鼠、大白鼠等小动物做肌内注射时，用左手抓住鼠两耳和头部皮肤，右手取连有针头的注射器，将针头刺入大腿外侧肌肉，将药液注入。

4. 腹腔注射　用大、小白鼠做实验时，以左手抓住动物，使腹部向上，右手将注射针头于左(或右)下腹部刺入皮下，使针头向前推 0.5~1.0 cm，再以 45°角穿过腹肌，固定针头，缓缓注入药液。为避免伤及内脏，可使动物处于头低位，使内脏移向上腹。若实验动物为家兔，进针部位为下腹部的腹白线离开 1 cm 处。

5. 静脉注射

(1) 兔：兔耳部血管分布清晰。兔耳中央为动脉，耳外缘为静脉。内缘静脉深不易固定，故不用。外缘静脉表浅易固定，常用。先拔去注射部位的被毛，用手指弹动或轻揉兔耳，使静脉充盈，左手食指和中指夹住静脉的近端，拇指绷紧静脉的远端，无名指及小指垫在下面，右手持注射器连 6 号针头尽量从静脉的远端刺入，移动拇指于针头上以固定针头，放开食指和中指，将药液注入，然后拔出针头，用手压迫针眼片刻。

(2) 小白鼠和大白鼠：一般采用尾静脉注射，鼠尾静脉有三根，左右两侧及背侧各一根，左右两侧尾静脉比较容易固定，多采用，背侧一根也可采用，但位置不易固定。操作时先将动物固定在鼠筒内或扣在烧杯中，使尾巴露出，尾部用 45~50℃的温水浸润半分钟或用乙醇溶液擦拭使血管扩张，并可使表皮角质软化，以左手拇指和食指捏住鼠尾两侧，使静脉充盈，用中指从下面托起尾巴，以无名指和小指夹住尾巴的末梢，右手持注射器连号细针头，使针头与静脉平行(小于 30℃)，从尾下 1/4 处(距尾尖 2~3 cm)处进针，此处皮薄易于刺入，先缓注少量药液，如无阻力，表示针头已进入静脉，可继续注入。注射完毕后把尾部向注射侧弯曲以止血。如需反复注射，应尽可能从末端开始，以后向尾根部方向移动注射。

(3) 狗：多选前肢内侧皮下头静脉或后肢小隐静脉注射。注射前由助手将动物侧卧，剪去注射部位的被毛，用胶皮带扎紧(或用手抓紧)静脉近端，使血管充盈，从静脉的远端将注射针头平行刺入血管，待有回血后，松开绑带(或两手)，缓缓注入药液。

(4) 蛙(或蟾蜍)：将蛙或蟾蜍脑脊髓破坏后，仰卧固定于蛙板上，沿腹中线稍左剪开腹肌，可见到腹静脉贴着腹壁肌肉下行，将注射针头沿血管平行方向刺入即可。

几种常用的动物不同给药途径的注射量可参考表 2-1-1。

表 2-1-1　动物不同给药途径的常用注射量　(ml)

注射途径	小鼠	大鼠	豚鼠	兔	狗
腹腔	0.2~1.0	1~3	2~5	5~10	5~15
肌内	0.1~0.2	0.2~0.5	0.2~0.5	0.5~1.0	2~5
静脉	0.2~0.5	1~2	1~5	3~10	5~15
皮下	0.1~0.5	0.5~1.0	0.5~2	1.0~3.0	3~10

6. 经口给药　在急性试验中，经口给药多用灌胃法，此法剂量准确，适用于小鼠、大鼠、家兔等动物。

(1) 小鼠、大鼠(或豚鼠)：灌胃时将针安在注射器上，吸入药液。左手抓住鼠背部及颈部皮肤将动物固定，右手持注射器，将灌胃针插入动物口中，沿咽后壁徐徐插入食道。动物应固定成垂直体位，针插入时应无阻力。若感到阻力或动物挣扎时，应立即停止进针或将针拔出，以免损伤或穿破食道及误入气管。一般当灌胃针插入小鼠 3~4 cm，大鼠或豚鼠 4~6 cm 后可将药物注入。常用的灌胃量小鼠为 0.2~1 ml，大鼠 1~4 ml，豚鼠为 1~5 ml。

(2) 狗、兔、猫、猴：灌胃时，先将动物固定，再将特制的扩口器放入动物口中，扩口器之宽度可视动物口腔大小而定，如狗的扩口器可用木料制成长方形，长 10~15 cm，粗细应适合狗嘴，为 2~3 cm，中间钻一小孔，孔的直径为 5~10 cm。灌胃时将扩口器放于上述动物上下门牙之后，并用绳将它固定于嘴部，将带有弹性的橡皮导管(如导尿管)，经扩口器上的小圆孔插入，沿咽后壁而进入食道，此时应检查导管是否正确插入食道，可将导管外口置于一盛水的烧杯中，如不发生气泡，即认为此导管是在食道中，未误入气管，即可将药液灌入。给狗、兔等动物灌胃时，也可不用扩口器也能顺利将药液灌入胃内，狗灌胃时，用 12 号灌胃管，左手抓住狗嘴，右手中指由右嘴角插入，摸到最后一对臼齿后的天然空隙，胃管由此空隙顺食管方向不断插入约 20 cm，可达胃内，将胃管另一端插入水中，如不出气泡，表示确已进入胃，而没误入气管内，即可灌入。兔灌胃时，将兔固定在木制固定盒内左手虎口卡住并固定好兔嘴，右手取 14 号细导尿管，由右侧唇裂避开门齿，将导管慢慢插入，如插管顺利，动物不挣扎，插入约 15 cm 时，即表示插入胃内，将药液注入。

各种动物一次灌胃能耐受的最大容积小鼠为 0.5~1.0 ml，大鼠 4~7 ml，豚鼠为 4~7 ml，家兔为 80~150 ml，狗为 200~500 ml。

7. 其他途径给药

(1) 呼吸道给药：呈粉尘、气体及蒸汽或雾等症状存在药物或毒气，均需要通过动物呼吸道给药。如一般实验时给动物乙醚做吸入麻醉,给动物吸一定量的氨气、CO_2 等观察呼吸、循环等变化;给动物定期吸入一定量的 SO_2、锯末烟雾等可造成慢性气管炎动物模型等;特别在毒物学实验中应用更为广泛。

(2) 皮肤给药:为了鉴定药物或毒物经皮肤的吸收作用、局部作用、致敏作用和光感作用等,均需采用经皮肤给药方法。如家兔和豚鼠常采用背部一定面积的皮肤脱毛后,将一定药液涂在皮肤上,药液经皮肤吸收。

(3) 脊髓腔内给药:此法主要用于椎管麻醉或抽取脑脊液。家兔椎管内注射时,先将家兔做自然俯卧式,尽量使其尾向腹侧屈曲,用粗剪将第 7 腰椎周围背毛剪去,用 3%碘酊消毒,干后再用 79%乙醇溶液将碘酒擦去。在兔背部髂骨脊连线之中点稍下方摸到第 7 腰椎间隙(第 7 腰椎与第 1 骶骨椎之间),插入腰椎穿刺针头。当针到达椎管内时(蛛网膜下隙),可见到兔的后肢跳动,即证明穿刺针头已进入椎管。这时不要再向下刺,以免损伤脊髓。固定好针头,即可将药物注入。

(4) 小脑延髓池给药:此种给药都是在动物麻醉情况下进行的。而且常采用大动物如狗等,小动物很少采用。将狗麻醉后,使狗头尽量向胸部屈曲,用左手摸到其第 1 颈椎上方的凹陷(枕骨大孔),固定位置,右手取 7 号钝针头(将针头尖端麻钝),由此凹陷的正中线上,顺平行狗的方向,小心地刺入小脑延髓池。当针头正确刺入小脑延髓池时,注射者会感到针头再向前穿时无阻力,同时可以听到很轻的"咔嚓"一声,即表示针头已穿过硬脑膜进入小脑延髓池,而且可抽出清亮的脑脊液,注射药物前,先抽出一些脑脊液,抽取量根据实验需要注入多少药液决定,即注入多少抽取多少,以保持原来脑脊髓腔里的压力。

(5) 脑内给药:此法常用于微生物学动物实验,将病原体等接种于被检动物脑内,然后观察接种后的各种变化。小鼠脑内给药时,选套有塑料管、针尖露出 2 mm 深的 5(1/2) 针头,由鼠正中额部刺入脑内,注入药物或接种物。给豚鼠、兔、狗等进行脑内注射时,须先用穿颅钢针穿透颅骨,再用注射器针头刺入脑部,再徐徐注入被检物。注射速度一定要慢,避免引起颅内压急骤升高。

(6) 直肠内给药:此种给药方法常用于动物麻醉。家兔直肠内给药时,取灌肠用的胶皮管或用 14 号导尿管代替。在胶皮管或导尿管头上涂上凡士林,由助手使兔蹲卧于桌上,以左臂及左腋轻轻按住兔头及前肢,以左手拉住兔尾,露出肛门,并用右手轻握后肢,实验者将橡皮管插入家兔肛门内,浓度为 7~9 cm,如为雌性动物,注意勿误插入阴道(肛门紧接尾根)。橡皮管插好后,将注射器与橡皮管套紧,即可灌注药液。

(7) 关节腔内给药:此种方法常用于关节炎的动物模型复制。兔给药时,将兔仰卧固定于兔固定台上,剪去关节部被毛,用碘酒或乙醇溶液消毒,然后用手从下方和两旁将关节固定,把皮肤稍移向一侧,在髌韧带附着点处上方约 0.5 cm 处进针。针头从上前方向下后方倾斜刺进,直至针头遇阻力变小,然后针头稍后退,以垂直方向推到关节腔中。针头进入关节腔时,通常可有刺破薄膜的感觉,表示针头已进入膝关节腔内,即可注入药液。

(四) 常用动物的取血方法

实验研究中,经常要采集实验动物的血液进行常规检查或某些生物化学分析,故必须掌握血液的正确采集、分离和保存的操作技术。

采血方法的选择,主要决定于实验的目的所需血量及动物种类。凡用血量较少的检验如红细胞或白细胞计数、血红蛋白的测定，血液涂片及酶活性微量分析法等，可刺破组织取毛细血管的血。当需血量较多时可做静脉采血。静脉采血时，若需反复多次，应自远离心脏端开始，以免发生栓塞而影响整条静脉。例如，研究毒物对肺功能的影响、血液酸碱平衡、水盐代谢紊乱，需要比较动脉血氧分压、二氧化碳分压和血液 pH 及 K^+、Na^+ 离子浓度，必须采取动脉血液。

采血时要注意：①采血场所有充足的光线；室温夏季最好保持在 25~28℃，冬季以 15~20℃ 为宜；②采血用具有采用部位一般需要进行消毒；③采血用的注射器和试管必须保持清洁干燥；④若需抗凝全血，在注射器或试管内需预先加入抗凝剂。现将采用血方法按动物和部位分别加以介绍。

1. 小鼠、大鼠采血法

(1) 割(剪)尾采血：当所需血量很少时采用本法。固定动物并露出鼠尾。将尾部毛剪去后消毒，然后浸在 45℃ 左右的温水中数分钟，使尾部血管充盈。再将尾擦干，用锐器(刀或剪刀)割去尾尖 0.3~0.5 cm，让血液自由滴入盛器或用血红蛋白吸管吸取，采血结束，伤口消毒并压迫止血。也可在尾部做一横切口，割破尾动脉或静脉，收集血液的方法同上。每鼠一般可采血 10 次以上。小鼠每次可取血 0.1 ml，大鼠 0.3~0.5 ml。

(2) 鼠尾刺血法：大鼠用血量不多时(仅做白细胞计数或血红蛋白检查)，可采用本法。先将鼠尾用温水擦拭，再用乙醇溶液消毒和擦拭，使鼠尾充血。用 7 号或 8 号注射针头，刺入鼠尾静脉，拔出针头时即有血滴出，一次可采集 10~50 mm^3。如果长期反复取血，应先靠近鼠尾末端穿刺，以后再逐渐向近心端穿刺。

(3) 眼眶静脉丛采血：采血者的左手拇食两指从背部较紧地握住小鼠或大鼠的颈部(大鼠采血需带上纱手套)，应防止动物窒息。当取血时左手拇指及食指轻轻压迫动物的颈部两侧，使眶后静脉丛充血。右手持续接 7 号针头的 1 ml 注射器或长颈(3~4 cm)硬质玻璃滴管(毛细管内径 0.5~1.0 mm)，使采血器与鼠面成 45° 的夹角，由眼内角刺入，针头斜面先向眼球，刺入后再转 180° 使斜面对着眼眶后界。刺入深度，小鼠为 2~3 mm，大鼠 4~5 mm。当感到有阻力时即停止推进，同时，将针退出 0.1~0.5 mm，边退边抽。若穿刺适当血液能自然流入毛细管中，当得到所需的血量后，即除去加于颈部的压力，同时，将采血器拔出，以防止术后穿刺孔出血。若技术熟练，用本法短期内可重复采血均无多大困难。左右两眼轮换更好。体重 20~25 g 的小鼠每次可采血 0.2~0.3 ml；体重 200~300 g 大鼠每次可采血 0.5~1.0 ml，可适用于某些生物化学项目的检验。

(4) 摘除眼球采血：左手抓住小鼠颈部皮肤，轻压在实验台上，取侧卧位，左手食指尽量将小鼠眼周皮肤往颈后压，使眼球突出。用眼科弯镊迅速夹去眼球，将鼠倒立，用器皿接住流出的血液。采血完毕立即用纱布压迫止血。每次采血量 0.1~0.6 ml。

(5) 断头取血：采血者的左手拇指和食指以背部较紧地握住大(小)鼠的颈部皮肤，并做动物头朝下倾的姿势。右手用剪刀猛剪鼠颈，1/2~4/5 的颈部前剪断，让血自由滴入盛器。小鼠可采用 0.8~1.2 ml；大鼠 5~10 ml。

(6) 心脏采血：鼠类的心脏较小，且心率较快，心脏采血比较困难，故少用。活体采血方法与豚鼠相同。若做开胸一次死亡采血，先将动物做深麻醉，打开胸腔，暴露心脏，用针头刺入右心室，吸取血液。小鼠 0.5~0.6 ml；大鼠 0.8~1.2 ml。

(7) 颈动静脉采血：先将动物仰位固定，切开颈部皮肤，分离皮下结缔组织，使颈静脉充分暴露，可用注射器吸出血液。在气管两侧分离出颈动脉，离心端结扎，向心端剪口将血滴入试管内。

(8) 腹主动脉采血：最好先将动物麻醉，仰卧固定在手术架上，从腹正中线皮肤切开腹腔，使腹主动脉清楚暴露。用注射器吸出血液，防止溶血。或用无齿镊子剥离结缔组织，夹住动脉近心端，用尖头手术剪刀，剪断动脉，使血液喷入盛器。

(9) 股动(静)脉采血：先由助手握住动物，采血者左手拉直动物下肢，使静脉充盈。或者以搏动为指标，右手用注射器刺入血管。体重 15~20 g 小鼠采血 0.2~0.8 ml，大鼠 0.4~0.6 ml。

2. 豚鼠采血法

(1) 耳缘剪口采血：将耳消毒后，用锐器(刀或刀片)割破耳缘，在切口边缘涂抹 20%枸橼酸钠溶液，阻止血凝，则血可自切口自动流出，进入盛器。操作时，使耳充血效果较好。此法能采血 0.5 ml 左右。

(2) 心脏采血：取血前应探明心脏搏动最强部位，通常在胸骨左缘的正中，选心跳最显的部位做穿刺。针头宜稍细长些，以免发生手术后穿刺孔出血，其操作手法详见兔心脏采血。因豚鼠身体较小，一般可不必将动物固定在解剖台上，而可由助手握住前后肢进行采血即可。成年豚鼠每周采血应不超过 10 ml 为宜。

(3) 股动脉采血：将动脉仰位固定在手术台上，剪去腹股沟区的毛，麻醉后，局部用碘酒消毒。切开长 2~3 cm 的皮肤，使股动脉暴露及分离。然后，用镊子提起股动脉，远端结扎，近端用止血钳夹住，在动脉中央剪一小孔，用无菌玻璃小导管或聚乙烯、聚四氟乙烯管插入，放开止血钳，血液于导管口流出。一次可采血 10~20 ml。

(4) 背中足静脉取血：助手固定动物，将其右或左右膝关节伸直提到术者面前。术者将动物脚背面用乙醇溶液消毒，找出背中足静脉后，以左手的拇指和食指拉住豚鼠的趾端，右手拿的注射针刺入静脉。拔针后立即出血，呈半球状隆起。采血后，用纱布或脱脂棉压迫止血。反复采血时，两后肢交替使用。

3. 兔采血法

(1) 耳静脉采血：本法为最常用的取血法之一，常在多次反复取血时用，因此，保护耳缘静脉，防止发生栓塞特别重要。将兔放入仅露出头部及两耳的固定盒中，或由助手以手扶住。选耳静脉清晰的耳朵，将耳静脉部位的毛拔去，用 75%乙醇溶液局部消毒，待干。用手指轻轻摩擦兔耳，使静脉扩张，用连有 5(1/2) 号针头的注射器在耳缘静脉末端刺破血管待血液漏出取血或将针头逆血流方向刺入耳缘静脉取血，取血完毕用棉球压迫止血，此种采血法一次最多可采 5~10 ml。

(2) 耳中央动脉采血：将兔置于兔固定筒内，在兔耳的中央有一条较粗、颜色较鲜红的中央动脉，用左手固定兔耳，右手取注射器，在中央动脉的末端，沿着动脉平行地向心方向刺入动脉，即可见动脉血进入针筒，取血完毕后注意止血。此法一次抽血可达 15 ml。但抽血时应注意，由于兔耳中央动脉容易发生痉挛性收缩，因此抽血前，必须先让兔耳充分充血，当动脉扩张，未发生痉挛性收缩之前立即进行抽血，如果等待时间过长，动脉经常会发生较长时间的痉挛性收缩。取血用的针头一般用 6 号针头，不要太细。针刺部位从中央动脉末端开始。不要在近耳根部取血，因耳根部软组织厚，血管位置略深，易刺透血管造成皮下出血。

(3) 心脏取血：将家兔仰卧固定，在第三肋间胸骨左缘 3 mm 处注射针垂直刺入心脏，血液随即进入针管。注意事项有：①动作宜迅速，以缩短在心脏内的留针时间和防止血液凝固；②如针头已进入心脏但抽不出血时，应将针头稍微后退一点。③在胸腔内针头不应左右摆动以防止伤及心、肺，一次可取血 20~25 ml。

(4) 后肢胫部皮下静脉取血：将兔仰卧固定于兔固定板上，或由一人将兔固定好。拔去胫部被毛，在胫部上端股部扎以橡皮管，则在胫部外侧浅表皮下，可清楚见到皮下静脉。用左手两指固定好静脉，右手取带有 5(1/2) 号针头的注射器内皮下静脉平行方向刺入血管，抽一下针栓，如血进入注射器，表示针头已刺入血管，即可取血，一次可取 2~5 ml。取完后必须用棉球压迫取血部位止血，时间要略长些，因此处不易止血。如止血不妥，可造成皮下血肿，影响连续多次取血。

(5) 股静脉、颈静脉取血：先做股静脉和颈静脉暴露分离手术。

1) 股静脉取血：注射器平行于血管，从股静脉下端向心方向刺入，徐徐抽动针栓即可取血。抽血完毕后要注意止血。股静脉较易止血，用于纱布轻压取血部位即可。若连续多次取血，取血部位宜尽量选择靠离心端。

2) 外颈静脉取血：注射器由近心端(距颈静脉分支 2~3 cm 处)向头侧端沿血管平行方向刺入，使注射针一直伸至颈静脉分叉处，即可取血。此处血管较粗，很容易取血，取血量也较多，一次可取 10 ml 以上。取血完毕，拔出针头，用干纱布轻轻压迫取血部位也易止血。兔急性实验的静脉取血，用此法较方便。

4. 狗、猫采血法

(1) 后肢外侧小隐静脉和前肢内侧下头静脉采血：此法最常用，且方便。后肢外侧小隐静脉在后肢胫部下 1/3 的外侧浅表的皮下，由前侧方向后行走。抽血前，将狗固定在狗架上或使狗侧卧，由助手将狗固定好。将抽血部位的毛剪去，碘伏或乙醇溶液消毒皮肤。采血者左手拇指和食指握紧剪毛区上部，使下肢静脉充盈，右手用连有 6 号或 7 号针头的注射器迅速穿刺入静脉，左手放松将针固定，以适当速度抽血(以无气泡为宜)。或将胶皮带绑在狗股部，或由助手握紧股部，即可，若仅需少量血液，可以不用注射器抽取，只需用针头直接刺入静脉，待血从针孔自然滴出，放入盛器或作涂片。

(2) 采集前肢内侧皮下的头静脉血时，操作方法基本与上述相同。一只狗一般采 10~20 ml 血并不困难。

(3) 股动脉采血：本法为采取狗动脉血最常用的方法。操作也较简便。稍加以训练的狗，在清醒状态下将狗卧位固定于狗解剖台上。伸展后肢向外伸直，暴露腹股沟三角动脉搏动的部位，剪去毛。用碘酒消毒。左手中指、食指探摸股动脉跳动部位，并固定好血管，右手取连有 5(1/2) 号针头的注射器，针头由动脉跳动处直接刺入血管，若刺入动脉一般可见鲜红血液流入注射器，有时还需微微转动一下针头或上下移动一下针头，方见鲜血流入。有时，往往刺入静脉，必须重抽之。待抽血完毕，迅速拔出针头，用干药棉压迫止血 2~3 min。

(4) 心脏采血：本法最好在麻醉下进行，驯服的狗不麻醉也行。将固定在手术台上，前肢向背侧方向固定，暴露胸部，将左侧第 3~5 肋间的被毛剪去，用碘伏或乙醇溶液消毒皮肤。采血者用左手触摸左侧 3~5 肋间处，选择心跳最显处穿刺。一般选胸骨左缘外 1 cm 第 4 肋间处。取连有 6(1/2) 号针头的注射器，由上述部位进针，并向动物背侧方向垂直刺入心脏。采血者可随针接触心跳的感觉，随时调整刺入方向和浓度，摆动的角度尽量小，避免损伤心肌过重，或造成胸腔大出血。当针头正确刺入心脏时，血即可进入抽射器，可抽取多量血液。

(5) 耳缘静脉采血：本法宜取少量血液做血常规或微量酶活力检查等。有训练的狗不必绑嘴，剪去耳尖部短毛，即可见耳缘静脉，手法基本与兔相同。

(6) 颈静脉：

1) 狗不需麻醉，经训练的狗不需固定，未经训练的狗应予固定。取侧卧位，剪去颈部被毛约(10×3) cm^2范围，用碘酒、乙醇溶液消毒皮肤。将狗颈部拉直，头尽量后抑。用左手拇指压住颈静脉入胸部位的皮肤。使颈静脉怒张，右手取连有6(1/2)号针头的注射器。针头沿血管平行方向向向心端刺入血管。由于此静脉在皮下易滑动，针刺时除用左手固定好血管外，刺入要准确。取血后注意压迫止血。采用此法一次可取较多量的血。

2) 猫的采血法基本与狗相同。常采用前肢皮下头静脉、后肢的股静脉、耳缘静脉取血。需大量血液时可从颈静脉取血。见本章第一节。

5. 鸡、鸽、鸭的采血方法 鸡和鸽常采用的取血方法，是从其翼根静脉取血。如需抽取血时，可将动脉翅膀展开，露出腋窝，将羽毛拔去，即可见到明显的翼根静脉，此静脉是由翼根进入腋窝的一条较粗静脉。用碘酒、乙醇溶液消毒皮肤。抽血时用左手拇指、食指压迫此静脉向心端，血管即怒张。右手取连有5(1/2)号针头的注射器，针头由翼根向翅膀方向沿静脉平行刺入血管内，即可抽血，一般一只成年动物可抽取10~20 ml血液。也常采用右侧颈静脉取血。右侧颈静脉较左侧粗，故用右侧颈静脉。以食指和中指按住头的一侧，用乙醇溶液棉球消毒右侧颈静脉的部位。以拇指轻压颈根部以使静脉充血。右手持注射器刺入静脉取血。常采用取血法还有爪静脉取血和心脏取血。在爪根部与爪中所见血管尖端之间切断血管，以吸管或毛细胞直接取血。亦可将注射针刺入心脏内取血。

第二节 小鼠免疫器官解剖学观察

【原理】

小鼠是啮齿目中体形较小的动物，淋巴系统很发达，包括胸腺、脾脏、淋巴管、外周淋巴结及肠道派氏集合淋巴结。本实验为解剖小鼠，观察胸腺、脾脏等免疫器官。

【仪器和材料】

1. 动物 昆明种小白鼠。

2. 试剂 3%来苏水、10%甲醛(福尔马林液)、Wright染液。

3. 器材 眼科镊、眼科剪、玻片。

【方法】

(1) 小鼠脱臼处死，投入盛有3%来苏水的缸内，浸泡5 min。取出小鼠，仰卧位置于试验台上，使动物腹部朝上。

(2) 以镊子提起耻骨处皮肤，用剪刀沿正中线剪开至下颌部，然后钝性分离皮肤，再把皮肤向四肢剪开。

(3) 注意观察腹壁，用无菌剪刀沿正中线自阴部剪开至膈肌为止，观察腹腔液量及性状，观察脾脏。

(4) 切开膈肌，剪断胸骨两侧肋软骨，翻起胸骨，观察胸腺、心脏及肺脏，胸腺位于小鼠胸腔前上方，内有许多大淋巴细胞(即前胸腺细胞)及特定的上皮网状细胞(分泌胸腺激素)。

(5) 将做病理检查的组织置于10%甲醛液中固定。解剖结束，深埋动物。

第三节 外周血单核细胞的分离

【原理】

人体T细胞、B细胞、NK淋巴细胞免疫功能的测定都需要外周血单核细胞(PBMC)分离这一操作。

外周血单核细胞包括巨噬细胞、淋巴细胞。常用的分离方法有三种：低渗破碎法、红细胞沉降法和聚蔗糖-泛影葡胺分层液法。聚蔗糖-泛影葡胺分层液(Ficoll-Hypaque，比重为1.077) 法：经过密度梯度离心后，可以得到纯度90%~95%的淋巴细胞，是目前临床实验室最常用的方法。此方法速度快、纯度好，适于临床和科研需要。其原理是根据血液中各种血细胞比重的不同进行分离：外周血中红细胞和粒细胞的相对密度(1.092左右)大于单核细胞和淋巴细胞(1.075~1.092)，故在离心场中红细胞和粒细胞沉降速度大于淋巴细胞和单核细胞，离心后沉积于试管底部，而淋巴细胞和单核细胞则悬浮于和它相对密度相近的淋巴细胞分层液中，取分层液中的悬浮细胞即可得到淋巴细胞。

【仪器和材料】

1. 试剂 抗凝剂(肝素溶液)、聚蔗糖-泛影葡胺淋巴细胞分层液、Hank's液、1640细胞培养液、台盼蓝当染液。

2. 器材 10 ml尖底离心管、10 ml圆底离心管、毛细吸管、血细胞计数板、载玻片、水平式离心机、显微镜等。

（一）外周血单核细胞的分离

【方法】

(1) 无菌抽静脉血1 ml注入含有肝素溶液0.1 ml的试管中。

(2) 加Hank's液1 ml将血液稀释一倍，混匀。

(3) 取淋巴细胞分层液2~3 ml加入离心管中。

(4) 用毛细吸管吸取稀释血液，沿离心管壁轻轻加在分层液表面，注意勿冲破液面。

(5) 用水平式离心机离心，2000 r/min，离心20 min。离心后细胞分布如图2-1-2所示，管内可分为以下四层：上层为血浆、血液稀释液及绝大部分血小板；下层为红细胞及粒细胞；中层为细胞分层液；分层液与血浆交界部位浑浊的灰白色层即为单核细胞层，呈白色云雾状。

(6) 用毛细吸管轻轻插单核细胞层，沿管壁周围和云雾层吸出单核细胞移入另一试管。

(7) 加3倍的Hank's液，混匀，离心，1500 r/min，离心15 min，弃上清液。沉淀物中再加Hank's液，重复离心2次。

(8) 最后一次洗完细胞后弃上清液，加入0.5~1 ml的1640培养液，混匀。

(9) 细胞计数：取上述细胞悬液用细胞计数板计数。按白细胞计数法计数4个大方格内的细胞数，按式(2-1-1)计算：

$$\text{单核细胞浓度(细胞数/1 ml 细胞悬液)} = \frac{4 \text{个大方格细胞的总数}}{4} \times 10^4 \times \text{稀释倍数} \quad (2\text{-}1\text{-}1)$$

(10) 用台盼蓝染液检查所分离的细胞活性：取 2 滴细胞悬液加 1 滴 2%台盼蓝染液，3~5 min 后取样做湿片高倍镜检。活细胞不着色，死细胞染成蓝色。计数 200 个细胞，计算或细胞百分率，一般活性应在 95%以上。

(11) 最后用 1640 溶液配制成一定浓度的细胞悬液以备实验用。

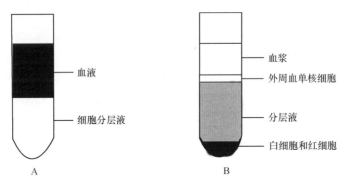

图 2-1-2　外周血淋巴细胞分离
A.分离前；B. 分离后

【注意事项】

(1) 单核细胞用于细胞培养时，应该注意无菌操作。

(2) 与血液样品接触时应注意生物安全防护，避免生物源性传染病。

(3) 将待分离的稀释全血加至分层液表面时，应该尽量小心，勿破坏界面，否则会影响分离效果。

(4) 离心时间和离心速度应该根据不同情况做相应调整。若离心后单核细胞层和分层液中仍掺杂部分红细胞，则应提高转速或延长离心时间；若计数后发现淋巴细胞丢失过多，则应适当降低转速或缩短离心时间。

(5) 最适温度条件：单核细胞的细胞数量往往与温度条件有关。温度变化可直接影响分层液的相对密度，若室温低于 20℃，实验前应该先将分层液置 37℃水浴中预热 10 min。夏季温度高，用此法分离的细胞回收率一般偏低。

(6) 单核细胞下沉快，故细胞悬液在使用前应充分混匀。

(7) 细胞分层液的密度是影响分离效果的关键之一，最适温度在室温下(1.077 ± 0.001) g/ml；应避光 4℃下保存，取出后逐渐升至室温后混匀，方可使用；使用中应避免细胞污染。实验室配制好的细胞悬液可置室温或普通冰箱。后一种条件较好，因为可降低细胞代谢活动。但应注意不要迅速改变单核细胞所处的温度，以免导致细胞"温度"休克。

(8) 淋巴细胞尚还有其他分离方法。①玫瑰花结沉降法：T 细胞与绵羊红细胞结合后凝集块较大，400 r/min 离心 20 min 后，花结细胞位于试管底部，而上清液中多为 B 细胞。将沉淀的花结细胞吸出，迅速溶解红细胞，再离心收集其淋巴细胞，则收集到的淋巴细胞主要为 T 细胞，纯度一般为 70%左右。②亲和层析法：利用琼脂糖珠来分离淋巴细胞，可得到 99%的 T 细胞和 B 细胞株。③流式细胞术：可得到 99.5%纯度的淋巴细胞或 T 细胞亚群淋巴细胞。④化学纤维素吸附法：B 细胞可吸附纤维素，而 T 细胞不能，借此可分离出 80%纯度的 T 细胞或 B 细胞。

(二) 细胞的纯化

1. 红细胞的去除

(1) 低渗裂解法：加 1 ml 蒸馏水与沉淀的 PBMC 中，轻轻振摇，不超过 1 min，红细胞即低渗快速裂解，立即加入等量的 1.8%氯化钠溶液恢复为等渗状态，经洗涤即可去除红细胞。

(2) 氯化铵处理法：在沉淀的 PBMC 中加入 1 ml 0.83%氯化铵溶液，轻轻振摇 2 min，即可裂解红细胞。经洗涤即可去除红细胞。

2. 血小板的去除

(1) 将 PBMC 悬液洗涤 2~3 次后，常可去除绝大部分混杂的血小板。

(2) 某些疾病状态下，外周血中血小板数量增多，常需通过胎牛血清(FCS)梯度离心才能去除过多的血小板，因 FCS 可让单核细胞通过而阻止血小板通过。先将 FCS(每 1 ml PBMC 悬液加 3 ml FCS)加入离心管中，再将 PBMC 悬液(浓度 $1\times10^7/ml\sim2\times10^7/ml$)缓慢加在 FCS 上面(亦可将 FCS 缓慢加在 PBMC 悬液下面)，保持两者界面清晰；在 18~20℃下，以 800 r/min 离心 15 min，吸弃含血小板的上清液，既可去除血小板。

第四节 T 细胞、B 细胞分离技术

为了深入研究 T 细胞、B 细胞的生物学特性和功能，需从淋巴细胞群中分离出单一的 T 细胞或 B 细胞。根据 T 细胞、B 细胞膜表面标志及黏附能力等不同，可将二者加以分离。常用的方法有 E 花环形成法、尼龙棉柱法、免疫吸附法、免疫磁珠分离法等。应用流式细胞仪可以分离出均质性的单一细胞类型或细胞亚群。

(一) 花环沉降法分离 T 细胞

绵羊红细胞(SRBC)能与人类 T 细胞形成 E 花环。经溴化二氨基异硫基异硫脲氢化物(AET)处理的 SRBC，能与 T 细胞形成稳定而巨大的 E 花环。用淋巴细胞分离液分离时，AET-E 花环沉于管底，在分离液界面的淋巴细胞为 B 细胞；沉于管底的 AET-E 花环经低渗溶液溶解花环周围的 SRBC，即可获得纯的 T 细胞。

【仪器和材料】

1. 细胞 绵羊红细胞悬液、单核细胞悬液。

2. 试剂 AET 溶液、淋巴细胞分离液、含 10%小牛血清 1640 培养液、Hank's 液、生理盐水。

【方法】

(1) 用 AET 处理 SRBC：取绵羊红细胞悬液，加入 Hank's 液，轻轻摇匀，1500 r/min 离心 5 min，共 3 次。取一份压积的 SRBC，加入 4 份新配制的 AET 液混合，置于 37℃水浴 15 min，不断摇匀。加入冷生理盐水，混匀，1500 r/min 离心 5 min，并 5 次。观察无溶血，细胞凝集后，加入含小牛血清的 1640 培养液，混匀，离心同上。在 1 份 SRBC 中加入 9 份含 10%小牛血清的 1640 培养液制成 AET-SRBC 悬液。

(2) 用含 10%小牛血清的 1640 培养液稀释 AET-SRBC 悬液至 1%AET-SRBC。

(3) 取 2×10^6 个单核细胞/ml 与等量 1%AET-RBC 混合,37℃水浴 15 min 后,1000 r/min 离心 5 min,再静置于 4℃水箱 45 min。

(4) 用毛细吸管轻轻吹吸,使细胞散匀。

(5) 将细胞轻轻沿管壁铺于具有等量淋巴细胞分离液的试管液面上。

(6) 2000 r/min 水平式离心 20 min,沉于管底者为 AET-SRBC 花环。

(7) 取管底细胞,加入 Hank's 液,混匀后 2000 r/min 离心 10 min,沉淀中加入 3 ml 双蒸水,立即加入 1 ml 3.5%氯化钠溶液,500 r/min 离心 5 min,沉淀即为 T 细胞。

(二) 尼龙棉柱法分离 T 细胞、B 细胞

【原理】

B 细胞在 37℃时易黏附于尼龙棉(聚酰胺)纤维上,而 T 细胞不具此能力,从而可将 T 细胞、B 细胞分离。

【仪器和材料】

1. 细胞 单核细胞悬液 1 ml,含细胞 2×10^7~3×10^7。

2. 试剂 Hank's 液、RBMI-1640 培养液、小牛血清。

3. 器材 聚乙酰塑料管或 1 ml 注射器等、尼龙棉纤维。

【方法】

(1) 尼龙棉柱的制备:称取尼龙毛 50~70 mg,细致地撕开,使其松散均匀,用 Hank's 液浸透后装入聚乙烯塑料管或注射器,柱高约 2 cm。

(2) 取单核细胞,用含 10%小牛血清的 1640 培养液制成细胞悬液。

(3) 用 Hank's 液和含 20%小牛血清的 1640 培养液各 5 ml 洗柱,流速为 1~2 ml/10s。

(4) 将 1 ml 细胞悬液上柱,放 37℃温箱置 1 h。

(5) 用预温 37℃含小牛血清的培养液 5 ml 洗脱,收集洗脱液,2000 r/min 离心 20 min,沉淀即为 T 细胞,纯度达 90%左右。

(6) 用冷 1640 培养液 5ml 冲洗柱床,边洗边挤压塑料管,收集洗脱液,2000 r/min 离心 20 min,沉淀即为 B 细胞,纯度达 80%左右。

【注意事项】

(1) 此种分离法,T 细胞也常有一部分被吸附,吸附的多少与尼龙棉的质量有关,与装柱的松紧也有关系。

(2) 用过的尼龙棉可回收,以盐水洗涤,然后浸入 0.1 mol/L 的 HCl 中过夜, 然后再同前法清洗。

第五节 人外周血单核细胞来源树突状细胞的制备

【原理】

树突状细胞(dendritic cell,DC)是一类具有树枝状突起的抗原呈递细胞,其分布广泛,由骨髓中的髓性多能干细胞发育而成,在免疫应答过程中至关重要。DC 是目前已知的最重要的一类抗原提呈细胞,未成熟 DC 具有强大的摄取和加工处理抗原的能力,并将抗原信息提呈给 Th 细胞,可激活 Th 细胞发生增殖反应,而且还能刺激产生 Tc 细胞。机体内 DC

含量极少，研究中应用的 DC 多是通过其前体细胞诱导而来。其中外周血单核细胞和 CD34$^+$ 干细胞是研究和应用中常用的 DC 前体细胞。本实验介绍一种常用方法，利用外周血单核细胞为前体细胞，采用细胞因子 GM-CSF 和 IL-4 诱导单核细胞分化成树突状细胞，而利用 TNF-α 促进 DC 成熟。

【仪器和材料】

1. 试剂 淋巴细胞分离液(Ficoll)、RBMI-1640 培养液、胎牛血清(FCS)、PBS(无 Ca^{2+} Mg^{2+})、人外周血、重组人粒细胞巨噬细胞集落刺激因子(rhGM-CSF)、重组人白细胞介素 4 (IL-4)、肿瘤坏死因子 α (TNF-α)、FITC 标记的鼠抗人(CD83、CD40、HLA-DR、CD86) 单克隆抗体、免疫磁珠标记的鼠抗人 CD14 单克隆抗体(如需高纯度单核细胞)。

2. 器材 温控低速离心机、倒置显微镜、细胞计数板、离心管及塑料培养板等。

【方法】

(1) 按外周血单核细胞分离方法分离获得人 PBMC。

(2) 调节细胞浓度为 10^6/ml，然后在 6 孔板上贴壁，每孔加 2 ml，3 h 后吸去悬浮细胞，并用 37℃预温新鲜培养液轻轻洗去未贴壁的细胞。

(3) 未成熟 DC 的诱导：DC 培养基Ⅰ 3 ml/孔为含10%FCS 的 RBMI-1640 中含 GM-CSF 50 ng/ml，IL-4 10 ng/ml，每 2 天半量换液 1 次，培养至 5 天。

(4) 成熟 DC 的诱导：加入 DC 培养基Ⅱ 3 ml/孔为含10%FCS 的 RBMI-1640 中含 GM-CSF 50 ng/ml，IL-4 10 ng/ml，TNF-α 20 ng/ml。

(5) DC 形态观察和表型检测：光镜下形态为 DC 比淋巴细胞大，直径在 10~20 μm 之间，有许多刺状突起，分布于细胞表面。培养 7 天后，流式细胞仪检测 DC 表达 CD83、CD40、HLA-DR、CD86。

【注意事项】

(1) 操作过程中严格注意无菌操作。

(2) 单核细胞分离时，要注意保持外周血合理的稀释度及 Ficoll 的温度保持在 18~22 ℃。PBMC 贴壁后冲洗液应 37℃预温，冲洗应轻柔。

(3) 如需利用高纯度(纯度＞95%)的单核细胞作为诱导树突状细胞的前体细胞，则可利用免疫磁珠标记的鼠抗人 CD14 单克隆抗体及免疫磁珠分离系统分离上述贴壁细胞。

第六节 小鼠腹腔巨噬细胞的分离

单核-巨噬细胞是机体免疫系统中的重要免疫细胞之一，在免疫应答过程的不同阶段发挥着重要作用。因此，单核-巨噬细胞的分离和检测对于了解机体的免疫功能状态具有重要意义。在免疫学研究中常采用小鼠、大鼠或豚鼠的腹腔巨噬细胞作为巨噬细胞的来源。

【原理】

由于直接收集动物腹腔巨噬细胞的数量较少，因此通常先于小鼠腹腔内注射刺激剂(4%的淀粉肉汤、硫乙醇酸钠培养基肉汤、液状石蜡、蛋白胨、血清或甘油等)，诱导巨噬细胞渗出、聚集，然后收集腹腔渗出液中的巨噬细胞。

【仪器和材料】

1. 动物 6~8 周龄小鼠。

2. 试剂　无菌的液状石蜡、PBS(含 EDTA 2 mmol/L)、RBMI-1640 培养液(含 10%小牛血清)、0.4%台盼蓝染液等。

3. 器材　眼科剪刀、水平式离心机、显微镜、细胞计数板、CO_2 培养箱等。

【方法】

(1) 取 6~8 周龄小鼠，剃去腹部的毛并消毒，腹腔注射 1 ml 刺激剂。3~4 天后收集腹腔细胞。若要收集腹腔静止巨噬细胞，则无需注射刺激物。

(2) 脱臼处死小鼠，浸泡于 75%乙醇水溶液，消毒 3~5 min。

(3) 用眼科剪刀于小鼠腹部剪一 2 cm 的横切口，用两只手向头尾两侧撕拉暴露腹壁肌肉。

(4) 用 10 ml 无菌注射器(>18 号的针头)，吸取 6~8 ml 于 4℃预冷的 PBS(或培养液)，注入小鼠腹腔，用手指轻轻按压小鼠腹部两侧，使腹腔内液体与细胞充分混合，并用注射器将腹腔内液体抽出。

(5) 将抽出的腹腔液注入 10 ml 离心管，1000 r/min 离心 10 min，弃上清液。

(6) 用预冷的 PBMI-1640 培养液洗涤细胞 3 次，每次 1000 r/min 离心 10 min。

(7) 弃上清液，用含 10%胎牛血清的 PBMI-1640 培养基将细胞配成 2×10^6/ml 的巨噬细胞悬液。

(8) 贴壁法纯化巨噬细胞：

1) 以 2×10^5 个~4×10^5 个/cm^2 巨噬细胞将细胞悬液接种于塑料培养皿或玻璃培养皿中，37℃ 5% CO_2 培养箱中孵育 24h。

2) 轻轻晃动或吹打培养容器，使悬浮细胞脱离容器底，并将培养液吸除干净，用冷 PBS 洗一次。

3) 于培养皿中加入巨噬细胞消化液(用 pH 7.2 PBS 配制的胰酶 0.2%，EDTA 5mmol/L，利多卡因 2%)，消化 10~15min，轻轻吹打贴壁细胞使其悬浮。

4) 用预冷的 Hank's 液洗涤收集的细胞 3 次，每次 1000r/min 离心 10 min。

5) 最后用含 10%胎牛血清的 RBMI-1640 培养液配成所需浓度巨噬细胞悬液。台盼蓝染色法计数细胞存活率。

【注意事项】

(1) 整个过程应注意严格无菌操作。

(2) 若分离的腹腔细胞中混有较多的红细胞，可加蒸馏水 1 ml 作用 30 s~1 min，加等量的 1.8% NaCl 溶液恢复等渗，再用 Hank's 液洗涤 1 次。

(3) 检测细胞存活率的步骤不能省略，活细胞数过低会影响某些试验的正常进行。

第七节　小鼠脾细胞的制备

【仪器和材料】

1. 动物　6~8 周龄 BALB/c 小鼠或其他品系小鼠。

2. 试剂　新鲜灭活小牛血清(56℃ 30 min 灭活)、PBMI-1640 完全培养液(pH 7.2~7.4，滤过除菌后 4℃保存备用)、Tris-NH_4Cl 红细胞裂解液、75%乙醇溶液。

3. 器材　200 目不锈钢筛网、烧杯、玻璃注射器针芯、剪刀、镊子、尖吸管、离心管等。以上物品使用前均需经高压灭菌。

【方法】

(1) 无菌操作取脾脏：

1) 拉颈椎或眼球放血处死小鼠，放入装有 75%乙醇溶液的烧杯中浸泡 3~5 min。

2) 取出小鼠放在无菌平皿中，移入超净工作台内，用剪刀剪开小鼠皮肤，打开腹腔，找到脾脏，用镊子分离剔除结缔组织和脂肪后摘除脾脏。

(2) 制备脾细胞悬液：

1) 将脾置于无菌平皿中，用 PBMI-1640 完全完全培养液洗涤。

2) 另取一个含 6 ml PBMI-1640 培养液的平皿，将一张大小适中的 200 目不锈钢网的中央浸没于液体中，再将洗涤后的脾置于不锈钢网上，一手用镊子持网，另一手用剪刀剪碎脾脏，并用注射器针芯挤压研磨脾组织，使分散的细胞通过网孔进入平皿内的液体中，获得粗制脾细胞悬液。

3) 用吸管将细胞悬液转移到 10 ml 离心管中，并用吸管轻轻吹打后自然沉降 3~5 min(去除大块组织)；再用吸管将上层悬浮细胞移入另一10ml离心管，4℃低速离心(1000~1500 r/min，5~10 min)。弃上清，重悬细胞。

(3) 低渗去除红细胞加入预冷 Tris-NH$_4$Cl 红细胞裂解液 1ml，轻轻吹打混匀，室温静置 1~2 min，溶解红细胞；加 5 ml PBMI-1640 完全培养液终止反应。

(4) 洗涤 4℃低速离心(1000 r/min，5~10 min)，重复 2~3 次，弃上清液，最后将沉淀细胞重悬于 2 ml PBMI-1640 完全培养液中。

(5) 细胞计数及存活率测定后，根据实际需要，用 PBMI-1640 完全培养液调整细胞浓度。

【注意事项】

(1) 整个过程应无菌操作。

(2) 上述操作过程，盛放脾脏和脾细胞的容器均置于 0~4℃冰浴中；处死小鼠后到脾细胞悬液置入冰浴内的时间不宜超过 30 min。

(3) 细胞悬液在冰浴内的放置时间不宜超过 3 h。

第八节　抗原的制备

【原理】

抗原分为颗粒性抗原、可溶性抗原。颗粒性抗原主要是指人、动物、微生物或寄生虫的细胞。可溶性抗原主要包括蛋白质、糖蛋白、脂蛋白、酶类、补体、脂多糖、细菌外毒素和核酸，它们有相当部分来源于组织和细胞，成分复杂。制备这类免疫原时，首先须将组织和细胞破碎，然后再从组织和细胞匀浆中提取目的蛋白或其他抗原，提纯的抗原需鉴定后才能用做免疫原。抗体的产生通常与抗原的质和量、动物种类及接种途径有密切关系。因此在制备免疫血清时要根据抗原的不同选择适宜的动物种类和免疫方法。

(一) 颗粒性抗原的制备——细菌性颗粒抗原(鸡白痢沙门菌为例)

【仪器和材料】

1. 菌种　鸡白痢沙门菌。

2. 试剂 普通琼脂培养基、0.5%无菌甲醛生理盐水、Alsever液、无菌生理盐水。
3. 器材 离心机等。

【方法】

1. 标准菌株的选择 所用的菌种鸡白痢沙门菌应具有典型形态菌落及生化反应。在生理盐水中不发生自身凝集，与特异血清有高度凝集者可作为菌种。

2. 菌液的制备 将合格的鸡白痢沙门菌菌株接种于普通琼脂平板37℃ 24 h。肉眼观察有无杂菌生长，必要时做镜检。用无菌甲醛生理盐水洗下菌苔，将洗下液体装入无菌试管内，置37℃ 18~24 h以杀菌，得到原液。用作无菌试验即将菌液接种琼脂培养基培养4天，无活菌生长者才可使用。

(二) 颗粒性抗原的制备——细胞性颗粒抗原(鸡红细胞为例)

10%~20%鸡红细胞制备：采健康鸡的颈静脉血，与Alsever液1∶2混合(Alsever液起到抗凝与保护作用，全血与Alsever液充分混合后，置4℃保存可使用3周左右)。取适量抗凝血于离心管中，用无菌生理盐水洗细胞2~3次(每次2000 r/min，离心5 min)。取压积红细胞，用无菌生理盐水稀释至10%~20%，即可用于免疫注射。

(三) 可溶性抗原的制备——1.5mg/ml牛血清白蛋白

取0.15g牛血清白蛋白溶解于100 ml无菌蒸馏水中，彻底溶解即成。

(四) 可溶性抗原的制备——菌脂多糖的制备

脂多糖是革兰阴性细菌细胞壁的组成成分，所以抗脂多糖抗体的制备可用革兰阴性细菌菌体抗原来制备，这里介绍2种细菌脂多糖提取的方法。

1. 超声波处理法

(1) 获得的菌液经2500 r/min离心20 min，洗涤1~2次，将沉淀无菌生理盐水配成2倍于湿菌浓度的浓菌液。

(2) 用超声波发生器中频(约相当于12000 r/min)处理20 min。

(3) 处理液经3000r/min离心30 min，吸取上清液即为脂多糖抗原。置4℃冰箱保存备用。

2. 煮沸法 将培养后得到的浓菌液沸水浴煮沸2 h。置冰箱静置2周以上(使菌体残渣自由下沉)。3000 r/min离心30 min，取上清液即为粗脂多糖抗原，置冰箱中保存备用。

第九节 免疫血清的制备及效价的测定

免疫血清的制备是一项常用的免疫学实验技术。高效价、高特异性的免疫血清可作为免疫学诊断的试剂(如用于制备免疫标记抗体等)，也可供特异性免疫治疗用。免疫血清的效价高低取决于实验动物的免疫反应性及抗原的免疫原性。如以免疫原性强的抗原刺激高应答性的机体，常可获得高效价的免疫血清；而使用免疫原性弱的抗原免疫时，则需同时加用佐剂以增强抗原的免疫原性。免疫血清的特异性主要取决于免疫用的抗原的纯度。因此，如欲获得高特异性的免疫血清，必须预先纯化抗原。此外，免疫方案中抗原的剂量、免疫途径、免疫次数及注射抗原的间隔时间等，也是影响血清效价的重要因素，因此要获得高质量的免疫血清需先通过预实验摸索确定最佳免疫方法。

(一) 兔免疫血清的制备

【原理】

具有免疫原性的抗原可刺激机体相应 B 细胞增殖、分化形成浆细胞并分泌特异性抗体。由于抗原分子表面的不同抗原决定簇为不同特异性的 B 细胞克隆所识别，因此由某一抗原刺激机体后产生的抗体，实际上为针对该抗原分子表面不同抗原决定簇的抗体混合物(多克隆抗体)。另外，抗体的产生具有回忆应答的特点这是由记忆性 B 细胞及记忆性 T 细胞参与再次应答所致。在初次免疫的基础上，多次重复注射免疫原，不仅可获得高效价抗体，同时抗体的亲和力可明显提高。

【仪器和材料】

1. 动物 健康成年家兔，雄性，体重 2~3 kg。

2. 器材 剪刀、镊子、注射器及针头、动物固定架等。

3. 试剂

(1) 纯化人 IgG(10 mg/ml)。

(2) 羊毛脂、液状石蜡、活卡介苗(BCG)(75 mg/ml)。

(3) 消毒用碘酒及乙醇溶液。

(4) 弗氏不完全佐剂(FIA)制备：称羊毛脂 10g，逐滴加入优质液状石蜡 40 ml，沿一个方向边滴边研磨，后分装于疫苗瓶中(每瓶 10ml)，55kPa 高压灭菌 20 min 后保存备用。

(5) 弗氏完全佐剂乳化抗原(FCA-IgG)的制备：将 FCA 预温(60℃ 30 min)，吸取 3ml 于研钵中，逐滴加入活 BCG(75 mg/ml)0.5 ml 及纯化的人 IgG2.5 ml(2.4 mg/ml)，边滴入边研磨，沿一个方向直至形成均一性的乳状液，取一滴滴入冷水面上不散开即达到"油包水"的要求。

【方法】

1. 免疫方案 根据抗原的性质不同而异。下面以制备兔抗人 IgG 免疫血清为例做简要叙述，仅供参考。

(1) 用剪刀剪去家兔两后脚掌的部分兔毛，用碘酒和乙醇溶液消毒皮肤。

(2) 第一次免疫：用注射器吸取弗氏完全佐剂(FCA)乳化的抗原液(人 IgG)1 ml，每侧脚掌皮下各注射 0.5 ml。

(3) 第二次免疫：间隔 10~14 天后，于两侧腘窝及鼠蹊部肿大的淋巴结内注入弗氏不完全佐剂乳化抗原(FIA-IgG)，每个淋巴结注入 0.1 ml，其余注入淋巴结附近的皮下共 1 ml。如淋巴结未肿大或肿大不明显时，直接注射于两侧腘窝及鼠蹊部皮下。

(4) 间隔 7~10 天后，从耳静脉采血 0.5 ml，分离血清，用琼脂双扩散试验来测定免疫血清的抗体效价(试血)。效价在 1∶16 以上时才能放血；也可采用其他方法(如 ELISA)检测抗体效价。

(5) 如果效价未达到要求，可用不加佐剂的抗原液(人 IgG)耳静脉注射免疫，即于 1 周内注射 3 次，分别为 0.1 ml、0.3 ml、0.5 ml。间隔 1 周后再试血。如效价已达到要求应立即放血。另外，也可在第二次免疫后，以 FIA-IgG 再免疫 1~2 次，注射部位、剂量和间隔时间均同第二次，再试血测定抗体效价，如效价达到要求立即放血。

2. 放血

(1) 心脏采血法

1) 家兔仰面，四肢缚于动物固定架上(或由助手抓住四肢固定)。

2) 剪去左胸部兔毛，消毒皮肤。

3) 用左手拇指和中指分别摸胸骨上窝及剑突处，食指在其两者的连线的中点向左 1~2 cm 处触摸，确定心脏搏动最强部位。

4) 用 50 ml 注射器(连接 12~16 号针头)，倾斜 45°，对准心脏最强处刺入心脏抽血直至死亡。

5) 将抽去的血液立即注入无菌的三角烧瓶内，待凝固后分离血清。

(2) 颈动脉放血法

1) 家兔仰卧固定同上。头部略低以暴露颈部，剪毛并消毒皮肤。

2) 沿颈部中线切开皮肤约 10 cm，分离皮下组织，直至暴露出气管两侧的胸锁乳突肌。

3) 分离胸锁乳突肌与气管间的颈三角疏松组织，暴露出颈动脉后并游离之。

4) 于动脉下套入两根丝线，分别置于远心及近心端。结扎远心端，近心端的动脉用动脉夹夹住。用眼科小剪在两根丝线间的动脉壁上剪一小口，插入塑料放血管，再将近心端的丝线结扎固定于放血管上，以防止放血管滑脱。

5) 松开动脉夹，使血液流入无菌的三角烧瓶内。一般一只家兔可放血 80~100 ml。

3. 分离血清　将三角烧瓶内的血液置 37℃温箱 1 h，再置 4℃冰箱内 3~4 h。待血液凝固血快收缩后，用毛细滴管吸取血清，加入离心管内，3000 r/min 离心 15 min，取上清液，加入防腐剂(终浓度 0.01%硫柳汞或 0.02%叠氮钠)，分装后置于–20℃冰箱中保存备用。

【实验结果和记录】

测定免疫血清中抗体效价的方法很多，如凝集实验、沉淀实验、溶血实验、ELISA 等均可用于对抗体效价的测定，本次实验将采用溶血实验测定所获得的免疫血清的效价。

【注意事项】

(1) 免疫用实验动物的抗体反应性个体差异性较大，因此免疫时至少应选用 2 只以上动物。

(2) 免疫用的抗原必须经 FCA 或 FIA 充分乳化后才能注射，否则将明显影响抗原的免疫效果。

(二) 免疫血清(浆)的效价测定——溶血法

【原理】

该方法的基本原理是根据补体的经典激活途径，即当抗原抗体复合物存在时，补体系统被激活，最后形成的攻膜复合体可使细胞性抗原溶解。当实验中抗原和补体的量固定不变，且对于抗体相对过量时，则随着抗体量的不同，被溶解的细胞性抗原的量也不同，两者成正比关系，因此根据溶解的抗原的多少就可以判断出抗体的量。

【仪器和材料】

1. 试剂　待测免疫血清(浆)、20%SRBC、补体、生理盐水。

2. 器材　试管等。

【方法】

(1) 将获得的免疫血浆首先稀释 10 倍，成为 1∶10 免疫血浆。

(2) 取 3 个试管，分别编号为 A、B、C，用于对 1∶10 免疫血浆的 3 倍、4 倍和 5 倍稀释，即 A 号管内为 1∶30 的免疫血浆；B 号管为 1∶40 的免疫血浆；C 号管为 1∶50 的免疫血浆。

(3) 取 15 支试管，分为 A、B、C 三列，每列 5 只，先给每管中加入生理盐水 0.5 ml，再从 A、B、C 号管中分别吸取 0.5 ml 血浆加入相应列的第一个管中，然后各列再进行倍比稀释，各管稀释度见表 2-1-2。

表 2-1-2 各管稀释度

管号	1	2	3	4	5
A 列	1∶60	1∶120	1∶240	1∶480	1∶960
B 列	1∶80	1∶160	1∶320	1∶640	1∶1280
C 列	1∶100	1∶200	1∶400	1∶800	1∶1600

注：每列的最后一管应该弃去 0.5 ml 液体

(4) 向每个试管中分别加入 SRBC 0.25 ml 和补体 0.25 ml。
(5) 混均各管中的液体，置 37℃水浴 30~40 min。

【实验结果和记录】
以发生完全溶血的最高血清稀释度管为效价判定管，其血清稀释度即为免疫血清的效价。

【注意事项】
(1) 动物免疫时注意确保 SRBC 被注射到了腹腔中，要避免注入其他器官(如肠、膀胱)内。
(2) 稀释血清时尽量做到精确，注意用于不同列的吸管不要混用。

第十节 抗体纯化技术

【原理】
在大多数情况下，免疫血清、杂交瘤细胞培养上清液及腹水中的抗体需经纯化后再用于各种免疫学实验。免疫球蛋白常用的纯化方法有盐析法、凝胶过滤、离子交换层析、亲和层析及高效液相色谱等。这些方法各有优缺点，应根据抗体的特点、纯度要求和实验室具体条件加以选择。这里以盐析法为例，纯化人血清免疫球蛋白。当用中性盐加入蛋白质溶液，中性盐对水分子的亲和力大于蛋白质，于是蛋白质分子周围的水化膜层减弱乃至消失。同时，中性盐加入蛋白质溶液后，由于离子强度发生改变，蛋白质表面电荷大量被中和，更加导致蛋白质溶解度降低，使蛋白质分子之间聚集而沉淀。

【仪器和材料】
1. 试剂 正常人混合血清、灭菌生理盐水。
2. 器材 普通冰箱、离心机、电磁搅拌器、紫外分光光度计、天平、透析袋、尼龙绳、精密 pH 试纸(pH 5.5~9.0)、眼科镊、小剪刀、烧杯、量筒、吸管、滴管、灭菌小瓶、试管等。

【方法】
(1) 取正常人混合血清加等量生理盐水，于搅拌下逐滴加入与稀释血清等量的饱和硫酸铵[终浓度为 50%的饱和$(NH_4)_2SO_4$] 溶液，4℃孵育 3h 以上，使其充分沉淀。

(2) 3000 r/min 离心 20 min，弃上清液，以生理盐水溶解沉淀至 X ml。再逐滴加饱和硫酸铵 X/2 ml，置 4℃ 3h 以上[此时$(NH_4)_2SO_4$的饱和度为 33%]。

(3) 重复上述第二步过程，将末次离心后所得沉淀物以 0.02 mol/L pH 7.4 PBS 溶解至 Xml 装入透析袋(对 PBS 充分透析，除盐换液 3 次，至萘氏试剂测透析外液无黄色)。

(4) 将透析袋内样品取少许作适当倍数稀释后，以紫外分光光度计按照式(2-1-2)计算蛋白含量：

$$蛋白含量(mg/ml) = (1.45 \times OD_{280} - 0.74 \times OD_{260}) \times 样品稀释度 \qquad (2-1-2)$$

式中 1.45 与 0.74 为常数，nm 为波长单位。

【注意事项】

(1) 蛋白质的浓度：盐析时，溶液中蛋白质的浓度对沉淀有双重影响，既可影响蛋白质沉淀极限，又可影响蛋白质的共沉作用。蛋白质浓度愈高，所需盐的饱和度极限愈低，但杂蛋白的共沉作用也随之增加，从而影响蛋白质的纯化。故常将血清以生理盐水作对倍稀释后再盐析。

(2) 离子强度：各种蛋白质的沉淀要求不同的离子强度。如硫酸铵饱和度不同，析出的成分就不同。饱和度为 50%时，少量白蛋白及大多数球蛋白析出；饱和度为 33%时 γ 球蛋白析出。

(3) 盐的性质：最有效的盐是多电荷阴离子。

(4) 温度：盐析时温度要求并不严格，一般可在室温下操作。血清蛋白于25℃较 0℃更易析出，但对温度敏感的蛋白质，则应于 4℃条件下盐析。

(5) 蛋白质沉淀后宜在 4℃放 3 h 以上或过夜，以形成较大沉淀而易于分离。

(6) pH：一般说来，蛋白质所带净电荷越多，它的溶解度越大。改变 pH 改变蛋白质的带电性质，也就改变了蛋白质的溶解度。

(7) 注意饱和硫酸铵加入血清中的速度和方式，应边加边缓慢摇动，并避免产生气泡。

第十一节　醛化红细胞的制备

【原理】

用新鲜红细胞做间接血凝，不但红细胞凝集的模型新鲜、典型，而且敏感性也好，但致敏红细胞保存的时间短，而且由于不同批次或不同动物个体的细胞具有一定的差异，可造成试验结果不一致，影响对结果的分析。为了克服这一缺点，目前多采用醛化法(如甲醛、戊二醛或丙酮醛)固定红细胞，制备致敏红细胞。经醛化的红细胞在普通冰箱中保存 1 年以上，而且无明显的溶血现象，致敏后的红细胞敏感性，一般来说，与新鲜红细胞没有明显的差别。

【仪器和材料】

绵羊或"O"型人红细胞、Alsever 液、甲醛、丙酮醛、甲醛、0.1 mol/L pH 7.2 PBS、0.1% NaN_3 等。

【方法】

1. 红细胞采集　多种动物的红细胞均可用于血凝试验，如绵羊、家兔、鸡及"O"型人红细胞等。绵羊红细胞易得，但易于与人血中有时存在的非特异性抗体出现非特异凝集。"O"型人红细胞的特点是非特异性凝集少，无须预先吸收，而红细胞沉降较快，可缩短反应时间。一般常用绵羊及"O"型人红细胞。绵羊及"O"型人红细胞常以无菌手续采集和Alsever液混合(血：保存液=4：1)，置于4℃保存，一周内使用。

2. 醛化细胞制备 新鲜红细胞醛化后可长期保存，一般多在致敏前醛化，也可在蛋白质抗原致敏的同时或致敏后醛化固定，醛化方法较多，几种常用方法如下。

(1) 甲醛化红细胞

1) 用沉积血红细胞10~20倍的0.1 mol/L pH 7.2 PBS把保存的红细胞离心洗涤4~6次，再将沉积红细胞用0.1 mol/L pH 7.2 PBS制成10%悬液。

2) 取10%绵羊红细胞悬液缓慢加入等量3%甲醛(甲醛10 ml加0.1 mol/LpH 7.2 PBS 115 ml)，置于37℃水浴中，时时摇动，10h后离心，去上清，换以新鲜3%甲醛，再37℃水浴10 h。醛化结束，用0.1 mol/L pH 7.2 PBS洗2次，再用同样的PBS制成20%的血细胞悬液，并加入0.1% NaN_3防腐，4℃保存备用。

3) 注意事项：①在加醛类前要尽量将红细胞洗净；②开始加入甲醛浓度要淡，以后逐步提高甲醛浓度，否则红细胞容易变形；③做适当的摇动，使甲醛与红细胞充分接触。

(2) 戊二醛化红细胞：沉积红细胞用10~20倍0.1mol/L pH 7.2 PBS洗涤4~6次，再将沉积红细胞用0.1mol/L pH 7.2 PBS制成10%悬液。取此悬液(预先冷至4℃)缓慢加入到等量1%的戊二醛(25%戊二醛用0.1 mol/L pH 7.2PBS稀释)中，并继续摇动30~60 min，然后用蒸馏水洗5次，最用用重蒸馏水配制成20%的悬液，加入0.1% NaN_3防腐，4℃保存备用。

(3) 丙酮醛-甲醛化红细胞

1) 沉积红细胞以沉积红细胞用10~20倍0.1 mol/L pH7.2 PBS洗涤4~6次，再将沉积红细胞用0.1 mol/L pH 7.2 PBS制成8%悬液。

2) 8%悬液中加入3%丙酮醛、3%甲醛PBS液(取丙酮醛15 ml、甲醛8 ml、0.1 mol/L pH 7.2 PBS 60 ml，用10% NaOH调整pH至7.2，再同样加PBS至100 ml)，于20℃左右缓慢搅拌17 h，至时用pH 7.2 PBS洗3次，并同样用PBS制成20%红细胞悬液。加入0.1% NaN_3防腐，4℃保存备用。

第十二节　免疫实验的动物模型的制备

(一) 免疫功能低下动物模型

【原理】

环磷酰胺(cyclophosvnamide, CTX)是一种烷化剂，其作用主要是破坏DNA结构，阻断其复制，导致细胞死亡，因此处于增殖中的细胞对其较敏感。当T细胞、B细胞被抗原活化后，进入增殖、分化阶段，对CTX较敏感，因此利用CTX可达到抑制免疫应答的作用，建立免疫功能低下动物模型，为进一步研究免疫功能低下状态下各因素对机体的影响提供实验平台。

【仪器和材料】

1. 动物 健康6~8周龄雄性BALB/c小鼠，或其他品系小鼠，体重16~20g。

2. 试剂 注射用环磷酰胺(临用前用无菌生理盐水配成10 mg/ml)。

3. 其他 生理盐水(NS)、75%乙醇溶液棉球、1 ml 注射器。

【方法】

1. 免疫功能低下小鼠模型的建立

(1) 动物分组：将 BALB/c 小鼠随机分为 2 组，即模型组和空白对照组，每组 6~10 只。

(2) 给药：用 75%乙醇溶液消毒小鼠下腹部皮肤，按照环磷酰胺 0.1 mg/g(小鼠体重)的剂量，用注射器一次性注射于小鼠腹腔。空白对照组同法一次性腹腔注射等量生理盐水。

2. 指标的观察与测定

(1) 外周血白细胞计数：给药后第 8 天取小鼠外周血计数白细胞。

(2) 脾脏 T 细胞增殖试验：给药后第 8 天测脾脏 T 细胞增殖能力(参考本章第七节实验小鼠脾细胞的制备和淋巴细胞增殖反应)。

(3) 血清 IL-2 测定：给药后第 8 天取小鼠外周血，测定血清 IL-2 水平(参考第二篇第七章第三节实验细胞因子检测)。

【实验结果和记录】

模型组与空白对照组相比，外周血白细胞数量减少，脾脏 T 细胞增殖能力下降，血清 IL-2 水平显著降低。

【注意事项】

(1) 免疫功能低下动物模型的建立可根据实验目的不同选用不同的动物和免疫抑制剂。

(2) 免疫抑制剂的应用剂量和注射途径应根据免疫抑制剂的种类而定，并经预实验确定所需剂量。

(3) 也可用氢化可的松：50~100 mg/kg 每天皮下注射，6~8 天后免疫功能明显降低。

(二) 荷瘤动物模型

【原理】

荷瘤动物模型是将体外培养的肿瘤细胞接种于动物体内，肿瘤细胞在动物体内增殖并形成实体瘤或腹水瘤，观察肿瘤在体内的生长速度、大小、浸润性、坏死率、荷瘤小鼠的免疫功能状况、生存时间及死亡率等指标，不仅可用于研究肿瘤的肿瘤生物学特性、发生、发展规律，而且可用作抗肿瘤药物及治疗方法的研究模型及平台，具有十分重要的应用价值。在实验时，应根据不同的实验需要选择不同的肿瘤细胞株，实验动物一般选用与所选肿瘤细胞株基因背景相同的近交系小鼠，如将 CT26 小鼠结肠癌细胞株接种于 BALB/c 小鼠建立小鼠荷瘤动物模型；将 B16 黑色素瘤细胞株接种于 C57BL/6 小鼠建立小鼠荷瘤动物模型等。如无与所选肿瘤细胞株基因背景相同的近交系小鼠，则可选用裸鼠。本实验应用 CT26 小鼠结肠癌细胞株，建立 BALB/c 小鼠荷瘤动物模型。

【仪器和材料】

1. 动物 普通级 BALB/c 小鼠，体重 18~20g。

2. 瘤株 CT26 小鼠结肠癌细胞株。

3. 试剂 0.5%胰蛋白酶溶液、0.04% EDTA 溶液、灭活小牛血清、无钙镁 Hank's 液、75%乙醇溶液棉球、10%甲醛溶液、石蜡、0.4%台盼蓝染液等。

4. 器材 普通光学显微镜、游标卡尺、组织切片机、细胞计数板、电子天平(精度 0.001g)、载玻片、吸管、试管、1 ml 注射器、染色缸等。

【方法】
1. 荷瘤动物模型的建立
(1) 肿瘤细胞悬液的制备：取培养瓶中培养的处于指数生长期的瘤细胞(贴壁生长)，倒去培养液，加等量的 0.5%胰蛋白酶溶液和 0.04% EDTA 溶液(各 1 ml 或各 2 ml，以盖满细胞层为宜)，室温放置 2 min(轻轻晃动，至有细胞漂起即可)；加入小牛血清 1 ml，再加入无钙镁 Hank's 液 5 ml，用吸管吹打数次，使瘤细胞充分分散，用吸管移至试管中。

(2) 洗涤：将装有肿瘤细胞悬液的试管置普通离心机中，1000 r/min，离心 10 min，弃上清液；加入无钙镁 Hank's 液 8ml，吹打重悬浮，1000 r/min，离心 10 min，弃上清液；再加入无钙镁 Hank's 液 5 ml，吹打重悬浮。

(3) 细胞存活率测定：取一滴瘤细胞悬液在载玻片上，加一滴 0.4%台盼蓝染液，光学显微镜观察，活细胞不着色，死细胞被染成蓝色，计数 100 个细胞，计算其活细胞的百分率。一般要求活细胞在 95%以上。

(4) 细胞计数并用无钙镁 Hank's 液调整细胞浓度为 1×10^7 个瘤细胞/ml。

(5) 接种：用 75%乙醇消毒小鼠背部皮肤，用注射器吸取瘤细胞悬液，按每鼠 0.2 ml 接种于小鼠背部皮下。

2. 肿瘤的观察和检查
(1) 小鼠接种瘤细胞一周后，定期用游标卡尺测量肿瘤结节的最长径 a 和最短径 b，根据公式计算肿瘤体积 V，$V=1/6\pi ab^2$，求其平均值绘制肿瘤生长曲线。

(2) 脱颈椎处死小鼠，观察肿瘤的大体形态。分离肿瘤结节，用天平测其瘤体重。

(3) 肿瘤的病理组织学检查：取肿瘤组织，于 10%甲醛溶液中固定，石蜡包埋，组织切片，常规 HE 染色，做组织病理检查。

【实验结果和记录】
(1) 肉眼观察瘤体形态。
(2) 根据肿瘤生长情况绘制肿瘤生长曲线。
(3) 镜下观察，具有肿瘤细胞特有的形态特征，组织中细胞坏死率较高(坏死是由于瘤体生长过快、血供不足，引起出血和瘤细胞死亡)，有明显的浸润性生长和炎症细胞浸润及纤维化，表明瘤组织生长旺盛。

【注意事项】
(1) 肿瘤细胞的生长特性、培养传代因种类不同而有差异，应在培养至指数生长期时取细胞进行接种。

(2) 接种前须将试管振荡，以使瘤细胞充分悬浮，避免细胞沉淀而致各小鼠接种的瘤细胞数不一致。

(3) 接种时，注射针刺入皮肤后应轻轻挑起针尖，避免刺入过深。

(4) 取肿瘤组织时应将周围组织剥离干净。

第二章　非特异性免疫功能检测

第一节　小鼠血脑屏障观察

【原理】

血脑屏障由软脑膜、脉络丛的毛细血管壁和包在壁外的神经胶质细胞形成的胶质膜构成，起着天然的屏障作用，可以阻挡病原微生物及毒性产物、异物颗粒包括染料颗粒等从血流进入脑组织和脑脊液内，从而保护中枢神经系统免受损害。婴幼儿因血脑屏障尚未发育完善，故较易发生脑膜炎等中枢神经系统感染。

【仪器和材料】

1. **动物**　昆明种小白鼠 2 只。
2. **试剂**　5%的台盼蓝水溶液、无菌生理盐水。
3. **器材**　眼科镊、眼科剪、剪刀、1 ml 无菌注射器(4 号针头)。

【方法】

(1) 用 1 ml 无菌注射器吸取 5%的台盼蓝水溶液经尾静脉分别注入两只小白鼠体内，每只 0.7 ml，其中一只颅内注射无菌生理盐水 0.1 ml。

(2) 5~10 min 后观察小白鼠皮肤、眼、嘴等的颜色变化。

(3) 30~60 min 后，见小白鼠眼、嘴呈蓝色，即窒息死亡，腹部朝下固定。

(4) 由头部到尾部沿背中线剪开皮肤，暴露皮下、肌肉和内脏，观察颜色变化。

(5) 小心剖开颅骨椎管，暴露脑和脊髓，与皮下、肌肉和内脏相比，并比较2只小鼠有何不同。

【实验结果和记录】

未经颅内注射的小鼠，眼、耳、鼻皮下及肌肉均呈现明显的蓝色，但脑、脊髓均未变色；而经颅内注射的小鼠上述部位可呈现明显的蓝色。

【注意事项】

(1) 台盼蓝水溶液要经过滤后方可使用。

(2) 尾静脉注射要从远端进针，如推注容易，表明进入了血管，如引起皮下凸起或发白，说明未进入了血管，要拔出针头，从稍近端进针。

第二节　溶菌酶的溶菌作用

【原理】

正常情况下，机体的唾液、泪液、痰、鼻腔分泌物及白细胞和血清等均含有丰富的溶菌酶，该酶具有抗菌、消炎、抗病毒等作用，是非特异性免疫中一种重要的体液物质。测定分泌物和体液中的溶菌酶含量及其变动情况，可作为评价机体非特异性免疫功能的指标之一。

溶菌酶的杀菌机制是其作用于细菌细胞壁的黏肽层，黏肽是细菌的细胞壁主要成分。

溶菌酶能切断黏肽结构中的 N-乙酰葡萄糖胺和 N-乙酰胞壁酸之间的 β-1,4 糖苷键,破坏黏肽支架,使细胞壁破坏。由于细菌细胞壁的重要功能之一是保护细菌,即抗低渗,故细菌失去细胞壁的保护作用后,在低渗环境中可发生溶解。溶菌酶的主要作用对象是革兰阳性菌。革兰阴性菌细胞壁黏肽层外还有脂多糖、外膜和脂蛋白结构,故在一般情况下溶菌酶不易发挥直接作用。

【仪器和材料】

1. 葡萄球菌 本菌是一种革兰阳性菌,普通琼脂培养基生长良好。

2. 标准溶菌酶 称取溶菌酶标准纯品,用蒸馏水配制为 1000 μg/ml 原液,并稀释为 100 μg/ml、50 μg/ml、10 μg/ml 标准液,用前保存在冰箱中。

3. 唾液 用无菌平皿收集唾液(含溶菌酶)。(于饭后 2 h,清水漱口 3 次,10 min 后,收集唾液于清洁烧杯中)。

4. 器材 无菌打孔器(孔径 2 mm),无菌毛细吸管、毫米尺等。

【方法】

(1) 制备含葡萄球菌的琼脂平板:加热溶化 3%琼脂,冷至 60~70℃时,加入 1 ml 葡萄球菌菌液,混合均匀,倾注于无菌平皿内。

(2) 用无菌打孔器在葡萄球菌琼脂平板上打孔,孔径 2 mm 左右,孔距 5~20 mm。用针头挑出孔内琼脂。

(3) 用毛细吸管取新鲜收集的唾液加入琼脂孔内,每孔加满唾液,同时加标准溶菌酶作阳性对照。

(4) 置 24~28℃下孵育 12~18 h 观察结果。观察各孔周围溶菌情况,测量溶菌环直径。

【实验结果和记录】

阳性结果:加在唾液孔周围出现一圈很明显的溶菌环。用毫米尺或三角板量取小孔周围溶菌环直径,并做记录,可与标准溶菌酶阳性对照作对比观察。

【注意事项】

(1) 在实验中应该注意无菌操作,否则杂菌生长会影响溶菌环的观察。

(2) 毛细吸管取新鲜收集的唾液加入琼脂孔时动作缓慢,不要产生气泡。

第三节 碳粒廓清实验

【原理】

静脉注射一定大小的颗粒物质,迅速被肝、脾等器官内网状内皮细胞吞噬而使其在血浆浓度降低,因此可从其廓清率了解整个单核细胞系统的吞噬功能。

【仪器和材料】

1. 试剂 0.1% Na_2CO_3 溶液、印度墨汁。

2. 小鼠 体重为 18~22 g,雌雄各半。

3. 器材 1 ml 注射器、秒表、微量加样、分光光度计。

【方法】

(1) 小鼠尾静脉注射印度墨汁 50 μl/10g 体重。

(2) 于 1 min(t_1) 和 5 min(t_5) 后,分别从眼眶静脉取血 20 μl,加到 2 ml、0.1% Na_2CO_3

溶液中摇匀,用分光光度计在 680 nm 下比色,测定密度(以下用 OD_1 和 OD_5 来表示 1 min 和 5 min 所取血样的光密度)。

【实验结果和记录】

按式(2-2-1)计算廓清指数 K 值。K 值经体重及肝脾重换算后,按式(2-2-2)得吞噬指数α值。

$$K=\frac{\log OD_1 - \log OD_5}{t_5 - t_1} = \frac{\log(OD_1/OD_5)}{4} \quad (2\text{-}2\text{-}1)$$

$$\alpha = \frac{体重}{肝脾重} \times K \quad (2\text{-}2\text{-}2)$$

【注意事项】

(1) 尾静脉注射要熟练,取血时动作要快速、准确。

(2) 印度墨汁应用生理盐水稀释 1~5 倍。最好经超声处理后离心,弃取沉淀物,以免凝聚的碳粒阻塞肺毛细血管,引起动物猝死。

第四节 中性粒细胞吞噬功能的测定(小吞噬)

【原理】

中性粒细胞是机体天然免疫力的重要组成部分,在机体的非特异性免疫中起重要作用。血液中的中性粒细胞有吞噬病原微生物等较小异物的能力。将新鲜血液和细菌混合,经合适的时间后涂片染色,即能观察到被吞噬到中性粒细胞内的还没有被消化掉的细菌。

(一) 体外法

【仪器和材料】

1. 试剂 白色葡萄球菌、肝素溶液、甲醇、碱性亚甲蓝染液。

2. 器材 血红蛋白吸管、凹玻片、载玻片、采血针、乙醇溶液棉球等。

【方法】

1. 菌液的制备 将白色葡萄球菌接种于肉汤培养基中,放 37℃温箱内培养 12 h 左右;置 100℃水浴中加热 10 min,杀死细菌,用无菌生理盐水稀释成 6×10^8/ml 个细菌备用。

2. 采血 用血红蛋白吸管吸取受试者耳垂或指血 40 μl,立即加入盛有 20 μl 肝素(浓度为 20 U/ml)的洁净凹玻片的凹孔内,轻轻搅动混匀。

3. 反应 加上述葡萄球菌菌液 20 μl 充分混匀。然后置入铺有湿纱布的有盖容器内(此容器先放 37℃温箱中预温),在 37℃温箱中作用 30 min,其间每隔 10 min 摇匀一次。

4. 制片 作用完毕,取 1 小滴混合液置于洁净无油污的载玻片一端,推成薄片。待干后,用甲醇固定 4~5 min,碱性亚甲蓝液染 2~3 min,置油镜下观察。

【实验结果和记录】

随机计数 100 个中性粒细胞,分别记录发生吞噬和未吞噬的白细胞数,对有吞噬作用的白细胞,应同时记录所吞噬的细菌数。正常人吞噬百分比为 60%,吞噬指数大于 1。

1. 吞噬细胞(%) 即 100 个中性粒细胞中吞噬有细菌的细胞数,按式(2-2-3)计算。

$$吞噬指数(\%)=\frac{吞噬细菌的中性粒细胞数}{100个中性粒细胞}\times100\% \qquad (2\text{-}2\text{-}3)$$

2. 吞噬指数 将 100 个中性粒细胞所吞噬的细菌总数除以 100，得到每个白细胞吞噬细菌的平均数，即为吞噬指数，按式(2-2-4)计算。

$$吞噬指数=\frac{100个中性粒细胞所吞噬的细菌总数}{100个中性粒细胞}\times100\% \qquad (2\text{-}2\text{-}4)$$

(二) 体内法

【仪器和材料】

1. 动物 15~20 g 小白鼠。
2. 细菌 金黄色葡萄球菌 18~24 h 肉汤培养物。
3. 试剂 Wright-姬姆萨染液。
4. 器材 注射器及针头、无菌肉汤、解剖板、剪刀、镊子、碘酒、乙醇溶液。

【方法】

(1) 实验前一天于小白鼠腹腔注射无菌肉汤 0.5~1.0 ml，轻揉腹部。
(2) 实验前 4~5 h 于小白鼠腹腔注射无菌肉汤 0.5~1.0 ml，轻揉腹部。
(3) 实验时注入金黄色葡萄球菌 0.5 ml，轻揉腹部。
(4) 30~45 min 后解剖小鼠，用毛细吸管取腹腔液滴片或直接印片。
(5) 待片干后做 Wright-姬姆萨染色，镜检，观察中性粒细胞吞噬金色葡萄球菌的现象。

【注意事项】

(1) 血涂片应薄厚均匀适中，避免过薄或过厚。
(2) Wright 染液染色时间不能过长以免染色过重。

第五节 墨汁吞噬试验

【原理】

中性粒细胞和单核细胞对细菌及异物有吞噬作用。利用本试验，将白细胞悬液与墨汁混合，保温一定时间后，取样、涂片和染色、镜检，来测算患者的吞噬细胞的吞噬率和吞噬指数，可作为测试机体免疫功能的一种指标，也可协助白血病的诊断与鉴别诊断。

【仪器和材料】

1. 试剂 墨汁、肝素。
2. 器材 小试管、采血针、载玻片、1 ml 刻度吸管。

【方法】

(1) 取小试管 1 支，加肝素 20 μl，烘干备用。
(2) 指尖取血 190 μl(约 2 滴)加入上述试管中。
(3) 加墨汁 10 μl，混匀，塞紧，密封，37℃ 孵育，1 h、2 h、4 h 中间振荡数次。
(4) 吸取 1 滴于载玻片，制成薄片，待干。
(5) Wright 染色、镜下观察。

【实验结果和记录】

在显微镜中计数 100~200 个中性粒细胞，记下吞噬墨汁的细胞数和每个细胞吞噬的墨汁颗粒数，算出其吞噬率及吞噬指数。

成熟中性粒细胞的平均吞噬率为 74%±15%，范围 46%~93%；平均吞噬指数(吞噬积分)为 126±60，范围 50~249。

成熟单核细胞平均吞噬率为 95%±5%，范围 80~100；平均吞噬指数为 318±86，范围 150~445。

中性粒细胞及单核细胞对细菌及异物有吞噬作用，测定其吞噬功能，可作为机体免疫功能的一种指标，也可作为对某些疾病及白血病型属的鉴别。仅成熟中性粒细胞具有吞噬功能。而幼稚单核细胞、单核细胞均具有吞噬能力。应用墨汁吞噬试验检测成熟粒细胞、幼稚单核细胞及单核细胞的吞噬功能，方法简便、易行。

急性粒细胞白血病、急性早幼粒细胞白血病墨汁吞噬试验阴性；急性粒-单核细胞白血病可见吞噬墨汁细胞，吞噬指数 30 以下；急性单核细胞白血病吞噬率在 50% (39%~73%)，吞噬指数 100 (71~117)。根据吞噬率和吞噬指数，可以作为上述白血病型属的鉴别。

慢性淋巴细胞白血病成熟中性粒细胞吞噬率吞噬指数均高于正常。

第六节 中性粒细胞杀伤功能测定

(一) 硝基蓝四氮唑(NBT)还原试验

本法用以检测中性粒细胞的胞内杀菌能力，由于中性粒细胞在杀菌过程中能量消耗剧增，耗氧量亦随之相应增加，磷酸己糖旁路代谢活力增强，葡萄糖 6-磷酸氧化脱氢，此时能使被吞入胞质内的淡黄色硝基蓝四氮唑(nitroblue tetrazolium，NBT)还原成蓝黑色甲臜(formazan)颗粒，沉积于胞质内，镜检可见或经抽提后测其吸光度。

【仪器和材料】

1. 2%NBT 液　NBT 0.2g，溶于 100 ml 0.15 mol/L pH 7.2 PBS(或生理盐水)，80℃水浴搅拌助溶。过滤、分装，4℃保存备用。

2. 葡萄糖盐水缓冲液　取 0.15 mol/L Na_2HPO_4 生理盐水 70 ml 和 0.15 mol/L K_2HPO_4 生理盐水 30 ml 混匀，加 100 mg 葡萄糖，溶解过滤后，0.056 MPa 20 min 高压灭菌，4℃保存。

3. NBT 应用液　0.2% NBT 液与葡萄糖生理盐水缓冲液 1∶1 稀释混匀即可。临用时配制。

4. 肝素溶液　1000 U/ml。

5. Hank's 液　Ficoll 分层液。

6. 5%KOH 溶液　5 g KOH 溶于 100 ml 蒸馏水。

7. 2%SPA　冻干 SPA 菌体试剂用 0.15 mol/L pH 7.4 PBS 稀释，4℃保存。

8. DMSO　二甲基亚砜。

【方法】

(1) 分离中性粒细胞：取肝素抗凝血 2~3 ml，Ficoll 分层液分离，收集中性粒细胞，用 Hank's 液洗涤并调整浓度至 $5×10^6$/ml。如红细胞过多时，用蒸馏水低渗破坏，加高渗盐水恢复等渗，或用氯化铵处理均可去除红细胞。

(2) 取上述细胞悬液加于细胞培养板,50 μl/孔,同时加入 NBT 应用液 50 μl/孔,2% SPA 50 μl/孔,振荡混匀,置 37℃30 min。取出后 1000 r/min 离心 5 min,弃上清液,加 5% KOH 溶液 50 μl/孔,然后再加入 DMSO 150 μl/孔,振荡 10min,颗粒完全溶解。

(3) 测 OD 值:取上述溶解后上清液,置分光光度计在 570~610 nm 测定 OD 值。

【实验结果和记录】

参考值:正常人为 0.1947 ± 0.0222。

临床意义:鉴别细菌性感染和病毒性感染,急性细菌性感染时往往 NBT 还原能力加强,病毒感染或非感染性低热患者 NBT 还原能力往往变化不大或降低。某些疾病时如慢性肉芽肿机体中性粒细胞杀菌功能缺陷,NBT 还原能力显著下降或消失。在心绞痛发作期,由于心肌缺血,中性粒细胞氧化代谢作用加强,NBT 还原能力明显加强,同时产生的活性氧自由基参与心肌损伤。此外,能协助鉴定抗生素的药效、白血病分类、发烧病因探讨等,在临床有实用价值。

(二) 镜检法(形态学检查法)

【仪器和材料】

2% NBT 生理盐水溶液、pH 7.2 0.15 mol/L 葡萄糖盐水缓冲液、NBT 应用液、Wright 染液。

【方法】

(1) 取肝素抗凝血 0.2 ml,与等量 NBT 应用液混匀,37℃15 min,取出后置室温下 15min。

(2) 取白细胞层推片,自然干燥后,Wright 液染色。

(3) 油镜观察:带有甲臜颗粒的中性粒细胞为 NBT 还原阳性细胞。在淡红色胞质可见点状或块状蓝黑色颗粒。

【实验结果和记录】

计数 100~200 个中性粒细胞,并记录 NBT 还原阳性细胞数的百分率。血片中有 10% 以上的中性粒细胞的胞质中有蓝紫或蓝黑颗粒沉着,其沉着颗粒形状大小不一,有的呈大块状,有的呈点状或放射状。

其百分率 > 10% 为 NBT 还原试验增强。

【注意事项】

NBT 配制一定要完全溶解,滤液要呈透明的淡黄色,储存于棕色瓶中,NBT 应用液应于用前配制。血涂片要求推出尾部,不可过厚或过薄。血液与 NBT 要充分混合,保温时间不能过长。

第七节 巨噬细胞吞噬鸡红细胞实验(大吞噬)

巨噬细胞对颗粒性抗原有强大的吞噬能力。常用细胞型抗原如鸡红细胞、白色念珠菌、酵母细胞等与巨噬细胞孵育,检测巨噬细胞的吞噬能力。

(一) 体外法

【仪器和材料】

1. 细胞 巨噬细胞悬液、5%鸡红细胞悬液。

2. 试剂 Wright 染液或姬姆萨染液。

3. 器材　载玻片等。

【方法】

1. 巨噬细胞悬液的制备

(1) 人体巨噬细胞分离(斑蝥乙醇浸出液发泡法)：取两片 1 cm² 的滤纸片浸沾 10%斑蝥乙醇溶液，将该滤纸贴于受检者前臂内侧皮肤，覆盖一层塑料纸，再用无菌纱布包紧。4~5 h 后，局部皮肤发红，表皮层松动，换塑料盖保护皮泡，48 h 后皮泡形成。用无菌注射器收集全部皮泡液，即巨噬细胞悬液。用消毒纱布包好发泡部位。

(2) 小鼠腹腔巨噬细胞的分离：选择体重 25 g 左右小鼠，于腹腔注射 8%淀粉肉汤液 1 ml。3 天后给小鼠腹腔注射 Hank's 液 3~5 ml，轻揉腹部。将小鼠处死仰卧固定。常规消毒腹部皮肤，将腹部皮肤剪开，暴露腹壁。提起腹壁剪开一小口，用毛细吸管收集腹腔液体，其中含丰富的巨噬细胞（本方法也可用于大鼠、豚鼠腹腔巨噬细胞的收集，如巨噬细胞用量较小时也可直接用 Hank's 液灌洗收集）。

2. 吞噬试验　取巨噬细胞悬液 0.5 ml，加入 5%鸡红细胞悬液 0.02 ml，混匀，置 37℃孵育 30 min，每 10 min 摇一次。1000 r/min 离心 5 min，取沉淀物涂片固定。也可在孵育中于试管内放入两片紧贴的盖玻片条，使巨噬细胞黏附于盖玻片条。孵育完取出并分开相贴的两片盖玻片条，在生理盐水中漂洗 3~5 次，干燥后甲醇固定，Wright 染液染色(或姬姆萨染色)。

(二) 体内法

【仪器和材料】

1. 动物　昆明种小白鼠。

2. 试剂　1%鸡血球、2%面粉或淀粉肉汤、Wright 染液。

3. 器材　无菌注射器及针头、玻片。

【方法】

(1) 于实验 24 h 前，在小鼠腹腔内注射 1 ml 淀粉肉汤。

(2) 次日重复注入淀粉肉汤 1 ml，经过 1 h 后再给小鼠腹腔内注入 1%鸡血细胞悬液 1 ml。

(3) 血细胞注射后 1 h，用注射器抽取小鼠腹腔渗出液做涂片，自然干燥后，进行 Wright 染色(方法同前)。

(4) 用油镜观察巨噬细胞质内有无被吞噬的鸡红细胞，并进行计数。

【实验结果和记录】

(1) 吞噬百分率：油镜下观察 100 个巨噬细胞，计算吞噬百分率，以表示吞噬细胞的吞噬功能。正常值为 60%左右。

(2) 吞噬指数。

(3) 吞噬鸡红细胞的等级观察：借以判定巨噬细胞吞噬和消化功能，Ⅰ级表示吞噬功能，Ⅱ、Ⅲ、Ⅳ级表示消化功能强弱。

Ⅰ级：被吞噬的鸡红细胞完整，未消化，胞质浅红或浅黄带绿色，胞质浅紫红色。

Ⅱ级：轻度消化，胞质浅黄绿色，核固缩，染成紫蓝色。

Ⅲ级：重度消化，胞质淡染，胞核呈浅灰黄色。

Ⅳ级：完全消化，巨噬细胞内仅见形态类似鸡红细胞大小的空泡，边缘整齐，胞核隐约可见。

临床意义：可作为机体抗肿瘤能力的判断指标。恶性肿瘤患者吞噬百分比为34%~38%。吞噬指数为0.6%左右。有人报告，食道癌、胃癌、肠癌、乳腺癌及其他恶性肿瘤患者的吞噬百分比都在45%以下，吞噬指数也降低。不少患者在术后有不同程度的回升，提示本试验也可作为判断肿瘤疗效及预后的一个参考指标。

【注意事项】

(1) 取材应为腹腔渗出液。

(2) 鸡红细胞呈橄榄球形，有清楚的细胞核，亦呈橄榄球形，染色后清晰可见，容易与小白鼠的红细胞相区别。

第八节 中性粒细胞移动功能检测

【原理】

中性粒细胞的运动可以分为随机运动和定向运动。前者类似于布朗运动，检测方法是将采集的白细胞悬液滴于玻片上用光学显微镜直接观察其运动。也可用毛细管法将细胞悬液装入硅化毛细管中，稍加离心，使细胞沉积在一端，切去无细胞的毛细管段，继而移放在含细胞培养液的培养小瓶中，37℃温育18~20 h，游动的细胞将从毛细管内外移，在管口形成一细胞团，根据细胞面积可判断受检中性粒细胞活动的强弱。中性粒细胞的定向运动表现为趋化运动，测定方法有多种，其原理相同，而方法大同小异，以下为体外试验法(琼脂糖平板法)。

【仪器和材料】

1. 试剂 琼脂糖、蒸馏水、Hank's液、明胶、甲醇、酵母多糖、新鲜血清。

2. 器材 眼科镊、眼科剪、无菌盖玻片、微孔滤膜、显微测微器。

【方法】

(1) 取酵母多糖500 mg，加入50 ml Hank's液中，煮沸1h；2000 r/min离心20 min，弃上清。用Hank's液调整酵母多糖为50 mg/ml，4℃保存。用前取1份酵母多糖和3份新鲜血清混合，37℃搅拌反应30 min，离心弃上清液，并用含0.1%明胶的Hank's液等体积稀释，将酵母多糖处理的血清作为趋化因子。还有大肠埃希菌培养滤液、合成多肽fmetleuphe(10^{-8}mol/L，Sigma)等均可作为趋化因子。

(2) 取0.25g琼脂糖，加12.5 ml蒸馏水，沸水内加热溶化，冷至47℃。

(3) 取Hank's液2ml，10%明胶25ml和蒸馏水8 ml，混匀后加7%的$NaHCO_3$ 2滴，将此液与47℃保温的琼脂糖混匀倒板。

(4) 在琼脂糖板上打孔，孔径3mm，孔间距2~3 mm。中央孔内加中性粒细胞悬液10μl，左侧孔内加10 μl趋化因子，右侧孔内加10μl对照液。将琼脂糖板放入湿盒内，于37℃、5% CO_2条件下温育4~8 h。

(5) 待孔中液体干后用甲醇固定30 min。琼脂糖膜用姬姆萨染色。

【实验结果和记录】

用显微测微器测量细胞从中央孔向左侧孔的移动距离A和向右侧孔的移动距离B，趋化指数为A/B。

第九节 NK 细胞活性测定

NK 细胞即自然杀伤细胞(natural killer cells，NK)，是一类能非特异地杀伤肿瘤细胞、病毒感染的细胞，甚至某些正常细胞的淋巴样细胞。它无需预先制取，也不需要抗体的存在。NK 细胞在杀伤靶细胞时不受 MHC 限制，与特异性 CTL 的识别机制不同。在抗肿瘤、抗病毒感染及免疫调节等方面发挥着重要作用。目前国内外多采用检测 NK 细胞活性来研究不同疾病状态下 NK 细胞的杀伤功能。测定 NK 细胞活性的方法有两类：一类是应用非同位素的方法，另一类是应用同位素(放射性核素)的方法。前者包括形态学方法、酶释放法、化学发光法等。后者则有体外的 Cr 释放法、^{125}I-UdR、3H-TdR 释放法及 ^{125}I-UdR 标记的传代肿瘤细胞体内清除法。

(一) 形态学方法

【原理】

当 NK 细胞与靶细胞结合、杀伤并使之死亡后，靶细胞的细胞膜通透性改变而使台盼蓝染料透入细胞内，细胞着色呈蓝色，无折光性；而活细胞则不着色，折光性强，体积大小正常；借此可区别死细胞和活细胞，计算出靶细胞的死亡率即为 NK 细胞的活性。

【仪器和材料】

1. 动物 昆明种小白鼠。

2. 靶细胞 检测人 NK 细胞活性常用的靶细胞为体外传代细胞 K562。检测小鼠 NK 细胞活性常用的靶细胞是 YAC-1 细胞株，实验时一般采用 24~48 h 培养的靶细胞。

3. 效应细胞 从人外周血(肝素抗凝)分离的单核细胞或小鼠脾细胞。

4. 试剂 YAC-1 细胞株、含 10%小牛血清的 RPMI-1640、0.5%台盼蓝、淋巴细胞分层液等。

5. 器材 试管、吸管、40 孔细胞培养板、CO_2 培养箱、100 μl 加样器。

【方法】

1. 靶细胞的制备 取经 24 h 培养的靶细胞，用完全 RPMI-1640 培养液洗涤 1 次，1000 r/min 离心 6 min。去上清液，用完全 RPMI-1640 培养液重悬后计数，并用 0.5%台盼蓝染色检测活性，活细胞应大于 95%，调整细胞浓度至 $2×10^5$/ml 备用。

2. 效应细胞的制备 常规方法分离小鼠脾细胞，洗涤并用含 10% NCS 的 RPMI-1640 培养液悬浮，计数后调整细胞浓度至 $1×10^7$/ml 备用。

3. 效-靶细胞作用 用 40 孔细胞培养板，对照组 1~3 孔，每孔加 100 μl 靶细胞，再加入完全 RPMI-1640 培养液 100 μl；实验组效应细胞、靶细胞各加 100 μl，效/靶细胞(E/T)比例为 50 : 1，混匀，置 37℃、5% CO_2 温箱中培养过夜。

4. 观察 取出培养板，将细胞轻轻混匀成悬液，从每孔中取出 30μl 细胞悬液，加等量 0.5%台盼蓝染液混合，室温 5 min 后，于白细胞计数池中计数。

【实验结果和记录】

对照组和实验组每孔各计数 100 个细胞，分别记录死亡细胞和活细胞数，按式(2-2-5)求出各组 NK 细胞活性的均值。

$$NK细胞活性(\%) = \frac{实验组靶细胞死亡数 - 对照组靶细胞自然死亡数}{100} \times 100\% \quad (2\text{-}2\text{-}5)$$

(二) 乳酸脱氢酶释放法

【原理】

乳酸脱氢酶(LDH)是活细胞胞质内所含酶之一，在正常情况下，不能透过细胞膜。当靶细胞受到效应细胞的攻击而损伤时，细胞膜通透性改变，LDH可释放至介质中，释放出来的LDH在催化乳酸生成丙酮酸的过程中，使氧化性辅酶Ⅰ(NAD^+)变成还原性辅酶Ⅰ($NADH_2$)，后者再通过递氢体-吩嗪二甲酯硫酸盐(PMS)还原碘硝基氯化氮唑蓝(INT)或硝基氯化四氮唑蓝(NBT)形成有色的甲臜类化合物，在490 nm或570 nm波长处有一高吸收峰，利用读取的OD值，经过计算即可得知NK细胞活性。

【仪器和材料】

1. 动物 昆明种小白鼠。

2. 试剂 硝基氯化四氮唑蓝(NBT)、氧化性辅酶Ⅰ(NAD^+)、吩嗪二甲酯硫酸盐(PMS)、1 mol/L乳酸钠、pH 7.4缓冲液、1% NP-40液、1 mol/L枸橼酸、YAC-1细胞株、含10%小牛血清的RPMI-1640、0.5%台盼蓝、淋巴细胞分层液等。

3. 器材 试管、吸管、40孔细胞培养板、CO_2培养箱、酶标仪、100μl加样器。

【方法】

(1) 靶细胞的制备：取培养24~48 h的靶细胞(YAC-1细胞株)，洗涤3次，最后用完全RPMI-1640营养液调整细胞浓度至1×10^5/ml，备用。

(2) 效应细胞的制备：常规方法分离小鼠脾细胞，洗涤3次，最后用完全1640营养液调整细胞浓度至1×10^7/ml。

(3) 效-靶细胞作用：效应细胞和靶细胞各0.1 ml(E∶T=100∶1)加入40孔细胞培养板的孔中，每份标本设3复孔，同时设靶细胞自然释放对照组和最大释放对照组(0.1 ml靶细胞+0.1ml 1% NP-40液)。1000 r/min低速离心2 min后，置37℃、5% CO_2温箱中孵育2 h。

(4) LDH底物溶液(临用前配制)：硝基氯化四氮唑蓝(NBT)4 mg，氧化性辅酶Ⅰ(NAD^+)10 mg，吩嗪二甲酯硫酸盐(PMS)1 mg，加蒸馏水2 ml溶解，混匀后取上液1.6ml，加1mol/L乳酸钠0.4 ml，然后加入0.1 mol/L、pH 7.4 PB至10 ml。

(5) 酶促反应：取出培养物，吸取各孔上清液0.1 ml加于另一培养板孔中，置37℃预温10 min。

(6) 每孔加入新鲜配制的底物溶液0.1 ml，室温避光反应10~15 min，每孔加入1 mol/L枸橼酸终止液30 μl，以终止酶促反应。

(7) 读取OD值：用酶标仪在570 nm波长下读取各孔OD值。

【实验结果和记录】

用式(2-2-6)计算NK细胞活性：

$$NK细胞活性(\%) = \frac{实验组OD值 - 自然释放对照组OD值}{最大释放对照组OD值 - 自然释放对照组OD值} \times 100\% \quad (2\text{-}2\text{-}6)$$

【注意事项】

(1) 无论采用何种实验方法，靶细胞的质量是影响细胞标记率、自然释放率及实验稳定性的重要因素。一般要求靶细胞的自然释放率小于10%。

(2) 吸取细胞培养上清液时，应尽可能不吸沉淀的细胞。

(三) 放射性核素释放法

【原理】

用放射性核素标记靶细胞，当靶细胞受到破坏时，放射性核素被释放出来，通过测定释放或残留在未被破坏细胞内的放射性核素放射活性，即可计算和推测杀伤细胞的细胞毒活性。常用的放射性核素有 ^{51}Cr、^{3}H-TdR、^{125}I-UdR 等。本实验采用 ^{51}Cr 释放法检测人 NK 细胞活性。

Na^{51}CrO$_4$ 半衰期为 27.7 天，当其进入增殖期靶细胞内，可与胞质内的大分子物质(如蛋白质)结合，使靶细胞被标记。当标记 ^{51}Cr 细胞受到损伤或死亡后，即可释放出胞内 ^{51}Cr。^{51}Cr 辐射 γ 射线，通过测定受损伤或死亡靶细胞释放到培养上清液中 ^{51}Cr 的每分钟脉数(cpm)，即可推算出 NK 细胞活性。

【仪器和材料】

1. 试剂

(1) 2%十二烷基硫酸钠(SDS)：用无菌生理盐水配制。

(2) 0.5%台盼蓝染色液：取 0.5 g 台盼蓝粉末，加生理盐水 100 ml。

(3) 铬酸钠(Na^{51}CrO$_4$)。

2. 效应细胞 人外周血单核细胞(PBMC)。

3. 靶细胞 K562 细胞株、人 NK 细胞敏感株。

4. 器材 96 孔 U 型细胞培养板、解剖用具、离心管、平皿、消毒用品等。

【方法】

1. 靶细胞制备 取传代培养 24~48 h 对数生长期的 K562，用 RPMI-1640 培养液洗涤 2 次，用 10%FCS-RPMI-1640 培养液调细胞浓度 4×10^6/ml。0.5 ml K562 细胞悬液加 3.7~7.4 MBq(100~200 μCi)^{51}Cr，5%CO$_2$，37℃孵育 90min，每隔 15 min 振摇一次。RPMI-1640 培养液洗涤 3 次，洗去未标记的游离 ^{51}Cr。10% FCS-RPMI-1640 培养液调细胞浓度 1×10^5/ml，同时检测细胞的 ^{51}Cr 标记率，一般要求标记率 > 0.1 cpm/细胞。如暂时不用，可放置 4℃保存 12 h。

2. 效应细胞制备 淋巴细胞分层液分离人 PBMC，10%FCS-RPMI-1640 培养液调细胞浓度 1×10^7/ml。

3. 加样 取上述效应细胞和靶细胞各 0.1ml(E∶T=100∶1) 加入 96 孔培养板内，3 复孔。同时设自然释放对照孔(0.1 ml 靶细胞+0.1ml 10%FCS-RPMI-1640 培养液)和最大释放孔(0.1 ml 靶细胞+0.1 ml 2%SDS)。37℃，5% CO$_2$ 孵育 4 h。

4. 测定 1000 r/min 离心培养板 5 min，用微量移液器吸出各孔上清 0.1 ml，加于计数管内，用 γ 计数仪测定放射活性 cpm 值。

【实验结果和记录】

根据式(2-2-7)计算 ^{51}Cr 自然释放率和式(2-2-8)计算 NK 细胞毒活性：

$$^{51}\text{Cr}自然释放率(\%) = \frac{自然释放孔 \text{cpm} 值}{最大释放孔 \text{cpm} 值} \times 100\% \qquad (2\text{-}2\text{-}7)$$

$$\text{NK细胞毒活性}(\%) = \frac{\text{试验孔cpm值} - \text{自然释放对照孔cpm值}}{\text{最大释放对照孔cmp值} - \text{自然释放对照孔cpm值}} \times 100\% \quad (2\text{-}2\text{-}8)$$

【注意事项】

(1) 靶细胞的质量非常重要，用台盼蓝染色法检测 K562 靶细胞的存活率应 >95%。标记后的自然释放率应 <15%。

(2) 效靶细胞比率一般选择 50∶1~100∶1，其自然杀伤率不再呈对数增加，标本用量过大。

(3) 由于放射性核素具有毒性，标记的靶细胞不宜放置过久，与效应细胞作用时间也不宜过长，因随时间的延长死细胞增多，自然释放率也随之增高。

第十节　补体溶血试验

【原理】

补体是具有酶活性的一组球蛋白，不耐热，56℃ 30 min 即被破坏。其作用没有特异性，能与任何抗原抗体复合物结合，但不能单独与抗原或抗体结合。实验室常用豚鼠的新鲜血清作为补体的来源。

当用红细胞免疫动物后，动物免疫血清中即含有特异性抗体(溶血素)，若红细胞与相应抗体结合而有补体存在时，则红细胞被溶解，此为溶血反应。本反应通常作为补体结合反应的指示系统。临床上如发生输血错误，也可出现溶血反应。

【仪器和材料】

1. 试剂　溶血素(抗体)、2%绵羊红细胞悬液(抗原)、生理盐水、补体。

2. 器材　小试管、吸管、37℃水浴箱。

【方法】

(1) 取小试管 5 支，分别注明管号，按表 2-2-1 依次将各成分加入前 4 支试管中。

(2) 混匀试管内容物，将 4 支试管置 37℃水浴 15~30 min，观察有无溶血现象，若红细胞溶解，则由红色的细胞混浊液变为红色透明液体。

表 2-2-1　溶血反应加样程序 1　　(ml)

试管号	1	2	3	4
2%绵羊红细胞	0.5	0.5	0.5	0.5
溶血素(2 个单位)	0.5	0.5	–	–
补体(2 个实用单位)	0.5	–	0.5	–
生理盐水	0.5	1	1	1.5

(3) 将不溶血试管的第 2、3 管低速离心 3~5 min，使红细胞沉淀，用滴管将上清液与沉淀物分开(第 1 管出现溶血，第 4 管不溶血)。

(4) 将第 2 管上清液用毛细吸管吸入第 4 管，将第 3 管上清液倒入第 5 管，然后再按表 2-2-2 加入各物。

(5) 混匀后，将上述第 2、3、4、5 号试管置 37℃水浴 15~30 min 后，观察结果。

【实验结果和记录】

第 2、5 号试管出现溶血，第 3、4 号试管不出现溶血。

表 2-2-2 溶血反应加样程序 2 (ml)

试管号	2	3	4	5
内容物	第 2 管沉淀物	第 2 管沉淀物	第 2 管上清液	第 2 管上清液
2%绵羊红细胞	–	–	0.5	0.5
溶血素(2 个单位)	–	0.5	–	0.5
补体(2 个实用单位)	0.5	–	0.5	–
生理盐水	2.5	2.5	–	2
结果	溶血	不溶血	不溶血	溶血

第十一节　血清总补体活性测定(CH50 单位测定)

【原理】

补体能使抗体致敏的绵羊红细胞发生溶血反应，根据溶血程度可测定补体总活性。以溶血百分率作纵坐标，相应的血清补体量为横坐标绘图，可知在 50%溶血附近补体的量与溶血的程度呈直线关系。因此以 50%溶血作为终点较以 100%溶血作为终点更为敏感。故称为 50%溶血试验，即 CH50(50% complement hemolysis)。产生 50%溶血所需补体的量为一个 CH50 单位。

【仪器和材料】

1. **样品**　待测患者血清。
2. **试剂**　5%绵羊红细胞悬液、3U/0.1 ml 溶血素、pH 7.2 巴比妥缓冲液或生理盐水。
3. **器材**　37℃水浴箱、小试管、吸管等。

【方法】

(1) 取小试管 8 支，依次编号，1~6 管加入巴比妥缓冲液 0.2 ml。

(2) 于第 1 管加入待测血清 0.2 ml，混匀后吸出 0.2 ml 加入第 2 管，依次对倍稀释至第 6 管，从第 6 管吸取 0.2 ml 弃去，此时各管血清稀释度依次为 1/2、1/4、1/8…1/64。

(3) 1~6 管加入巴比妥缓冲液 0.2 ml，第 7 管加 0.4 ml，第 8 管加 0.5 ml。

(4) 1~7 管加溶血素 0.1 ml。

(5) 每管各加绵羊红细胞 0.1 ml，轻轻摇匀，置 37℃水浴箱 30 min，4℃冰箱过夜。

(6) 1~6 管为实验测定管；第 7 管为溶血素对照管；第 8 管为绵羊红细胞对照管。

(7) 50%标准溶血管的配置：取 5%绵羊红细胞 1 ml，离心后弃上清液，加入蒸馏水 0.5 ml，使红细胞全部溶解，再加双倍(1.7%)生理盐水 0.5 ml，混匀后加 5%绵羊红细胞 1 ml。混匀取此液 0.1ml 加巴比妥缓冲液 0.5ml 即为 50%标准溶血管(表 2-2-3)。

表 2-2-3 血清总补体活性测定 (ml)

试管	1	2	3	4	5	6	7	8
巴比妥缓冲液	0.2	0.2	0.2	0.2	0.2	0.2	–	–
待检血清	0.2	0.2	0.2	0.2	0.2	0.2	弃去	–	–

试管	1	2	3	4	5	6	7	8
巴比妥缓冲液	0.2	0.2	0.2	0.2	0.2	0.2	0.4	0.5
溶血素	0.1	0.1	0.1	0.1	0.1	0.1	0.1	—
5%绵羊红细胞	0.1	0.1	0.1	0.1	0.1	0.1	0.1	0.1

【实验结果和记录】

以 50%溶血管为标准，肉眼依次观察，与标准管最接近者为终点管。按式(2-2-9)计算 1ml 血清的补体单位。

$$血清中补体活性单位(CH50单位) = \frac{1}{血清总量} \times 终点管稀释倍数 \qquad (2\text{-}2\text{-}9)$$

本法测得血清总补体活性的正常值为 80~160 CH50 单位/ml。

【注意事项】

(1) 待测血清要求新鲜，一般要求在去血后 2 h 做完实验。

(2) 试管口径大小一致，清洁透明，便于观察。

(3) 50%标准溶血管配置必须用同批实验用绵羊红细胞，并同时方入冰箱。

第三章 特异性体液免疫功能检测

第一节 凝集反应

凝集反应是指细菌、红细胞等颗粒性抗原或表面覆盖抗原的颗粒状物质与相应抗体特异结合，在适量电解质存在的条件下，形成肉眼可见的凝集现象。包括直接凝集反应(细菌或细胞等颗粒性抗原与相应抗体直接反应出现的凝集现象)和间接凝集反应(将可溶性抗原包被在红细胞或乳胶颗粒表面，再与相应抗体发生反应出现的凝集现象)。凝集反应广泛地应用于疾病的诊断和各种抗原性质的分析。

一、直接凝集反应

【原理】

颗粒性抗原(如细菌、红细胞等)直接与相应特异性抗体结合，在适量电解质存在条件下，出现肉眼可见的凝集现象，称直接凝集反应。参加凝集反应的抗原称为凝集原，而抗体则称为凝集素。直接凝集反应有玻片法和试管法两类。

(一) ABO 血型鉴定(玻片法)

ABO 血型系统可分为四种血型：A 型、B 型、AB 型和 O 型。ABO 血型系统中有 A、B 两种凝集原，红细胞膜上含 A 凝集原者称为 A 型血，含 B 凝集原者称为 B 型血，同时含 A、B 两种凝集原者称为 AB 型血，无 A、B 凝集原者称为 O 型血。同时，在人类血清中含有与上述凝集原相对应的天然凝集素，即抗体。ABO 血型鉴定是用已知的标准 A 型血清(含 B 凝集素)和 B 型血清(含 A 凝集素)，分别与被鉴定人的红细胞相混合，依其发生凝集反应的结果判定被鉴定人红细胞表面所含的凝集原而确定的。在正常情况下，ABO 血型系统中只有相同血型的人才能进行输血，仅在无法得到同型血液的特殊情况下，才可考虑将 O 型血输给其他血型的人，而且限定在 300 ml 以内，并且应缓慢输入。

【仪器和材料】

1. **试剂** 标准 A 血清、标准 B 血清、酒精棉球、无菌干棉球。
2. **器材** 玻璃蜡笔、载玻片、采血针、毛细吸管。

【方法】

(1) 取清洁玻片一张，用蜡笔划为 2 格，注明号码，并分别滴加标准 A 血清和标准 B 血清各一滴。

(2) 无菌操作下，用采血针收集受试者耳垂或指端外周血 0.5~1 ml。

(3) 分别滴加受试者外周血 1 滴。

(4) 轻轻摇动玻片，经 1~2 min 后肉眼观察。

【实验结果和记录】

如两者均凝集则为 AB 型血，均不凝集则为 O 型血，A 标准血清凝集而 B 标准血清不凝集则为 A 型血，A 标准血清不凝集而 B 标准血清凝集则为 B 型血。

(二) ABO 血型鉴定(试管法)

【仪器和材料】

1. 试剂　标准血清(抗 A、抗 B 血清)、待检 RBC 悬液(1%)。

2. 器材　洁净小试管、毛细吸管、吸头、水浴箱等。

【方法】

(1) 取洁净小试管 2 支，分别注明"A"、"B"字样，用毛细吸管滴加抗 A 血清 2 滴于 A 管中，抗 B 血清 2 滴于 B 管中。

(2) 两管中各加待检 RBC 悬液 2 滴，充分摇匀。置室温或 37℃水浴箱 30 min 后观察结果。

【实验结果和记录】

如有凝集，红细胞平铺于试管底部，整块状或颗粒状；摇动试管红细胞块状或颗粒状悬浮于液体中。

如无凝结，红细胞沉淀于试管底部呈圆点状；摇动试管红细胞均匀分散于液体中。

(三) 细菌鉴定(玻片法)

【材料】

1. 试剂　1∶10 稀释的伤寒杆菌诊断血清、伤寒杆菌、痢疾杆菌 24h 琼脂斜面培养物、生理盐水。

2. 器材　玻璃蜡笔、载玻片、毛细吸管。

【方法】

(1) 取清洁玻片一张，用蜡笔划为 3 格，并注明号码。无菌操作下，用接种环于 1、2 格内加 1∶10 稀释伤寒杆菌诊断血清 1~2 滴，第 3 格加 1~2 滴生理盐水。

(2) 无菌操作下，用接种环取伤寒杆菌培养物少许，混于第 3 格中，再混于第 1 格中(不能先混于第 1 格再混于第 3 格，因为这样将使诊断血清混入盐水而影响对照结果)，将细菌与盐水或血清混合均匀使呈乳状液。此时取菌量不可过多，使悬液呈轻度乳浊即可。

(3) 同法取痢疾杆菌培养物少许，于第 2 格内混匀。

(4) 轻轻摇动玻片，经 1~2 min 后肉眼观察。

【实验结果和记录】

出现乳白色凝集块者，即为阳性反应；仍为乳浊液者，即为阴性反应。

【注意事项】

细菌鉴定时，特别是肠道菌种的沙门菌属或志贺菌属，原则上先用多价诊断血清检测，如为阳性，再用单价诊断血清进行分群或定型。血型测定时，室温需保持在 20℃左右，若低于 10℃，易出现冷凝集现象而造成假阳性的错误诊断。

(四) 细菌鉴定(试管法)

【仪器和材料】

1. 试剂　1∶10 稀释的伤寒诊断血清、菌液(伤寒杆菌"H"菌液，伤寒杆菌"O"菌液)、生理盐水。

2. 器材　试管架、小试管、吸管、玻璃蜡笔。

【方法】

(1) 取洁净小试管 14 只分两排排列于试管架上，每排 7 只依次用蜡笔注明号码，于每管中分别加入 0.5 ml 生理盐水。

(2) 在第 1 排第 1 管中加入 1∶10 稀释伤寒杆菌"H"血清 0.5 ml，于管内连续吹吸 3 次，使血清与盐水充分混合，而后吸出 0.5 ml 注入第 2 管，同样予以混匀后吸出 0.5 ml 注入第 3 管。依次类推，稀释到第 6 管，自第 6 管吸出 0.5 ml 弃去。此时，自第 1 管至第 6 管的血清稀释倍数依次为 1∶20、1∶40、1∶80、1∶160、1∶320、1∶640。第 7 管不加血清作为对照。

(3) 同法用吸管吸取 1∶10 稀释伤寒杆菌"O"血清加入第 2 排第 1 管，并依次如上法予以稀释。

(4) 用移液管吸取伤寒杆菌"H"菌液 0.5 ml 分别加入第 1 排各管中，此时血清稀释倍数又增加了一倍。

(5) 同法于第 2 排各管中分别加入伤寒杆菌"O"菌液 0.5 ml。

(6) 将各管振荡混匀，放 37℃水浴箱中 2~4 h 或 37℃孵育箱中过夜次日取出观察结果。

【实验结果和记录】

(1) 先观察对照管，此管应无凝集现象，管内液体仍成混浊状态。但如放置时间较长，细菌堆于管底成小圆点状，为阴性反应。

(2) 试验管应自第 1 管观察起，如有凝集时则于管底有不同大小的圆片状边缘不整齐的凝集物，上液则澄清透明或不同程度混浊。凝集的强弱可用"+"号表示如下：

"++++"：凝集很强，管内液体完全澄清，凝集块完全沉于管底。

"+++"：凝集强，管内液体不完全澄清，稍有轻度混浊，凝集块沉于管底。

"++"：凝集中等强度，液体半澄清，凝集块沉于管底。

"+"：凝集弱，管内液体混浊，少量凝集块沉于管底。

"−"：不凝集，管内液体和对照管同样混浊，无凝集块。

(3) 最后轻轻振荡各管，观察凝集块的状态，对照管的细菌在振荡时呈烟雾状上升，随即消散，细菌分散仍呈混浊状态。"H"菌液的凝集块疏松呈棉状，大片沉于管底，轻摇即升起，并极易破碎。"O"菌液凝集呈紧密颗粒状，沉于管底坚实致密，轻轻振摇不易升起，凝集颗粒较小不易摇碎。

(4) 记录观察的结果并判定凝集效价，通常以能产生明显凝集(++)的血清最大稀释倍数作为该血清的凝集效价。如血清的最低稀释度(第 1 管 1∶40)仍无凝集，应报该血清效价低于 1∶40。如血清的最高稀释度(第 6 管 1∶1280)仍显完全凝集现象，应报该血清效价高于 1∶1280。

【注意事项】

(1) 观察之前切勿摇动试管，以免凝集块分散。

(2) 实验中应注意反应体系的温度、电解质浓度及酸碱度(pH)。

二、间接凝集反应

【原理】

将可溶性抗原(或抗体)先吸附在一种与免疫无关，一定大小的载体颗粒表面成为致敏载体颗粒,然后与相应抗体(或抗原)结合,在适量电解质存在的条件下,出现肉眼可见的特异性凝集现象,称间接凝集反应,此法敏感度比直接凝集反应高,因而广泛地应用于临床检测中,间接凝集反应中常用的载体颗粒有人"O"型红细胞、动物红细胞、活性炭或硅酸铝颗粒、聚苯乙烯乳胶微球等。

(一) 正向间接血凝试验

将绵羊红细胞或人的"O"型红细胞用醛类固定(称为醛化,可改变血细胞表面性质,使其易于吸附蛋白质类抗原,并可长期保存使用),再将可溶性抗原吸附于醛化的血细胞上,制成抗原致敏的红细胞,当与相应的抗体结合,使红细胞被动的聚合在一起,出现肉眼可见的凝集现象,常用于检测传染病抗体或自身抗体。

【仪器和材料】

1. 菌种 伤寒杆菌。

2. 试剂 待检血清、已经醛化的2%绵羊红细胞、生理盐水。

3. 器材 试管、试管架、刻度吸管、恒温水浴箱。

【方法】

(1) 抗原制备:将伤寒杆菌接种在培养基上,37℃培养24 h,用生理盐水洗下,100℃水浴2 h,离心弃上清液,稀释后备用。

(2) 致敏红细胞的制备:取稀释的抗原与等体积的已醛化的2%SRBC混合,37℃水浴2 h,每隔15 min振摇一次,取出后洗涤弃上清液,稀释成0.5%备用。

(3) 取8支小试管排列于试管架上,依次编号。每管加入0.25ml生理盐水。

(4) 于第1管内加入1∶10稀释的待检免疫血清0.25 ml混匀,倍比稀释至第7管。第8管为阴性对照。

(5) 每管中加入0.25 ml致敏绵羊红细胞,振摇试管架,使之充分混匀。将试管架置于37℃恒温水浴箱中1 h,观察结果(表2-3-1)。

表 2-3-1 正向间接血凝试验操作表 (ml)

试剂	1	2	3	4	5	6	7	8
生理盐水	0.25	0.25	0.25	0.25	0.25	0.25	0.25	0.25
1∶10 免疫血清	0.25	0.25	0.25	0.25	0.25	0.25	0.25	弃去
血清稀释倍数	1∶20	1∶40	1∶80	1∶160	1∶320	1∶640	1∶1280	—
致敏 SRBC	0.25	0.25	0.25	0.25	0.25	0.25	0.25	0.25

【实验结果和记录】

(1) 首先观察阴性对照管,应无凝集现象,管底红细胞沉积呈圆形,边缘整齐,轻轻摇动则沉积菌分散均匀呈混浊现象。

(2) 观察实验管,凝集现象可根据强弱程度,分为五级:

"++++":细菌全部凝集,管底形成大片凝集物。

"+++":细菌大部分凝集,管底的片状凝集物较小而薄。

"++":约半数的细菌发生凝集,管底出现凝集环。

"+":仅有少部分细菌凝集,管底可见沉积的细菌周边有稀疏、点状的凝集物。

"-"：液体混浊，无凝集。

(3) 血清抗体效价的判定：以出现明显凝集现象(++)的血清最高稀释度作为受检血清的抗体效价。

【注意事项】

(1) 使用器材必须清洁，否则对结果有很大影响。

(2) 红细胞需来自同一个体、批号相同，且致敏血球应新鲜配制。血清分离后如不能及时检测，可加 NaN_3 防腐或 4℃保存。一方面可避免细菌污染而引起非特异性凝集，另一方面可避免抗体活性降低而影响结果。

(3) 振荡混合时间不要少于 1 min，以免红细胞混合不匀而出现不清晰的凝集模式，难以判断终点。

(4) 加致敏的绵羊红细胞悬液后，放室温(约 22℃)2 h，观察结果最适宜。温度过高或过低，均导致凝集模式不佳。

(5) 测定一批标本时，要同时做已知阳性和阴性及不加受检血清的空白对照，以排除致敏红细胞是否有与受检标本中某种成分产生非特异性凝集的可能性。

(二) 反向间接血凝试验

将特异性抗体吸附于醛化的红细胞上，再与相应抗原结合，在适量电解质存在条件下，红细胞被动聚集出现肉眼可见凝集现象。用于检测标本中的相应可溶性抗原。

【仪器和材料】

1. 试剂 1：20 抗-HBs 致敏的醛化血细胞、纯化的 1：20 抗-HBs、待检血清、稀释液。

2. 器材 V 形微量血凝板、0.025 ml 稀释棒、微量搅拌器、刻度吸管、滴管(40 滴/ml)或加样器。

【方法】

(1) 配制致敏血细胞悬液：于每瓶冻干诊断血细胞加 4 ml 稀释液，轻轻旋摇使成均匀血细胞悬液，浓度约为 0.6%。

(2) 正式试验：

1) 在 V 形微量血凝板上，每份待检血清设立 8 孔，于各孔内用 40 滴/ml 滴管各加 1 滴稀释液(相当于 0.025 ml)，或用加样器加。

2) 用 0.025 ml 容量的稀释棒沾满待检查血清分别依次在各孔内捻转作倍比稀释(一般每孔内均需捻转 10 次左右)，直至第 7 孔，第 8 孔为致敏血细胞对照。另设第 9 孔为阳性对照，加 0.025 ml HBsAg 阳性血清。

3) 于每孔中加 0.025 ml 混匀的致敏血细胞悬液。

4) 将血凝板置于微型振荡器上振荡 1~2 min，置 37℃ 1 h 后观察结果(表 2-3-2)。

表 2-3-2 反向间接血凝试验加样表 (ml)

试剂	1	2	3	4	5	6	7	8	9
生理盐水	0.025	0.025	0.025	0.025	0.025	0.025	0.025	0.025	阳性血清
1：10 免疫血清	0.025	0.025	0.025	0.025	0.025	0.025	0.025	弃去	
血清稀释倍数	1：20	1：40	1：80	1：160	1：320	1：640	1：1280	-	
致敏 SRBC	0.025	0.025	0.025	0.025	0.025	0.025	0.025	0.025	

5) 结果为：

A. 不凝集：红细胞全部下沉，集中于孔底，形成致密的圆点。

B. 明显凝集(++)：红细胞于孔底形成薄膜状凝集，中央可见疏松的红点。

出现明显凝集的血清最高稀释度为 HBsAg 效价，凡效价≥1∶16 者需进一步做中和试验。

(3) 中和试验

在血凝板上每份标本设测定排与对照排，每排 8 孔。于每孔加稀释液 0.025 ml，用 2 支稀释棒蘸取被检血清，分别在 2 排作倍比稀释到第 7 孔，第 8 孔不含血清，为血细胞对照，然后，于测定排各孔加稀释液 0.025 ml，对照排各孔加 1∶20 抗 HBsAg 0.025 ml，血凝板振荡 1~2 min，置 37℃ 30 min。取出，于各孔加 0.025 ml 致敏血细胞，振摇混匀，置 37℃ 1 h 后观察结果。

凡正式试验效价≥1∶16，且中和试验的对照排凝集孔数至少低于测定排凝集孔数 2 孔者，为 HBsAg 阳性，否则为非特异性凝集。

【注意事项】

(1) 配制的致敏血细胞悬液一般当天用完，若置 2~10℃，使用期不超过 3 天。

(2) 试验用的血凝板、滴管、稀释棒等器材必须十分清洁，否则易造成非特异性凝集。

(3) 血凝板、稀释棒用后均需用次氯酸钠(10%V/V)浸泡过夜；滴管需煮沸 10 min，然后用水冲净，再用蒸馏水冲洗，晾干备用。

(三) 间接凝集反应(类风湿因子检测)

【原理】

类风湿因子(RF)是由于细菌、病毒等感染因子，引起体内产生的以变性 IgG(一种抗体)为抗原的一种自身抗体。目前已知有四种类风湿因子，即 IgM 型、IgA 型、IgG 型和 IgE 型。其中 IgM 和 IgA 类风湿因子易于检测，而 IgG 类风湿因子难于测出。IgA 类风湿因子及 IgM 类风湿因子对类风湿关节炎诊断有较好的参考价值。IgM 型 RF 被认为是 RF 的主要类型，也是临床免疫检验中常规方法所测定的类型。一般医院主要采用乳胶凝集法和酶联免疫吸附法测定类风湿因子。

IgG 吸附于聚苯乙烯胶乳颗粒上作为检测试剂，在反应介质中，待检血清中如含有 RF，可与胶乳颗粒出现凝集反应。这是检测 IgM 型 RF 的常用方法，但此方法只能定性或以滴度半定量，其灵敏度和特异性均不高，且只能检出血清中的 IgM 型 RF。

【仪器和材料】

1. 试剂 RF 阳性血清、RF 阴性血清、待检血清、IgG 致敏胶乳试剂。

2. 器材 载玻片。

【方法】

(1) 在 3 块载玻片上分别加一滴 RF 阳性血清、RF 阴性血清及待检血清。

(2) 加 20 μl IgG 致敏的胶乳于各血清样品中，轻微晃动载玻片混匀。1 min 后观察凝集反应发生情况。

【注意事项】

(1) 器材要洁净、血清要新鲜，以确保结果可靠。

(2) 注意阴性、阳性对照的设立。

(3) 注意血清及致敏胶乳加样量的比例。

(四) 间接凝集抑制试验

【原理】

若使可溶性抗原与相应抗体先充分反应再加入有关的免疫微球，因抗体已被可溶性抗原结合，不再出现免疫微球的被动凝集现象，叫间接凝集抑制试验，临床化验检查中常用的免疫妊娠试验就是一种间接凝集抑制试验。妊娠试验：孕妇尿中绒毛膜促性腺激素(HCG)的含量比正常尿中的高。妊娠尿中加入抗人绒毛膜促性腺激素抗体时，由于发生抗原抗体反应的结果，抗体被消耗，此时再往尿中加入乳胶抗原(吸附有人绒毛膜促性腺激素的乳胶颗粒)，不再发生反应，抗原仍呈乳状液体，即为妊娠试验阳性。反之，被检尿中人绒毛膜促性腺激素含量甚少(非妊娠尿)不足以把加入的抗体消耗，当乳胶抗原加入后，抗体便与抗原结合发生反应，出现均匀细小颗粒，妊娠试验为阴性。

【仪器和材料】

1. 试剂　吸附有人绒毛膜促性腺激素的乳胶抗原、抗人绒毛膜促性腺激素抗体血清、孕妇尿、正常尿。

2. 器材　黑反应板、玻璃蜡笔、滴管。

【方法】

(1) 取清洁玻片一张，用蜡笔划为 2 格，注明号码，并分别滴加妊娠尿和正常尿各一滴。

(2) 分别滴加含抗人绒毛膜促性腺激素抗体血清各一滴，轻轻摇动，充分混匀。

(3) 分别滴加一滴乳胶抗原，缓慢摇动 3~5 min。

【实验结果和记录】

不出现凝集者为阳性，其尿中含有 HCG，表示妊娠；出现凝集者为阴性，其尿中不含有 HCG，表示未妊娠。

【注意事项】

(1) 试验材料、用具使用前使其温度接近室温(20℃左右)，诊断试剂必须在有效期内使用，用前应充分摇匀。

(2) 待检尿太混浊，需要过滤。

(3) 尿中有蛋白及血液时，不宜进行此试验。

(4) 加样不宜过多，玻片应平置，以防两格反应液溢流相混。

(5) 如肉眼观察不够清楚，可将玻片置于显微镜下用低倍镜观察。

第二节　沉淀反应

可溶性抗原与相应的抗体反应，出现沉淀物，称为沉淀反应(precipitation)。由于沉淀反应抗原多系胶体溶液，故沉淀物主要由抗体蛋白所组成。抗原分子小，具有较大的反应面积，为了求得抗原与抗体的适宜比例，保证有足够的抗体，因此操作上通常是稀释抗原，不稀释抗体。沉淀反应的种类有环状沉淀、琼脂扩散及免疫电泳等。

一、环状沉淀

【原理】

在环状沉淀试管中，当可溶性抗原与相应特异性抗体结合后，于两者交界面处可形成白色沉淀环。此法系 Ascoli 于 1902 年建立，用于检查兽类内脏、皮毛浸液等标本中炭疽杆菌抗原，由于其较高的灵敏性和特异性，目前仍用于法医学血迹鉴定、流行病学媒介昆虫的吸血习性鉴定等。

【仪器和材料】

1. **样品** 待测血迹干燥纸片。
2. **试剂** 抗人血清抗体、抗羊血清抗体、抗鸡血清抗体、生理盐水。
3. **器材** 环状沉淀管及管架、吸管等。

【方法】

(1) 取环状沉淀管 3 支，分别加入抗人、抗羊和抗鸡血清抗体各 0.1 ml 于管底部，并注明，置于管架上。

(2) 另取 3 支试管，分别将 3 种血迹纸片加入，再各加生理盐水 1 ml，室温 5~10 min 后将溶液摇匀。

(3) 吸取上清液分别加入上述含有抗人、抗羊、抗鸡血清抗体的环状沉淀管内，并使两者形成一清晰交界面。置室温下 1~5 min 观察结果。

【实验结果和记录】

根据是否与已知抗血清出现白色沉淀环，判定血迹类型。

【注意事项】

(1) 因血清分子密度及比重均大于生理盐水，故当加入含有抗原的生理盐水时只需将沉淀管倾斜，加抗原的吸管勿接触抗血清，使含抗原的生理盐水沿管壁缓缓流下，再将沉淀管直立即可呈一清晰交界面。

(2) 在加抗原时，吸管的头部切勿触及抗血清，否则不仅使抗原抗体混合，不能呈清晰交界面，而且如再用此吸管加抗原于另一支含不同抗血清的沉淀管后，必然会出现交叉反应，无法判定结果。

二、琼脂扩散试验

【原理】

琼脂扩散是抗原抗体在凝胶中所呈现的一种沉淀反应。抗体在含有电解质的琼脂凝胶中相遇时，便出现可见的白色沉淀线。这种沉淀线是一组抗原抗体的特异性复合物。如果凝胶中有多种不同抗原抗体存在时，便依各自扩散速度的差异，在适当部位形成独立的沉淀线，因此广泛地用于抗原成分的分析。琼脂扩散试验根据抗原抗体反应的方式和特性分为单向免疫扩散、双向免疫扩散、免疫电泳、对流免疫电泳、火箭电泳试验。

(一) 单向琼脂扩散

【仪器和材料】

1. **试剂** 诊断血清(抗体：抗人 IgG、IgA 或 C3 免疫血清)、待检人血清(抗原)、生理盐水、琼脂粉。

2. 器材 微量加样器、打孔器、玻璃板、湿盒等。

【方法】

(1) 将适当稀释(事先滴定)的诊断血清与预溶化的 2%琼脂在 60℃水浴预热数分钟后等量混合均匀，制成免疫琼脂板。

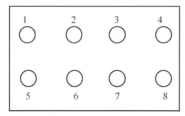

图 2-3-1 单向琼脂扩散打孔位置示意图

(2) 在免疫琼脂板上按一定距离(1.2~1.5cm)打孔，如图 2-3-1。

(3) 向孔内滴加 1∶2、1∶4、1∶8、1∶16、1∶32 稀释的参考血清及 1∶10 稀释的待检血清(1~4 孔加参考血清，5~8 孔加待检血清)，每孔 10 μl，此时加入的抗原液面应与琼脂板相平，不得外溢。

(4) 已经加样的免疫琼脂板置湿盒中 37℃温箱扩散 24 h。

(5) 测定各孔形成的沉淀环直径(mm)，用参考血清各稀释度测定值绘出标准曲线，再由标准曲线查出被检血清中免疫球蛋白或 C3 的含量。

【实验结果和记录】

本实验主要用于检查血型中 IgG、IgA、IgM 及补体成分 C3、C4 等的含量。由于各类免疫球蛋白的分子质量大小不等，因此同样浓度的 IgG、IgA、IgM 在琼脂糖中的扩散速度各异，IgG 扩散最快，形成的沉淀环直径最大，IgM 的分子质量最大，扩散速度慢，形成的沉淀环较小。

形成的沉淀环大小与抗原或抗体的浓度相关，因此临床检测时应先调整抗体和抗原各自的最适浓度，抗体的最适浓度应使免疫扩散后的沉淀环边缘清晰，且能测出血清中的免疫球蛋白的正常值和最大限度的异常值。抗体浓度过高，形成的沉淀环直径小；浓度过低，不易检测抗原的最高限浓度。沉淀环的大小与所检测的抗原浓度成正比。抗原浓度过低时，沉淀环太小不易测定，过高时，沉淀环太大，浪费抗体。

【注意事项】

(1) 该试验为定量试验，因此对各种影响因素，如参考蛋白的标准、抗体的浓度、琼脂的质量与浓度、免疫板的厚度与均匀程度等，必须严格控制。

(2) 制备琼脂板时，温度不宜过高，以免使抗体变性失活，但亦不宜太低，以免使琼脂凝固不均。

(3) 稀释抗血清、参考血清和加样时均需用微量加样器，加样量要准确，且每个样品加 2 个孔。

(4) 测量沉淀环直径务必准确，若有错误，再乘以稀释倍数，则误差可成倍的增加。

(二) 双向琼脂扩散

【仪器和材料】

1. 试剂 兔抗人诊断血清、待测人血清、阴性对照血清、生理盐水、琼脂粉。

2. 器材 载玻片、打孔器、微量加样器等。

【方法】

(1) 取一清洁载玻片，倾注 3.5~4.0 ml 加热溶化的 1%食盐琼脂制成琼脂板。

(2) 凝固后，用直径 3 mm 打孔器，孔间距为 5 mm 打孔。孔的排列方式如图 2-3-2 所示。

(3) 用微量加样器于中央孔加抗体，于周围孔加各种抗原。加样时勿使样品外溢或在边缘残存小气泡，以免影响扩散结果。

(4) 加样后的琼脂板收入湿盒内置 37℃温箱中扩散 24~48 h。

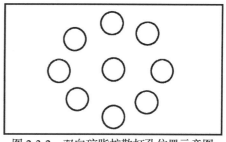

图 2-3-2 双向琼脂扩散打孔位置示意图

(5) 结果观察：若凝胶中抗原抗体是特异性的，则形成抗原-抗体复合物，在两孔之间出现一清晰致密的白色沉淀线，为阳性反应。若在 72 h 仍未出现沉淀线则为阴性反应。实验时至少要做一阳性对照。出现阳性对照与被检样品的沉淀线发生融合，才能确定待检样品为真正阳性。

【实验结果和记录】

阳性结果为在抗原孔与抗体孔之间出现沉淀线。若出现几条沉淀线表明抗原与抗体均不是单一组分。

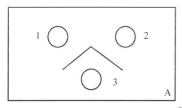 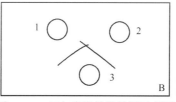 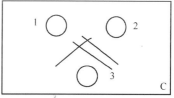

图 2-3-3 双向琼脂扩散结果示意图
1、2 孔为抗原，3 孔为抗体

【注意事项】

琼脂扩散结果受许多因素影响：

(1) 抗原特异性与沉淀线形状的关系：在相邻两个完全相同的抗原与抗体反应时，则可出现 2 条单沉淀线的吻合，见图 2-3-3A。两种抗原部分相同时，则出现沉淀线的部分吻合，见图 2-3-3B。反之，如相邻抗原完全不同时，则出现沉淀线之交叉，见图 2-3-3C。

(2) 抗原浓度与沉淀线形状的关系：两个相邻抗原浓度相同，形成对称相吻合的沉淀线；其余为被检样品如果两个抗原浓度不同，则沉淀线不对称，移向低浓度的一边。

(3) 温度对沉淀线的影响：在一定温度范围内扩散快。通常反应在 0~37℃下进行。在双向扩散时，为了减少沉淀线变形并保持其清晰度，可在 37℃下形成沉淀线，然后置于室温或冰箱(4℃)中为佳。

(4) 琼脂浓度对沉淀线形成速度的影响：一般来说，琼脂浓度越大，沉淀线出现越慢。

(5) 参加扩散的抗原与抗体间的距离对沉淀线形成的影响：抗原、抗体相距越远，沉淀线形成得越慢，所以在微量玻片法时，孔间距离以 0.25~0.5 cm 为好，距离远影响反应速度。当然，如果孔距过近，沉淀线的密度过大，容易发生融合，有碍对沉淀线数目的确定。

(6) 时间对沉淀线的影响：沉淀线形成一般 1~3 天出现，14~21 天出现的数目最多。玻片法可在 1~2 h 出现，一般观察 72 h，放置过久可出现沉淀线重合或消失。

三、免疫电泳

【原理】

免疫电泳试验是在凝胶介质中将区带电泳法与免疫双扩散相结合的一种免疫化学方法。先将抗原物质在琼脂凝胶中做电泳分离，然后于凝胶槽中加入抗体血清。使抗原抗体进行双向扩散，在比例适宜部位形成特异的抗原抗体沉淀弧线。每条沉淀弧线代表一组抗原抗体复合物，故可用于抗原成分分析，且可以根据其迁移率与抗体所出现的特异反应进行鉴定。原理见图 2-3-4：

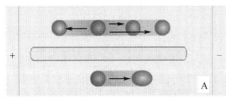 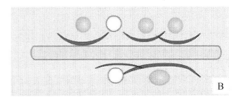

图 2-3-4 免疫电泳原理示意图
A. 抗原电泳分离 B. 抗原抗体双向扩散

【仪器和材料】

1. 试剂 待检标本(正常人血清)、抗体(正常人血清的家兔免疫血清)、1.5%离子琼脂(用巴比妥缓冲液配制，pH 8.6，离子强度 0.05 mol/L)。

2. 器材 电泳仪、载玻片、直径 3 mm 打孔器、20 mm × 2 mm 玻璃铸型、微量加样器。

【方法】

(1) 取载物玻片(7.5 cm × 2.5 cm)加上 3.5 ml、1.5%琼脂凝胶，制成 2 mm 厚的琼脂板。

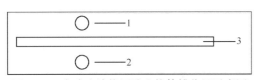

图 2-3-5 免疫电泳抗原孔和抗体槽位置示意图
1、2 为抗原孔，3 为抗体槽

(2) 在琼脂板未凝固时，放入抗血清槽铸型，如图 2-3-5 位置 3，注意勿使铸型全部浸入琼脂中，待凝固后再打孔。

(3) 加待检标本：用微量加样器往孔中加 1~5 μl 待检样本。

(4) 电泳：电压 7~9V/cm，泳动 15~20 h。

(5) 电泳后取出抗血清槽铸型，加入抗血清，进行双扩散，一般在 24 h 内沉淀弧出全。

(6) 观察结果：描绘、拍照或进行染色，染色后的标本便于结果分析及保存。

【实验结果和记录】

(1) 鉴定未知蛋白抗原或抗体。

(2) 鉴定蛋白质抗体，为单价抗体或多价抗体，如检测多克隆丙种球蛋白血症中同时存在的高含量 IgG、IgA、IgM。

(3) 临床上常用于 M 蛋白血症，确认该异常蛋白属于哪一亚类免疫球蛋白，或哪一型轻链。

【注意事项】

(1) 操作时动作要迅速小心，挖槽时要注意平行整齐，加入抗体不要外溢。

(2) 抗原抗体比例要适合。

(3) 对分子质量过小的抗原(如游离 Ig 轻链)要随时观察结果。

(4) 有时抗原抗体反应形成的沉淀线很弱,肉眼不易观察,可以染色。

四、火箭电泳

将抗原抗体反应置于一定的电场中进行,能使抗原抗体反应更加快速、灵敏。根据方法的不同,主要有火箭电泳、对流免疫电泳、交叉免疫电泳等。

【原理】

火箭电泳是把单向扩散技术与电泳技术结合起来。抗原在含有抗体的琼脂糖凝胶中电泳时,在电场的作用下,抗原向一个方向移动并逐步与凝胶中的相应抗体结合形成沉淀峰。沉淀峰的高度与抗原的浓度成正比。

【仪器和材料】

1. 试剂 1% 琼脂糖、已知抗体、标准抗原、待测抗原。

2. 器材 玻片或培养皿、凝胶打孔器(直径 3 mm)、水浴箱、10 ml 吸管、5 μl 微量加样器、电泳仪、氨基黑染液等。

【方法】

(1) 取一张玻璃片,用水冲洗干净,再用少量 75%乙醇冲洗,晾干,置于水平实验台备用。

(2) 将 1%琼脂糖溶化,56℃水浴中保温。

(3) 取 15 ml 琼脂糖加到 56℃预热的玻璃管中,加入适量的抗体(约 200 ml)充分混匀后平铺于玻璃片上。

(4) 待凝胶凝固后打孔,直径 3 mm。

(5) 将系列稀释的标准抗原和待检抗原分别加到凝胶孔中,每孔 5 μl。

(6) 在 35 V/cm 电场中电泳 30 min。电泳完毕,关闭电源,取出琼脂板。

【实验结果和记录】

(1) 将琼脂板放在生理盐水中漂洗 1 天,其间更换 2~3 次生理盐水以洗去未结合的抗原和抗体。自生理盐水中取出后,在琼脂板上将加 5%甘油数滴以防止凝胶断裂,再取一条湿滤纸盖于琼脂板上,置 37℃温箱内烘干,干后将滤纸打湿轻轻移去。

(2) 染色时将琼脂板浸入 0.05%氨基黑染液中 10 min 后取出,用 5%醋酸脱色 1 h,直到背景呈无色为止。脱色后,在琼脂板上滴少量 5%甘油,放 37℃温箱干燥后取出,分别量取各孔样品形成的沉淀峰的高度。

(3) 以已知浓度的标准抗原形成的沉淀峰的高度作为纵坐标,以抗原浓度为横坐标绘制标准曲线。根据待检血清沉淀峰的高度,从标准曲线中查出该待检抗原的含量。

可用于检测血清免疫球蛋白或分泌型 IgA 及补体 C3 等的含量。本实验主要用于抗原的测定(只能

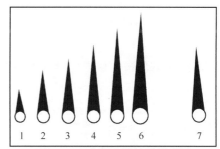

图 2-3-6 火箭电泳结果示意图

1~6 为系列稀释标准抗原,7 为未知抗原

测定 μg/ml 以上的含量)(图 2-3-6)。

【注意事项】

一般来说，抗原应放在负极的一侧，因为多数蛋白性抗原在碱性电泳缓冲液中带负电，在电场中向阳极运动。

五、对流免疫电泳

【原理】

对流免疫电泳是在琼脂扩散基础上结合电泳技术而建立的一种简便而快速的方法。当抗原和抗体在琼脂介质中电泳时，抗体的 PI 比较高，在适当的 pH 下，抗体带正电荷而抗原带负电荷，故在电场中抗体向阴极方向移动而抗原向阳极运动，直至相遇后形成沉淀线，其原理与双向免疫扩散相同，但具有方法简便，快速及一次电泳可以检测多个样品等特点，故可用于快速诊断，敏感性比双向琼脂扩散技术高 10~15 倍。

本实验是定性实验，用于多种疾病的检测，如 HBsAg、AFP 等的检测及血吸虫、包虫病等抗体的测定。

【仪器和材料】

1. 试剂 兔抗人免疫血清、待检人血清、阴性对照血清、生理盐水、pH 8.6 离子强度 0.05mol/L 的巴比妥缓冲液。

2. 器材 电泳仪、打孔器、微量加样器、缓冲琼脂板(将纯化的琼脂用 pH 8.6 离子强度 0.025mol/L 的巴比妥缓冲液配成 1.5% 的琼脂，加入 0.01%~0.02% 硫柳汞防腐，保存冰箱内备用)。

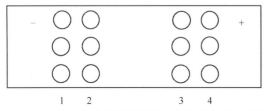

图 2-3-7 对流免疫电泳抗原孔、抗体孔位置示意图
1、3 为抗原孔，2、4 为抗体孔

【方法】

(1) 琼脂板的制备根据需要可选用大玻板(6 cm×9 cm)和小玻片两种。大玻板约需琼脂 10 ml，小玻片约需 3.5 ml，凝固后按图 2-3-7 打孔，方法同琼脂扩散试验。

(2) 加样：左侧孔内加患者血清(原血清及 10 倍稀释血清各占一孔)，右侧内加抗血清，每片应有阳性对照。

(3) 电泳：用普通电泳仪。其内加 0.05 mol/L pH 8.6 的巴比妥缓冲液，加至电泳槽高度的 2/3 处，注意两槽内液面尽量水平。将加好样品的玻板置于电泳槽上，抗原端接负极，抗体端接正极，用 2~4 层滤纸浸湿作盐桥，滤纸与琼脂板连接处为 0.5 cm。以板宽度计算电流，以板的长度计算电压。要求电流量为 2~3 mA/cm，即大板为 20 mA，小板为 10 mA。电压为 4~6 V/cm。通电 45 min~2h 后观察结果。

(4) 结果观察：在黑色背景上方，用散射光多个角度观察，在对孔之间有白色沉淀线即为阳性对照，应出现明显的白色沉淀线。如果抗原抗体沉淀条纹不清晰，于 37℃ 保温数小时可增强沉淀条纹的清晰度。

【实验结果和记录】

在两孔间出现沉淀线的为阳性。

【注意事项】

影响结果的因素:

(1) 抗原抗体的比例:抗原抗体比例适宜时容易出现沉淀带,反之不易发生。当抗体浓度恒定时,被检血清浓度高时,做 10 倍、20 倍或更高倍数稀释可以提高阳性率。随稀释度的增加,抗原抗体的比例发生变化,沉淀线由靠近抗血清孔逐步移向两孔中间,并可出现不规则的沉淀线如弧形、八字须形、斜线形,这些也是阳性,应予注意。

(2) 几组电泳缓冲液其电泳结果以巴比妥钠—盐酸缓冲液灵敏度最高,巴比妥-巴比妥钠次之。

(3) 电压、电流增大时,电泳时间可更短。但电压过高则孔径变形,电流过大抗原抗体蛋白易变性,干扰实验结果。一般选择 5 mA/cm,电泳时间改为 1.5 h。

六、免疫透射比浊试验

【原理】

抗原与抗体在特殊缓冲液中快速形成抗原抗体复合物,使反应液出现浊度,当反应液中保持抗体过剩时,形成的复合物随抗原量增加而增加,反应液的浊度亦随之增加,根据浊度形成的程度不同,在 340 nm 波长上读取光密度(OD 值或 A 值),再与同样条件的标准管比较,即可计算出相应抗原的含量。

本法为一种定量试验,方法简便、快速、准确,可用半自动或全自动生化分析仪检测,也可用具有 340 nm 波长的各种分光光度计测定。现以人血清补体 C3 的定量测定为例说明。

【仪器和材料】

1. 人血清补体 C3 或 C4 测定试剂盒

(1) 抗原:参考血清,待检人血清。

(2) 抗体:羊抗人补体 C3/C4 血清。

(3) 应用液。

2. 器材 1ml 刻度吸管、微量加液器、小试管、水浴箱、半自动或全自动生化分析仪等。

【方法】

(1) 待检血清用双蒸水 1:10 稀释。

(2) 按表 2-3-3 加样。

(3) 混匀,37℃水浴 10 min,340 nm 波长以抗体空白管调零,按终点法读取各管光密度。

【实验结果和记录】

将参考血清稀释成不同浓度的标准管,以操作步骤相同读取各管光密度,以光密度对浓度进行回归处理,列出回归方程。以测定管光密度数,代入式(2-3-1)计算待检血清的 C3 含量。

表 2-3-3 免疫透射比浊试验加样表

	测定管	标准管	抗体空白管
待检血清	10μl	–	–
参考血清	–	10μl	–
生理盐水	–	–	10μl
抗体应用液	1.0ml	1.0ml	1.0ml

$$\text{血清补体C3含量(g/L)} = \frac{\text{测定管A值}}{\text{标准管A值}} \times \text{参考血清(g/L)} \qquad (2\text{-}3\text{-}1)$$

目前有较稳定的多种分子检测试剂盒，并且检测仪器已完全自动化，可直接打印出含量，无需计算。

第三节　血清溶血素测定

【原理】
绵羊红细胞(sheep red blood cell，SRBC)作为抗原注射给小鼠后，产生抗SRBC抗体，即溶血素。通过测定溶血素可反映机体的体液免疫水平。溶血素凝集效价测定采用直接凝集反应试管法。

【仪器和材料】
1. **动物**　昆明种小白鼠。
2. **试剂**　1% SRBC、10% SRBC、Hank's液、生理盐水、PBS。
3. **器材**　1 ml 注射器、剪刀、镊子、试管、冰箱、培养箱、平皿、吸管、96孔V型血凝板、离心机、水浴箱。

【方法】
(1) 小鼠腹腔注射10% SRBC 0.2ml。
(2) 7天后眼眶静脉丛采血，室温下放置1 h，2000 r/min 离心10 min，分离血清，经56℃ 30 min 灭活。
(3) 溶血素效价测定：将分离血清在96孔V形血凝板上用生理盐水做倍比稀释，每孔加入1% SRBC 0.1ml，37℃水浴。
(4) 1h后，观察结果，以出现明显凝集(++)的最高稀释度作为其凝集效价。同时用生理盐水作为阴性血清对照。

【注意事项】
离心需先调平，观察结果时，先看生理盐水对照孔，可见管底有圆点状红细胞的沉积，边沿整齐，轻弹则分散为均匀的液体。

第四节　体外抗体形成细胞测定

体外抗体形成细胞(plaque forming cell)测定技术又称溶血空斑试验，是一种体外检测单个抗体形成细胞(浆细胞)的方法。自从1963年Jerne和Nordin首先建立PFC测定技术以来，使免疫学方法得到很大的发展。特别是间接溶血空斑测定法的建立，更扩大了本实验的应用范围。它不仅可以测定产生IgM类的抗体产生细胞，而且还可以检测产生其他各类免疫蛋白及其亚类的抗体形成细胞。它不仅可以作为免疫基本理论研究的有力工具，而且还可以作为临床筛检抗肿瘤新药及研究中药对机体免疫功能的影响(免疫增强剂和免疫抑制剂)的特异指标。

【原理】
溶血空斑试验分直接溶血空斑试验和间接溶血空斑试验。前者是为测定产生IgM型抗体的细胞。因为活化补体的能力强，可以不必另加抗Ig试剂(显斑剂)，也就是只加细胞和补体即可出现空斑，故称直接溶血空斑测定。至于产生其他类型抗体的(如IgG或IgA等)

细胞检测,就需要在试验系统中另加显斑剂(因为这些类别的抗体活化补体的能力弱)也就是加靶细胞和抗各类 Ig 高纯度的抗血清(系指用高浓度的抗原制备的抗血清)再加补体才能出现可见的空斑,故称间接溶血空斑测定。

小鼠脾 PFC 测定方法,经多次改进使本法的敏感度不断提高。目前所用的方法分为:琼脂固相法和小室液相法。

其基本原理是将经绵羊红细胞免疫的小鼠脾细胞与一定量的绵羊红细胞(靶细胞)混合,在补体参与下,使抗体形成细胞周围结合了抗体分子的羊红细胞溶解形成肉眼可见的溶血空斑。

(一) 琼脂固相法

【仪器和材料】

1. 试剂 Hank's 液;胎牛血清(56℃30 min 灭活,并经绵羊红细胞吸收);琼脂或琼脂糖(表层基 0.7%、底层基 1.4%,用 Hank's 液配制);右旋糖酐(DEAE-dextran 分子质量 5×10^5,用蒸馏水配制 10 mg/ml)、抗-Ig 血清(测定间接空斑用);20%绵羊红细胞悬液(Hank's 液配制);补体(新鲜豚鼠血清——用前经绵羊红细胞吸收)。

2. 器材 玻璃器皿($7\ cm\times1.5\ cm$)、1 ml 注射器和青霉素小瓶、水浴锅。

【方法】

(1) 将溶化的底层琼脂倾注平皿形成一薄层,将其凝固,备用。

(2) 将每管含 2 ml 表层基的试管加热溶化后,放 47~49℃水浴内保温。

(3) 免疫小鼠脾细胞悬液的制备:将免疫小鼠(腹腔或静脉注射绵羊红细胞 4×10^8 个。测定直接溶血空斑,用免疫后 4 天的鼠;测间接空斑,用免疫后 10 天的小鼠)拉脱颈椎致死。取出脾脏,用 200 目钢网研磨过滤,细胞计数并检查活细胞的百分率。

(4) 实验平皿的制备:将底层平皿和所有试剂预温 40℃左右。于水浴内保温的表层基中加入试剂:胎牛血清 0.1 ml;DEAE-右旋糖酐 0.1 ml;适当稀释的抗-Ig 血清 0.1 ml;20%绵羊红细胞 0.1 ml;脾细胞悬液 0.1 ml。

(5) 充分混匀,倾注于铺有底层之平皿内,在水平台上令表层基铺平,凝固后,37℃ 1 h,然后每个平皿加 1∶10 稀释的补体 1.5~2.0 ml,使均匀覆盖其表面,再次温育 30 min,即可进行空斑计数。

【注意事项】

(1) 补体浓度以 1∶10 为宜。

(2) 所有器皿和各种试剂在加入表层基前均需预温。

(二) 小室液相法

【仪器和材料】

1. 玻璃小室的制备 取两张玻片,其中一张玻片两端及中间各铺一条双面胶带,将另一张重叠于其上压紧,即成窄缝状的 Canninham 小室。

2. 试剂 10%绵羊红细胞悬液、1∶2 稀释的补体、1∶2 胎牛血清(56℃30 min 灭活,并经绵羊红细胞吸收)、填充液(0.6%SRBC 用 Hank's 液配制)、石蜡-凡士林混合物、抗-Ig 血清(测间接空斑)。

【方法】

(1) 制备脾细胞悬液(同前)，稀释成 5×10^6/ml。

(2) 填充小室：于含 1ml Hank's 液的试管内加入试剂：1∶2 胎牛血清 0.2 ml；10%绵羊红细胞悬液 0.1ml；脾细胞悬液 0.1 ml；1∶2 稀释的补体 0.1 ml；抗-Ig 血清 0.1 ml(间接空斑)；充分混匀，用毛细吸管吸取混合液填充小室，空隙以填充液补充。

(3) 溶化的石蜡-凡士林混合物将小室封闭。37℃1 h，即可进行空斑计数。

【注意事项】

(1) 小室内不能留有气泡。

(2) 小室边缘必须用石蜡封严。

(3) 严格在限定时间内计数空斑，不得超过数小时。

第五节 补体结合试验

【原理】

抗原与抗体结合形成的复合物能激活补体，若抗原是绵羊红细胞，那么补体被激活后，使绵羊红细胞溶解，出现溶血现象。补体结合实验是一种有补体参与，并以绵羊红细胞和溶血素作为指示系统的抗原抗体反应。参与本反应的五种成分可分为两个系统，一为待检系统，即为已知抗原(或抗体)和待检抗体(或抗原)另一个为指示系统，即绵羊红细胞和其相应的溶血素。待检抗原，抗体和先加入的补体作用后，再加入指示系统。若待检系统中的抗原-抗体相对应，两者特异性结合后激活补体，再加入的指示系统无补体结合，不出现溶血，是为补体结合实验阳性；若待检系统中的抗原与抗体不对应或缺少一方，补体不被激活，当指示系统加入后，绵羊红细胞-溶血素复合物激活补体，产生溶血现象，是为补体结合实验阴性。

本实验敏感性，特异性均较高，可用于检测某些病毒病、立克次体病、梅毒病等。由于参与反应的各成分之间要求有适当的量的关系，因此，做本实验之前必须通过一系列预备实验来确定补体，溶血素，抗原或抗体的使用量。

(一) 溶血素单位滴定

【仪器和材料】

1. 试剂 溶血素血清、抗原、2%绵羊红细胞悬液、补体(1∶30 取豚鼠新鲜血清)、生理盐水。

2. 器材 小试管、吸管、37℃水浴箱。

【方法】

(1) 按表分别加入各种不同稀释的溶血素 0.2 ml 及其他成分。

(2) 充分混匀后置于 37℃水浴箱中 30 min，然后观察结果。

(3) 能呈现完全溶血的最高稀释度的溶血素为 1 个单位。

(4) 配制 2 个单位的溶血素溶液。

如表 2-3-4 的结果表明，第 11 管(1∶9600 倍稀释)中 0.2ml 溶血素为 1 个单位。实验室常用 0.2 ml 中含 2 个溶血单位的稀释液，即 1∶4800，配制时可以取 1∶100 倍稀释的溶血素 1 ml 加生理盐水 47 ml。

表 2-3-4　溶血素的滴定表举例　　　　　　　　　　　　　　　(ml)

试管号	溶血素 0.2ml 稀释度	补体 (1:30)	生理盐水	2%绵羊红细胞		结果
1	1:1000	0.2	0.4	0.2	37℃致敏血细胞水浴30分钟	完全溶血
2	1:1200	0.2	0.4	0.2		完全溶血
3	1:1600	0.2	0.4	0.2		完全溶血
4	1:2000	0.2	0.4	0.2		完全溶血
5	1:2400	0.2	0.4	0.2		完全溶血
6	1:3200	0.2	0.4	0.2		完全溶血
7	1:4000	0.2	0.4	0.2		完全溶血
8	1:4800	0.2	0.4	0.2		完全溶血
9	1:6400	0.2	0.4	0.2		完全溶血
10	1:8000	0.2	0.4	0.2		完全溶血
11	1:9600	0.2	0.4	0.2		完全溶血
12	1:12 800	0.2	0.4	0.2		完全溶血
13	1:16 000	0.2	0.4	0.2		完全溶血
对照	—	0.2	0.4	0.2		完全溶血

(二) 补体单位滴定

【仪器和材料】

1. 试剂　补体(1:30 稀释)、抗体(2 单位溶血素)、抗原(2%绵羊红细胞)、生理盐水。

2. 器材　小试管、吸管、37℃水浴箱。

【方法】

(1) 依表 2-3-5 加入 1:30 稀释的补体。

(2) 依次加入其他各成分至每管中，37℃水浴后观察结果。

(3) 补体单位的确定：凡能使一定量红细胞发生完全溶解的最小补体量，称为 1 个确定单位。如下表中自第 3 管可出现完全溶血现象，因此第 3 管 0.1 ml 所含补体为 1 个确定单位。

由于在实际应用时补体有一部分损失，故需酌量增加一些，通常取其次高的一管补体量称为 1 个使用单位。在下例中：

1 个确定单位=0.1 ml　1:30 稀释的补体。

1 个使用单位=0.12 ml　1:30 稀释的补体。

(4) 补体的稀释：若使每 0.2 ml 补体含 2 个使用单位，可计算为 30 : (2 × 0.12) = x : 0.2。即将补体稀释 25 倍，取 0.2 ml 即可。

表 2-3-5　补体滴定加样表　　　　　　　　　　　　　　　(ml)

试管号	补体 (1:30)	生理盐水		溶血素 (2单位)	2%绵羊红细胞悬液		结果
1	0.06	0.54		0.2	0.2		不溶血
2	0.08	0.52		0.2	0.2		不溶血
3	0.10	0.50	37℃水浴 45min	0.2	0.2	37℃水浴 15~30min	不溶血
4	0.12	0.48		0.2	0.2		不溶血
5	0.14	0.46		0.2	0.2		不溶血
6	0.16	0.42		0.2	0.2		不溶血
7	0.18	0.40		0.2	0.2		不溶血
8	—	0.60		0.2	0.2		不溶血

(三) 正式实验

正式实验可以做定量的，也可以做定性的。本实验用伤寒杆菌的提取液为抗原，与其免疫血清做定性实验。

【仪器和材料】

1. 试剂 补体(1∶25 稀释)、抗体(1∶5 稀释的伤寒血清)、抗原(1∶50 稀释的伤寒抗原、1∶50 稀释的痢疾抗原)、指示系统(2 单位溶血素、2%绵羊红细胞)。

2. 其他 同预备实验。

【方法】

按表 2-3-6 顺序操作。

表 2-3-6 补体结合试验加样表 (ml)

试管号	伤寒血清	伤寒抗原	痢疾抗原	补体	生理盐水	溶血系统	结果
1	0.2	0.2	—	0.2	—	37℃水浴 45min，混匀后 37℃水浴 30min	实验管
2	0.2	—	0.2	0.2	—		特异性对照
3	0.2	—	—	0.2	0.2		血清对照
4	—	0.2	—	0.2	0.2		抗原对照
5	—	—	—	0.2	0.4		补体对照
6	—	—	—	—	0.6		溶血素对照

【实验结果和记录】

观察各管溶血情况，记录并分析其意义。

【注意事项】

(1) 以细菌做抗原时，应使用细菌的提取液而不是悬液，通过滴定找出最合适的稀释度。

(2) 所用试管、微量板、吸管等器材必须清洁无脂，各试剂无菌，以防止抗补体现象。

(3) 除了免疫球蛋白外，本实验中的其他成分均需要滴定。

第六节 中和实验

中和实验(neutrlization test)是一种特异性和敏感性均很高的血清学实验。在体外，病毒可以被相应的特异性抗体中和而失去其感染性，通过单层细胞培养检验病毒的感染性是否失去的方法称为中和实验。

中和实验是以测定病毒的感染性为基础，所以该实验必须在动物、鸡胚或组织培养细胞等活性体内进行，必须选用对病毒敏感的细胞，动物或鸡胚为材料，根据实验的不同目的设置严格的对照实验。

中和实验的主要应用是：

(1) 鉴定病毒：中和实验具有很高的特异性，利用已知型别的免疫血清与未知病毒做中和实验，如被中和，不但可以定量，而且可以定性。

(2) 可以用于分析病毒的抗原性。

(3) 测定免疫血清的效价和疫苗免疫后的抗体反应。

(4) 测定血清中的抗体滴度，用于诊断病毒性疾病。

【原理】

特异性的抗病毒免疫血清——中和抗体与病毒作用，能够抑制病毒对敏感细胞的吸附、穿入和脱壳，从而抑制了病毒的增殖，使病毒失去感染性，中和实验常用有两种方法：一种是用已知病毒检测被测血清中的抗体效价，另一种是用已知免疫血清鉴定病毒型别。

(一) 用已知病毒检测被检血清中的抗体效价

【仪器和材料】

1. 病毒悬液　选用Ⅰ、Ⅱ、Ⅲ型脊髓灰质炎病毒液各 1.5 ml。使用前用 Eagle 维持液稀释至 100 $TCID_{50}$/0.1 ml 含量($TCID_{50}$ 即能使 50%组织培养管发生细胞病变的病毒量)。

2. 待检血清　用前 56℃ 30 min 灭活，以除去非特异性抑制物。

3. 敏感细胞　需长成单层，一般需 2~4 天，根据细胞种类和繁殖程度确定，本实验选用 Hela 细胞培养管 40 只。

4. 试剂　灭菌 Eagle 维持液。

5. 器材　灭菌小试管 15 支、灭菌 1 ml 吸管，37℃水浴箱，37℃ 5%CO_2 培养箱和显微镜。

【方法】

1. 实验组实验方法(1~5 号管)

(1) 稀释血清：取 15 支灭菌试管，分成三排，每排 5 支分别编号。将待检血清用 Eagle 维持液从 1：5 按四倍递增稀释到 1：1280，稀释后的血清每管 0.25 ml。

(2) 在第一排各试管内，每管加入Ⅰ型病毒液 0.25 ml，第二排各试管内，每管加入Ⅱ型病毒液 0.25 ml，第三排各试管内，每管加入Ⅲ型病毒液 0.25 ml，加完后摇动试管架充分混匀，置 37℃水浴箱 1 h 取出。

(3) 取 30 支 HeLa 细胞培养管，弃去培养液，在每支培养管中加入上述病毒与血液混合液 0.2ml，每份混合液接种 2 支细胞培养管。接种后，培养管置于 37℃水浴 1h 取出，于每支培养管内加入 0.8 ml Eagle 维持液，送 37℃5% CO_2 培养箱培养。

2. 实验对照组实验方法

(1) 病毒对照组(6 号管)：取 6 只 HeLa 细胞培养管，弃去培养液，每支试管中加病毒液 0.1 ml，每型病毒液各接种 2 只培养管。然后送 37℃水浴保温 1 h 取出，于每支培养管中加入 0.9 ml Eagle 维持液，送 37℃ 5%CO_2 培养箱培养。

(2) 血清对照组(7 号管)：取 2 支 HeLa 细胞培养管，弃去培养液，每支试管中加 1：20 稀释的待检血清 0.1 ml，然后送 37℃水浴保温 1 h 取出，于每支培养管中加入 0.9 ml Eagle 维持液，送 37℃ 5%CO_2 培养箱培养。

(3) 细胞对照管(8 号管)：取 2 支 HeLa 细胞培养管，弃去培养液，送 37℃ 5%CO_2 培养箱培养。

【实验结果和记录】

在培养第 3、第 5、第 7 天各观察一次，观察时将细胞培养管从温箱取出，显微镜低倍视野下观察有无 CPE(细胞病变效应)，并按表记录。当细胞出现 CPE 时，可见细胞生长减缓或停止生长、细胞变大、肿胀，甚至死亡、脱落。观察后，出现 CPE 的培养管可弃去，未出现 CPE 的培养管继续送 37℃ 5%CO_2 培养箱培养至第 7 天(表 2-3-7)。

表 2-3-7 中和实验 CPE 结果记录

病毒型别	实验组					对照组		
	1	2	3	4	5	6	7	8
Ⅰ						++		
Ⅱ						++		
Ⅲ						++		
对照							−	−
血清稀释度	1∶5	1∶20	1∶80	1∶320	1∶1280		1∶20	

结果判定：

(1) 病毒对照组均应出现 CPE 为 " + "

(2) 血清对照组和细胞对照组不应出现 CPE，为 " − "。

(二) 用已知免疫血清鉴定病毒型别

【仪器和材料】

1. **病毒悬液** 选用未知型别的脊髓灰质炎病毒 1∶10 稀释液 1 ml。
2. **免疫血清** 选用Ⅰ、Ⅱ、Ⅲ型脊髓灰质炎病毒免疫血清(1∶5 稀释)各 0.35 ml。
3. **敏感细胞** 选用 HeLa 细胞培养管 15 支。
4. **其他** 同(一)。

【方法】

1. 实验组实验方法

(1) 取待鉴定病毒稀释液 0.75 ml 分别与三型特异性免疫血清(各 0.25 ml)等量混合，在 37℃水浴 1h 取出。

(2) 取 6 支 HeLa 细胞培养管，弃去培养液，每支培养管中加入混合液 0.2 ml，每份混合液接种 2 支细胞培养管。接种后，培养管置 37℃水浴箱中水浴 1 h 取出，于每支培养管内加入 Eagle 维持液 0.8ml，送 37℃ 5%CO_2 培养箱培养。

2. 实验对照组实验方法

(1) 病毒对照组：取 2 支 HeLa 细胞培养管，弃去培养液，每支试管中待检病毒悬液 0.1ml，送 37℃水浴保温 1h 取出，于每支培养管中加入 0.9 ml Eagle 维持液，送 37℃ 5% CO_2 培养箱培养。

(2) 血清对照组：取 6 支 HeLa 细胞培养管，弃去培养液，每支试管中Ⅰ、Ⅱ、Ⅲ型免疫血清各 0.1 ml，然后送 37℃水浴保温 1 h 取出，于每支培养管中加入 0.9 ml Eagle 维持液，送 37℃ 5%CO_2 培养箱培养。

【实验结果和记录】

按照表 2-3-8 记录结果。

结果判定：

(1) 方法同(一)。

(2) 鉴定病毒。待鉴定的病毒与哪一型免疫血清的中和试验结果为阳性，即为该型病毒。

【注意事项】

(1) 必须选用对细胞有较稳定致病力的病毒。

(2) 灭活的血清必须冷却后应用。

(3) 本试验必须要有阳性对照，阴性对照和细胞对照。

表 2-3-8　结果记录

免疫血清	实验组	病毒对照	血清对照	细胞对照
Ⅰ			−	
Ⅱ			−	
Ⅲ			−	
对照		++		−

第四章 特异性细胞免疫功能检测

第一节 淋巴细胞增殖试验

【原理】

T细胞表面具有植物血凝素(PHA)和刀豆蛋白(ConA)等非特异性有丝分裂原受体，这些丝裂原受体在体内或体外遇到有丝分裂原刺激后，可转化为淋巴母细胞，依其细胞转化程度可测定T细胞的应答功能，称为淋巴细胞转化试验(lymphocyte transformation test, LTT)。

淋巴母细胞的主要特点：①形态学改变，细胞体积明显增大，为成熟淋巴细胞的3~4倍；核膜清晰，核染色质疏松呈网状；核内见明显核仁1~4个；胞质丰富，嗜碱性，有伪足样突出；胞质内有时可见小空泡。②细胞内核酸和蛋白质合成增加。③细胞代谢功能旺盛。

利用淋巴母细胞的不同特点，目前有多种实验方法可用于淋巴细胞转化程度的检测。根据其形态学改变，可通过体内法和体外法检测；根据细胞内核酸和蛋白质合成增加的特点，可通过3H-TdR掺入法检测；根据细胞代谢功能旺盛的特点，可通过MTT比色法进行检测；此外还有流式细胞术法等。这些方法各有优缺点，其中MTT比色法较经济简便，常规实验室可执行。

一、形态学检查法

形态学方法简便易行，但结果受操作和主观因素影响较大。

(一) 体内法

【仪器和材料】

1. **ConA 溶液** 据ConA的纯度配制成最适浓度，一般为0.3~0.5 mg/ml。
2. **染液** 姬姆萨染液或瑞氏(Wright)染液。
3. **器材** 玻片、离心机、显微镜、计数器等。

【方法】

(1) 实验前3天，每只小鼠腹腔注射ConA 0.3~0.5 mg。

(2) 3天后，通过摘除小鼠眼球采集外周血，加入预先加有肝素的试管中；或直接剪尾采血。

(3) 涂片：取1小滴抗凝血滴在玻片中央，用推片将血液涂开。自然干燥。

(4) 固定：取甲醇1~2滴于涂片上，自然干燥。

(5) 染色：加姬姆萨或Wright染液2滴于涂片上，同时加2滴水，用吸管水平涂开，使染液均匀覆盖涂抹面，染色时间为5~10 min。

(6) 自来水细水冲洗染液，然后用吸水纸轻轻吸干玻片上的液体。

(7) 显微镜观察结果，计数淋巴转化细胞，计算转化率。

(二) 体外法

【仪器和材料】

1. RPMI-1640培养液 (用前调至含小牛血清10%、青霉素100 U/ml、链霉素100 μg/ml、谷氨酸胺30 g/L,用NaHCO$_3$,调pH至7.2~7.4)。

2. 试剂 PHA(用RPM1-1640基础培养液配成1000μg/ml)、8.5 g/L NH$_4$Cl、固定液(甲醇与冰乙酸按9:1混合即可)。

3. 染液 姬姆萨染液。

4. 器材 离心机、恒温箱、计数器及显微镜等。

【方法】

(1) 取无菌肝素抗凝血0.1 ml,加入1.8 ml细胞培养液中,同时加入PHA(1000 g/ml)0.1 ml,对照管不加PHA,将细胞置37℃、5%CO$_2$培养3天,每天摇动1次。

(2) 培养结束时吸弃大部分上清液,加入4 ml NH$_4$Cl(8.5g/L)混匀,置37℃水浴10 min。

(3) 2500 r/min,离心10 min后弃上清液,沉淀加5 ml固定液,室温作用10 min。

(4) 离心(2500 r/min,10 min)后弃上清液,留0.2 ml沉淀细胞制片,迅速吹干。

(5) 姬姆萨染色10~20 min,水洗,干燥。

(6) 油镜计数200个淋巴细胞中转化的细胞数,计算转化率。

【实验结果和记录】

1. 淋巴母细胞的形态学标准 包括细胞核的大小、核与胞质的比例、胞质染色性及核的构造与核仁的有无。可以见到以下几种类型细胞,见表2-4-1。

(1) 成熟的小淋巴细胞:与未经培养的小淋巴细胞一样为6~8 μm,核染色致密,无核仁,核与胞质比例大,胞质染色为轻度嗜碱性。

(2) 过渡型淋巴细胞:比小淋巴细胞大,为10~20 μm,核染色致密,但出现核仁,此为与成熟小淋巴细胞鉴别要点。

(3) 淋巴母细胞:细胞体积增大,为20~30 μm,形态不整齐,常有小突起,核变大,核质染色疏松,有核仁1~2个,胞质变宽,常出现胞质空泡。

(4) 其他细胞:如中性粒细胞在培养72 h后,绝大部分衰变或死亡呈碎片。

表2-4-1 转化的和未转化的淋巴细胞形态特征

细胞特征	转化的淋巴细胞		未转化淋巴细胞
	母细胞	过渡型	
细胞直径(μm)	12~22	12~16	6~8
胞核与染色质	增大、疏松	疏松	密集
核仁	清晰1~4个	有或无	无
有丝分裂	有或无	无	无
胞质	增多、嗜碱	增多、嗜碱	少、天青色
质内空泡	有或无	有或无	无
伪足	有或无	有或无	无

2. 淋巴细胞转化率的计算 按上述分类检查推片头、体、尾三部分,计数200个淋巴

细胞，按式(2-4-1)算出百分率。

$$转化率 = \frac{转化的淋巴细胞数}{转化的淋巴细胞数 + 未转化的淋巴细胞数} \times 100\% \qquad (2\text{-}4\text{-}1)$$

转化的淋巴细胞包括淋巴母细胞和过渡型淋巴细胞，未转化的淋巴细胞指的是成熟的小淋巴细胞，在正常情况下，PHA 诱导的淋巴细胞转化率为 60%~80%，如为 50%~60% 则偏低，50% 以下则为降低。

【注意事项】

(1) 培养基成分对转化率影响较大，注意其有效期。

(2) 小牛血清用前需灭活。

(3) 培养时要保证有足够的气体，一般 10 ml 培养瓶内液体总量不要超过 2 ml。

(4) PHA 剂量过大对细胞有毒性、太小不足以刺激淋巴细胞转化，试验前应先测定 PHA 转化反应剂量。

(5) 实验中要严格无菌操作，防止污染。

二、MTT 比色法

【原理】

MTT 比色法(四甲基偶氮唑盐微量酶反应比色法)是 Mosmann1983 年报告的。用 MTT 比色法测定淋巴细胞的增殖反应，可避免细胞计数过程。淋巴细胞增殖后，MTT 呈色水平与增殖水平相关。操作的过程即血和淋巴细胞的前期处理过程和培养过程与 E 花环基本相同，后加入 MTT 显色测定，省去人工细胞计数过程。此法的敏感性低于 $3H$-标记法，但经济方便。近年来亦用于 CTL 细胞、中性粒细胞、NK 细胞等免疫细胞活性的测定及以细胞增殖为原理的白细胞抗原、细胞因子黏附因子的测定。因为所有的增殖细胞的线粒体的琥珀酸脱氢酶可以使底物 MTT[3-(4,5 二甲基-2 噻唑)2,5 二苯基溴化四唑]形成褐色或蓝黑色的 MTT(form-azan)，并沉积于细胞内外。MTT 被随后加入的盐酸异丙醇或二甲亚砜完全溶解，可用酶联仪测定其 OD 值。生成的 OD 值水平能代表孔内细胞代谢活跃的程度，且 OD 值与细胞代谢程度成正比。可在 560 nm 处用酶标仪测定其 OD 值。

【仪器和材料】

1. MTT　PBS 配制成 5 mg/ml 的储存液，过滤除菌后冻存。

2. 溶剂　DMSO、10%SDS、0.04 的盐酸-异丙醇。

3. 器材　酶标仪。

【方法】

(1) 无菌分离淋巴细胞(同 E 花环)，用 1640 培养液调制成 1×10^6/ml，加入 96 孔培养板，每孔 100 μl。

(2) 每孔加 ConA 100 μl，每个样品加 3 孔，另 3 孔不加 ConA 作对照。37℃ 培养约 56 h。

(3) 结束培养前加入 20 μl/孔。继续培养 6 h 左右。

(4) 2000 r/min 离心 10 min，弃上清液。

(5) 每孔加 100 μl 溶剂，轻微振荡使产物溶解。

(6) 在酶标仪上波长 560 nm 测定 OD 值。

【实验结果和记录】

计算 3 个试验孔及 3 个细胞对照孔 OD 值。按式(2-4-2)计算刺激指数(stimilation index，SI)作为淋巴细胞转化程度。

$$SI = \frac{ConA刺激管OD均值}{对照管OD均值} \tag{2-4-2}$$

【注意事项】

(1) 淋巴细胞要新鲜制备，否则会影响实验结果。

(2) ConA 刺激时间要根据淋巴细胞转化情况决定，一般为 55~66 h。

三、3H-TdR 掺入法

【原理】

T 淋巴细胞受 ConA 或 PHA 激活后，进入细胞周期有丝分裂。当进入细胞周期 S 期时，细胞合成 DNA 量明显增加，在培养基中加入氚(3H)标记的 DNA 前身物质胸腺嘧啶核苷(TdR)，则 3H-TdR 被作为合成 DNA 的原料被摄入细胞，掺入到新合成的 DNA 中。根据同位素掺入细胞的量可推测淋巴细胞对刺激物的应答水平。掺入的同位素 3H，经液体闪烁测量法测出，将 3H 每分脉冲数(cpm)加以计算，用不同公式表示结果。

同位素掺入法淋转试验，较之形态学方法更为客观、准确，重复性也好，但需一定设备条件。

【仪器和材料】

1. 培养液 1640 培养液。

2. ConA 根据 ConA 的纯度配制成最适浓度，一般为 5~10 μg/ml。

3. 脂溶型闪烁液 POPOP[1,4 双(5-苯基-2-恶唑基)苯]0.4 g；PPO(2,5 二苯基恶唑) 4 g；无水乙醇 200 ml；二甲苯 800 ml。

POPOP 先用少量二甲苯置 37℃水浴溶解后，再补足其他成分即可。

4. 3H-TdR 临用前用培养液稀释成 10 μCi/ml。

5. 其他 多头细胞收集仪、玻璃纤维滤纸、样品杯、液体闪烁计数器等。

【方法】

(1) 无菌分离淋巴细胞(同 E 花环)，用 1640 培养液调制成 1×10^6/ml，加入 96 孔培养板，每孔 100 μl。

(2) 每孔加 ConA 100 μl，每个样品加 3 孔，另 3 孔不加 ConA 作对照。37℃培养约 56 h。

(3) 结束培养前加入 3H-TdR 0.5~1 μCi/孔。

(4) 继续培养 6~12 h 后，用多头细胞收集仪将细胞收集于玻璃纤维滤纸上。

(5) 烤干后，将滤纸放入闪烁杯中，每杯加闪烁液 5 ml，液闪仪测定各管 cpm 值。

【实验结果和记录】

将 ConA 刺激组和对照组各自的平均 cpm 值，代入式(2-4-3)计算 ConA 刺激指数(index of stimulation，SI)。

$$SI = \frac{ConA刺激管cpm均值}{对照管cpm均值} \qquad (2\text{-}4\text{-}3)$$

【注意事项】

(1) 3H-TdR 加入的时间：在细胞分裂周期中只有 S 期合成 DNA，故应在 S 期加入 3H-TdR，加入过早不但不被细胞摄取，反而被降解为胸腺嘧啶，不能作为合成 DNA 的原料。一般在培养终止前 6 h 或 16 h 加入 3H-TdR，其掺入量高。

(2) 3H-TdR 法影响因素较多，需准确加样，精细操作，严格控制实验条件。

(3) 闪烁液一般可重复使用 3~5 次，重复使用前先测本底，若大于 250 cpm 则不能再用。

(4) 平行样品的孔间误差应≤20%，如式(2-4-4)，否则实验数据不可信。

$$孔间误差 = \frac{各孔数据 - 两孔数据的平均值}{两孔数据的均值} \times 100\% \qquad (2\text{-}4\text{-}4)$$

第二节　花环法 T 细胞 CD2 分子的检测

【原理】

人类 T 细胞表面有与绵羊红细胞结合的受体，该受体的本质是黏附分子 CD2 分子。目前，虽然 CD2 分子的测定已经有更精确的测定方法，但 E 花环测定方法简单、经济，临床实验和医学实验中仍有应用。

E 花环法是在体外将淋巴细胞和绵羊红细胞(SRBC)混合，绵羊红细胞即可与 T 细胞表面的 CD2 分子结合，形成以 T 细胞为中心，外周黏附着一层绵羊红细胞，似花环状，故也称为 E 花环实验。根据细胞形成花环的百分率高低即可测知外周血中 T 细胞的数量，也代表机体的细胞免疫水平。根据实验程序的不同，如果结合绵羊红细胞后，4℃冰箱过夜，则结合的百分率较高，名为总花环(Et)；如果不过夜，则结合的百分率较低，认为是活化的或受体亲和力较高的 T 细胞和绵羊红细胞结合，称为活性花环(Ea)。一般认为活性花环更能反映机体的细胞免疫功能状态。

【仪器和材料】

1. 试剂　淋巴细胞悬液(制备方法见外周血单核细胞分离法)、小牛血清、0.5%的绵羊红细胞、0.8%的戊二醛溶液(临用前配制)、Wright 染液、20%甲醇盐酸脱色液、无钙镁 Hank's 液、抗凝剂(肝素溶液)、5.6%的 $NaHCO_3$、3.5%的 $NaHCO_3$、5.4%的 NaCl、甲醇固定液。

2. 器材　碘伏棉球、乙醇棉球、水平式离心机、37℃水浴箱、4℃冰箱、载玻片、显微镜、试管、毛细吸管、采血针。

【方法】

1. 静脉血法

(1) 抽静脉血用淋巴细胞分层液分离淋巴细胞(操作见外周血单核细胞的分离)。

(2) 取淋巴细胞悬液(2×10^6/ml)0.1 ml 和 0.5%的绵羊红细胞(SRBC)1 ml 混合，摇匀，置 37℃水浴箱水浴 10 min。

(3) 500 r/min 离心 5 min。若测定 Et 花环形成率，则离心后置细胞于 4℃冰箱过夜。

(4) 吸去上清液，留少许沉淀物(0.1 ml)加 1%戊二醛溶液 3 滴固定 15 min。

(5) 轻轻转动试管，使细胞松散，用吸管吸取细胞涂片，自然干燥，甲醇固定，Wright 染色。

2. 耳垂血法

(1) 耳垂采血 4 滴，加入含 2 滴肝素溶液的无菌试管中。

(2) 加入 2.5 ml 的双蒸水，摇动试管，见透亮后立即加入 5.4%的 NaCl 溶液 0.5 ml。1000 r/min 离心 10 min，弃上清液，沉淀物中加 Hank's 液 2 ml，用吸管混匀，1000 r/min 离心 10 min 清洗细胞。弃上清液，沉淀物留约 0.1 ml，加入 0.5%的绵羊红细胞溶液(含小牛血清)，混匀。将细胞置于 37℃水浴箱水浴 10 min。

(3) 500 r/min 离心 5 min。若测定 Et 花环形成率，则离心后置细胞于 4℃冰箱过夜。

(4) 吸去上清液，留少许沉淀物(0.1 ml)加 1%戊二醛溶液 3 滴固定 15 min。

(5) 轻轻转动试管，使细胞松散，用吸管吸取细胞涂片，自然干燥，甲醇固定，Wright 染色。

【实验结果和记录】

(1) 淋巴细胞经 Wright 染色后呈蓝紫色，绵羊红细胞呈红色或淡粉红色。绵羊红细胞包围环绕淋巴细胞形成花环状，结合 3 个或以上的绵羊红细胞者为阳性花环形成细胞。

(2) 在油镜下计数 200 个淋巴细胞，按式(2-4-5)计算花环形成细胞百分率。

$$E花环形成百分率 = \frac{形成花环细胞数}{花环细胞数 + 未形成花环细胞数} \times 100\% \qquad (2\text{-}4\text{-}5)$$

(3) 花环法的测定由于各实验室条件不一致及个体差异，标准化困难，故其正常值范围较大，一般成年健康人 Et 花环百分率为 40%~60%，Ea 花环百分率为 20%~35%，耳垂血花环形成率低于静脉血。

【注意事项】

(1) SRBC 在阿氏液中保存时间越长，花环结合能力越低下，一定要用新鲜血，否则会影响细胞活性，且绵羊红细胞受体会从 T 细胞表面脱落。

(2) 分离的淋巴细胞放置时间长，花环率亦下降。

(3) 绵羊有个体差异，应该固定羊只。

(4) 细胞涂片经 Wright 染色后，用 20%甲醇盐酸液脱色，脱色至红色为止。水洗干燥后，镜检淋巴细胞为紫色，红细胞为淡红色。

(5) 混悬管底细胞需缓慢转动试管，使细胞团变松即可，不能用毛细吸管强加吹打，以免 SRBC 从淋巴细胞上脱落。

(6) 离心速度也很重要，不要超过 500 r/min。如果过快，会使细胞压得太紧，影响结果。

(7) 镜下观察时，T 细胞有时可结合 2~3 层红细胞，完全掩盖 T 细胞，形成巨大玫瑰花环。

第三节　白细胞移动抑制试验

致敏的 T 细胞与相应的抗原反应，能引起代谢活化，并释放出多种有生物活性的物质。其中有抑制单核、巨噬细胞移动的因子(MIF)及抑制多型核白细胞移动的因子(LIF)。正常淋巴细胞无此反应。欲知人或动物是否存在对某种抗原的致敏 T 细胞特异的细胞免疫反应，可将其淋巴细胞与抗原一起培养，从有无 MIF 或 LIF 产生来做判断。这两种细胞免疫反应(MMIF 或迟发型变态反应)的体外检查法分别叫做单核细胞移动抑制试验或白细胞移动抑制试验(LMIF)。人体多采用 LMIF 检查。

检查白细胞移动抑制因子的存在，是借其抑制白细胞移动的生物活性为指标的，依观察白细胞移动的方式不同，移动抑制试验有三种不同的方法，即毛细管法、琼脂糖打孔法及琼脂糖微滴法，这里介绍毛细管法。

将有特异细胞免疫(致敏)人的白细胞(包括各种白细胞)装入毛细玻璃管中培养，24 h 后，白细胞从管中向外移动呈扇状，若培养液加入相应的抗原，能使致敏 T 细胞放出 LIF，白细胞就不能或不能充分从管中向外移动。与不加抗原的对照相比较，显示出白细胞移动受抑制的现象。

【仪器和材料】

1. 抗原 抗原种类因实验目的不同而选定，用细胞培养液配成一定浓度供使用。本试验采用结核菌素或 PHA。

2. 试剂 豚鼠抗凝血清、Hank's 液、淋巴细胞提取液、细胞培养液(199 培养液或 1640 培养液)。

3. 器材 毛细玻璃管(内径为 0.8~1 mm，两端粗细一致，长 7.8 cm)、培养小室或盖玻片、离心机、试管、滴管等。

【方法】

(1) 淋巴细胞提取：同 E 花环试验。

(2) 用无菌镊子夹毛细管，插入细胞悬液中，使细胞悬液借毛细管现象进入毛细管内，在离上端 7~8 mm 时，将毛细管取出，装入各毛细管中，使细胞悬液高度力求相对等。

(3) 将毛细管空端经火焰封固端朝下置试管中，于水平离心机内 1000 r/min 离心 5~10 min。取出毛细管可见细胞被压紧里 4~6 mm 高的柱，表层发白主要是白细胞，下层发红为红细胞、白细胞混合存在。用小砂轮在毛细管壁的细胞-液体界面处划痕，小心折断。将溢满细胞的毛细管沾少许凡士林，置平底凹玻中固定，每凹放 2~8 支毛细管，而后滴加培养液，将毛细管分为两组，每组 3~4 支，一组为实验组，另一组为对照组。试验组用 199 培养加适量抗原作培养液，对照组只用 199 液作培养液，不加抗原。

(4) 凹孔上加盖玻片封闭，勿留有气泡，将凹玻片置于铺有湿布纱布的铝盒中，置 37℃ 温箱中培养 18~22 h。

(5) 取出凹玻片，用解剖显微镜测定各毛细管白细胞移动的扇面之长短直径。试验结果用移动指数 MI 表示，按式(2-4-6)：

$$MI = \frac{\text{加抗原的白细胞移动直径平均值（3~4支毛细管）}}{\text{未加抗原的白细胞移动直径平均值（3~4支毛细管）}} \times 100\% \quad (2\text{-}4\text{-}6)$$

正常值 80%~120%。80%以下皆为抑制，即移动抑制阳性。120%以下皆为刺激，刺激反应的产生可能是抗原浓度偏低。

第四节 混合淋巴细胞反应

【原理】

混合淋巴细胞培养或称混合淋巴细胞反应(mixed lymphocyte reaction，MLR)是指当两个个体的淋巴细胞在体外混合培养时，由于细胞表面 HLA-D、DP 抗原不同，可相互刺激对方的 T 细胞发生活化、增殖，此为双向混合淋巴细胞培养(two way MLC)；若将其中一方的淋巴细胞先用丝裂霉素 C 处理或射线照射，使其失去增殖能力，但仍能刺激另一方发生增殖，称为单向混合淋巴细胞培养(one way MLC)。两个个体间 HLA 抗原差异程度越大，反应越强烈。MLC 反应可通过 3H-TdR 掺入法、MTT 法或形态学检查等方法进行检测。

MLC 主要用于器官移植前的组织配型，以测定供、受者间组织相容性抗原的相容程度；也是免疫应答和免疫调节研究中常用的实验模型。

【仪器和材料】

1. 标本供者和受者淋巴细胞悬液 分离方法同 PBMC 分离，用含 20%AB 型血清的 RPMI-1640 培养液调整细胞浓度至 1×10^6/ml。

2. 试剂 含 20% NCS 的 RPMI-1640 完全培养液、丝裂霉素 C(用培养液和 PBS 配成 300μg/ml)、3H-TdR、闪烁液、淋巴细胞分离液、肝素等。

3. 器材：水平离心机、超净工作台、倒置显微镜、CO_2 培养箱、96 孔 U 形细胞培养板、液闪烁计数仪(或酶标仪)。

【方法】

1. 单向混合淋巴细胞培养

(1) 刺激细胞的制备：取 1×10^6/ml 淋巴细胞悬液，加入终浓度为 30 μg/ml 的丝裂霉素 C，于 37°C 水浴中作用 30 min，1000 r/min 离心 10 min，弃上清液；加 RPMI-1640 培养液离心洗涤 2 次，每次 1000 r/min，离心 10 min；沉淀细胞用 RPMI-1640 完全培养液调整细胞浓度为 1×10^6/ml。

(2) 反应细胞的制备：反应细胞为被检淋巴细胞，将分离的 PBMC 用 RPMI-1640 完全培养液调整为 1×10^6/ml。

(3) 培养：于 96 孔 U 形细胞培养板每孔加入刺激细胞和反应细胞各每孔 100 μl，并设受者淋巴细胞自身对照，每份样品设 3 个复孔。置 37℃、5% CO_2 培养箱中孵育 3~6 天。

(4) 增殖反应的检测：同淋巴细胞增殖试验。

2. 双向混合淋巴细胞培养 刺激细胞不用丝裂霉素 C 处理，其余操作步骤均同单向混合淋巴细胞培养。

【实验结果和记录】

MLC 反应结果可采用淋巴细胞转化率(形态学检查法)、3H-TdR 掺入量(cpm)或刺激指数(SI)(3H-TdR 掺入法、MTT 比色法)表示，也可采用流式细胞术(FCM)分析法。转化率或 SI 高，表示 MLC 反应强，MLC 反应强度与两个体间 HLA-D、DP 抗原差异呈正比。器官移植时，应选择 MLC 反应最弱的个体作为供者。

【注意事项】

本实验因细胞培养的时间较长，应特别注意无菌操作。

第五节　脾脏 B 细胞增殖试验

【原理】

淋巴细胞在体外培养过程中受刺激后，进行分裂增殖。通过测定体外增殖反应，可反映机体免疫功能。不同的刺激物(如丝裂原)可刺激不同的淋巴细胞分化增殖，因而可反映不同淋巴细胞群体的免疫功能。刺激 T 细胞增殖的丝裂原有植物血凝素(PHA)、刀豆蛋白A(ConA)、美洲商陆(PWM)；刺激 B 细胞增殖的丝裂原有细菌脂多糖(LPS)、葡萄球菌 A 蛋白(SPA)、美洲商陆(PWM)。

体外测定淋巴细胞增殖反应的常用方法有同位素渗入法、MTT 色法及 XTT 比色法。现 XTT 比色法测定脾脏 B 细胞为例。

XTT(四唑氮复合物)比色试验是一种检测细胞存活和生长的方法。XTT 是一种四唑氮衍生物，化学名为 2,3-bis(2-methoxy-4-nitro-5-sulfophenyl)-5-[(phenylamino)carbonyl]-2H-tetrazolium hydroxide，作为细胞内线粒体脱氢酶的底物，可被活细胞还原成水溶性的橙黄色甲(formazan)产物，其吸光值与活细胞的数量成正相关。在波长近 450 nm 处该甲臜产物有最大吸收峰，因此用酶标测定仪测定培养物的 OD 值可间接反映活细胞数量。XTT 与电子耦合剂硫酸酚嗪甲酯(phenazine methosulfate，PMS)联用时，能增强 XTT 的还原反应，提高反应的灵敏性。XTT 比色试验由于具有简便、快速、灵敏度高、结果准确等优点，现已广泛用于测定各种生长促进物质(如细胞因子、营养成分)促进细胞增殖的作用及各种生长抑制物质(如抗癌药物)抑制细胞增殖的作用。

【仪器和材料】

1. 动物　昆明种小白鼠。

2. 试剂　RPMI-1640 培养液、Tris-NH_4Cl 溶液、台盼蓝染液、细菌脂多糖(LPS)、XTT 溶液、PMS 溶液、XTT/PMS 应用液、75%乙醇。

3. 器材　120 目尼龙网筛、玻璃针芯、可调微量移液器、1 ml 吸管、烧杯、试管、细胞计数板、96 孔培养板、CO_2 培养箱、超净工作台、酶标测定仪、离心机、显微镜。

【方法】

(1) 制备单个脾细胞悬液：脱白处死小鼠，置 75%乙醇浸泡 10 min。无菌条件下取脾脏置 RPMI-1640 培养液中，将脾脏剪碎后用玻璃针芯轻轻挤压，使细胞分散为悬液，经 120 目尼龙网筛滤成单个脾细胞悬液，以 Tris-NH_4Cl 溶液溶解红细胞，1000~2000 r/min，离心 10 min，去上清液，用 RPMI-1640 培养液洗细胞 3 次，每次 1000~2000r/min，离心 10min，去上清液，将细胞悬液重置于 RPMI-1640 培养液中(以上操作均在无菌条件下进行)。

(2) 计数细胞悬液浓度：台盼蓝染色检查脾细胞活性大于 90%，然后调整细胞浓度至 1×10^6/ml~2×10^6/ml。

(3) 细胞培养及有丝分裂原诱导：将脾细胞悬液分加于 96 孔板上，每孔 100 μl，每个样品加 6 个复孔，其中 3 孔各加 LPS 10 μg/ml，另 3 孔作对照；再设一空白对照孔来调零。将培养板置 CO_2 培养箱中，在 37℃、5% CO_2 及饱和湿度条件下培养 72 h。

(4) 每孔加 XTT/PMS 应用液 50 μl 后继续培养 2~8 h。

(5) 轻轻振摇培养板，使染料均匀分布，用酶标测定仪在 450~500 nm 处测定各孔 OD 值，参考波长 650 nm。

【注意事项】

(1) 制备单个脾细胞悬液时注意每一环节的无菌操作。

(2) 实验中一定应用 PMS。

(3) XTT/PMS 应用液用前应新鲜配制，配制后立即应用，其最佳反应时间最好做预试验确定。

第六节　CTL 杀伤功能测定

【原理】

细胞毒性 T 细胞(CTL)是指已被抗原致敏的 $CD8^+T$ 细胞，在体内外均有很强的杀伤能力。在体外培养中除可杀伤特异性靶细胞以外，还可杀伤某些敏感的人肿瘤传代细胞株。将适当的靶细胞悬液按一定比例与受检淋巴细胞混合，培养数小时后观察靶细胞的破坏情况，可判断受检者的 CTL 杀伤能力，从而判断其细胞免疫状态。常用观察方法有形态学检查法和同位素检查法，以形态学检查法为例。

【仪器和材料】

1. 标本　待检外周血淋巴细胞。

2. 靶细胞　选用人肝癌、食道癌或胃癌等细胞株。

3. 主要试剂　Hank's 液、肝素、2.5 g/L 胰蛋白酶、含 20%小牛血清的 RPMI-l640 培养液、Wright 染液、淋巴细胞分离液。

4. 器材　微孔塑料板(应无细胞毒作用)、细胞过滤器(多用市售不锈钢筛)、离心机、显微镜、CO_2 培养箱等。

【方法】

(1) 选用适宜的肿瘤传代细胞，取培养 2~3 天呈片状生长、无细胞颗粒、生长旺盛的肿瘤细胞。

(2) 用 Hank's 液洗涤 3~4 次，用 2.5 g/L 胰蛋白酶消化 3 min，以 Hank's 液再洗 3 次，倒去 Hank's 液。用含 20%小牛血清的 RPMI-l640 培养液 4 ml 将贴壁肿瘤细胞洗脱下来，钢筛过滤后用培养液配成 5×10^3 / ml 细胞悬液。

(3) 用加样器吸取靶细胞悬液 0.04 ml 加入微孔塑料板各孔中，每孔约含 200 个肿瘤细胞，静置 5~10 min，待细胞初步贴壁后，放入含 5% CO_2 的细胞培养箱中培养 20 h。

(4) 标本细胞准备：采被检者静脉血 2 ml，用密度梯度离心法分离淋巴细胞(方法详见上节)，配成浓度为 1×10^6/ml 的细胞悬液。

(5) 细胞毒性反应：

1) 实验组每孔加入淋巴细胞悬液 0.04 ml，使淋巴细胞与肿瘤细胞的比例为 200：1；对照组不加淋巴细胞，只加入培养液 0.04 ml。试验组和对照组均应做双份。

2) 每孔加含 20%小牛血清的 RPMI-l640 培养液 0.1 ml，在含 5% CO_2 的 37℃细胞培养箱内培养 40 h。

3) 取出培养板，甩去孔内培养液，以 Wright 染液染色 10 min，用显微镜计数塑料板底残存的瘤细胞数，求出淋巴细胞对肿瘤细胞的杀伤百分率。

如果改用 ^{51}Cr 释放法，先用 $Na^{51}CrO_4$ 标记靶细胞，与淋巴细胞共同孵育后，用 γ 计数仪测定上清液和沉淀中的放射活性，然后计算出杀伤率。

【实验结果和记录】

(1) 按式(2-4-7)计算结果：

$$杀伤率=\frac{对照组平均残留肿瘤细胞数-实验组平均残留肿瘤细胞数}{对照组平均残留肿瘤细胞总数}×100\% \quad (2-4-7)$$

(2) CTL 是经过抗原激活的特异性杀伤细胞，执行杀伤作用时还要识别 MHC-I 类抗原。经典的 CTL 杀伤试验应该事先有个激活过程，比较复杂。但唯一的例外是识别同种异型 MHC 抗原时所进行的杀伤，所以靶细胞应当选用人源的瘤细胞株。

(3) 本试验虽然名为 CTL 杀伤试验，但实际上并不能排除 NK 细胞的自然杀伤作用。在这里只是一种模拟试验。

(4) CTL 杀伤功能测定是体外检测机体细胞免疫功能的一种常用方法。利用靶细胞与淋巴细胞的相互关系阐明靶细胞的抗原性；测定机体免疫活性细胞直接杀伤肿瘤细胞的能力，判断肿瘤患者的预后；判断免疫治疗肿瘤患者的疗效；观察药物、肿瘤抗原及其他抗原对 CTL 杀伤功能的影响；鉴定淋巴细胞的功能性亚群。

【注意事项】

(1) 整个实验应严格无菌操作，防止细菌或真菌污染而失败。

(2) 所用培养液和洗涤液 pH 应在 6.8~7.2 为宜，加入的小牛血清可能有个体差异或对肿瘤细胞生长有抑制作用而影响结果，事先应做毒性试验，如有毒性不可使用。

(3) 实验组和对照组应在同一微孔板上进行，以减少误差。

(4) 所接种的肿瘤细胞和淋巴细胞数要准确，在接种时应边摇匀边接种，使细胞在溶液中分布均匀。

第五章　免疫病理反应

第一节　豚鼠速发型过敏反应

【原理】

经过敏原刺激的动物机体可产生 IgE 类抗体，此抗体可与肥大细胞、嗜碱粒细胞表面的 IgE Fc 受体结合，使机体处于致敏状态。同一致敏原第二次刺激机体后，可立刻使肥大细胞、嗜碱粒细胞释放生物活性物质如组织胺、缓激肽、慢反应物质等，导致过敏性休克。

【仪器和材料】

1. **动物**　豚鼠。
2. **试剂**　正常马血清(或人血清)、卵白蛋白(鸡蛋清)。
3. **器材**　无菌注射器、针头、解剖用具。

【方法】

(1) 取 3 只豚鼠，以甲、乙、丙编号。
(2) 其中甲、乙两只经腹腔或皮下注射 1∶10 马血清 0.1 ml。丙注射 0.1 ml 生理盐水作为对照。
(3) 经 14~21 天，甲豚鼠心脏注射鸡蛋清 1~2 ml，乙、丙 2 只豚鼠经心脏注入马血清 1~2 ml。注射后，1~5 min 内观察结果。

【实验结果和记录】

(1) 如注射抗原后数分钟动物出现不安、用前爪搔鼻、咳嗽、打喷嚏、耸毛、痉挛、大小便失禁、呼吸困难、站立不稳，最后窒息而死于过敏性休克 (轻型者可逐渐恢复而不死亡，此时动物处于脱敏状态，在一定时间内注射同种过敏原，则不出现过敏症状)。
(2) 将死亡豚鼠解剖，可见肺气肿，豚鼠肠蠕动正常，颜色正常。
(3) 甲丙豚鼠均不出现过敏症状。

【注意事项】

心脏注射必须准确，有回血后再注入过敏原。

第二节　青霉素过敏试验

【原理】

当青霉素等变应原引入受试者皮肤时，过敏体质者皮内肥大细胞上的 IgE 可与该变应原发生特异性结合，引发体内的一系列应答过程，使皮肤出现不同程度的风团和红晕等反应现象，据此可判断受试者对该抗原是否过敏。

【仪器和材料】

1. **实验对象**　患者或学生本人。
2. **试剂**　青霉素(配成 200 U/ml)、或其他皮试抗原液。
3. **器材**　1 ml 一次性(或蓝芯)注射器、4 号针头、毫米刻度尺。

【方法】

(1) 实验部位应选前臂屈侧光滑细腻处，以便于观察结果。

(2) 常规消毒后将皮肤拉紧，持 1 ml 注射器，将 4 号针头斜面向上刺入皮内(不是皮下)，注入皮试抗原 0.02~0.03 ml。

(3) 注射 20 min 后，观察试验部位的皮肤反应，判断的标准见表 2-5-1。由于反应常是椭圆或不规则形，因此所谓反应的直径是测得的最大径和最小径的平均值。

表 2-5-1　皮试评级标准

评级	风团(mm)	红晕(mm)
-	—	<5
±	<3	5~10
+	3~5	11~20
++	6~9	21~30
+++	10~15	31~40
++++	>15	>40

【实验结果和记录】

(1) 以风团 > 10mm 者为阳性。但 20min 内所显示的只是早期反应，临床上偶见皮试阴性，但注射后出现晚期反应者。

(2) 阳性结果表示受试者对该抗原过敏，如果是药物应该停止使用。如果试验目的是为了寻找过敏原，那么结果阳性表示该抗原可能是引起哮喘等疾病的变应原，应该结合病史等其他情况进一步明确。

(3) 皮内试验虽然不是特别敏感的定量试验，但因是在活体内的反应，所以能体现实际的状态，具有其他体外试验所不能比拟的实用价值。青霉素、链霉素等皮肤试验是检测对药物过敏的一个特殊典型的例子，已被列为严格的医院注射室常规试验。

【注意事项】

(1) 如同时检测多种变应原，应注意有限区域的规划并做好标记。彼此应间隔 4~6 cm，以防止反应重叠。

(2) 一般试验只选一种常用的抗原稀释度，且用较低的阈限。对于较重要的可疑变应原，在低浓度不出现反应时，可进一步用较高浓度，直到最高浓度阴性为止。

(3) 对高度敏感者，试验前应做好抢救准备。出现明显的局部反应就应立即将被试物擦去，洗净皮肤；一旦出现全身反应，立即组织抢救。

(4) 试验时应同时做生理盐水阴性对照。假阳性多出现在抗原配制不当(如偏酸或偏碱)、抗原变质或被细菌污染等情况。在抗原失效、近期内使用过抗组胺或激素类药物，或在儿童和老年等免疫反应低下时，亦可出现假阴性。

(5) 皮内试验的皮肤反应判定以风团为主，而挑刺试验的皮肤反应判定以红晕为主。

第三节　免疫复合物型超敏反应——Arthus 现象

【原理】

Arthus reaction 是指给机体反复多次注射抗原，使个体内存在高水平抗体时，然后在局部皮下组织注射相同性质的抗原。在局部组织形成大复合物，导致激活补体，释放过敏毒素、组织胺及凝聚血小板，释放血管活性物质，最终导致局部出现水肿、出血、坏死等炎症反应，这种现象称 Arthus 现象。此现象在抗原注射后 1~2 h 后出现反应，3 h 反应达到高峰，10~12 h 反应开始减弱，趋向消退。

【仪器和材料】
1. **动物** 采用豚鼠或家兔。
2. **试剂** 抗原(马血清)。
3. **器材** 无菌注射器及针头。

【方法】
给动物皮下注射马血清 3~5 ml，共 4~6 次，每次间隔 4~5 天。

【实验结果和记录】
自第四次注射抗原后，在 1~2 h 于注射局部出现水肿、出血及坏死等炎症反应。3~6 h 反应达高峰、10~12 h 开始减弱。

第四节　豚鼠结核菌素试验

【原理】
基于Ⅳ型变态反应(见变态反应)原理的一种皮肤试验，用来检测机体有无感染过结核杆菌。结核菌素为结核分枝杆菌的菌体成分。注入机体皮内，若受试者曾受结核杆菌感染或接种过卡介苗，则结核菌素刺激致敏的 T 细胞，释放多种淋巴因子，在注射局部形成以单核细胞浸润为主的炎症，表现为红肿、硬结、溃烂，此即迟发型超敏反应。若受试者未感染过结核分枝杆菌，则注射局部无变态反应发生。

【仪器和材料】
1. **动物** 豚鼠 2 只。
2. **试剂** 1∶1000 稀释的旧结核菌素(old tuberculin，OT)。
3. **器材** 卡介苗注射器及针头。

【方法】
(1) 取豚鼠 2 只，其中 1 只于 2 个月前曾注射卡介苗，用剪刀将豚鼠背部之毛剪净或用剃刀剃净，并用碘酒、酒精棉球消毒之。
(2) 用卡介苗注射器吸取 1∶1000 的旧结核菌素，于两只豚鼠皮内各注入 0.1 ml。
(3) 注射后 48~72 h 观察局部皮肤反应。

【实验结果和记录】
皮肤反应可分为四种情况，见表 2-5-2。

表 2-5-2　豚鼠结核菌素试验皮肤反应

反应现象	反应等级
无反应	-
有轻度的浸润肿块，直径 < 10 mm 者	+
边缘有明显浸润肿块，直径 10~15 mm，隆起达 1 mm 以上，四周皮肤红肿的范围较大	++
有显著浸润肿块，直径 > 15 mm，隆起达 2 mm，四周皮肤红肿范围更大	+++
有广泛浸润块，皮肤发红，有水泡和坏死现象，甚至出现体温升高	++++

第五节　小鼠 DNFB 试验

【原理】

DNFB(二硝基氟苯)是一种化学物质，可作为半抗原与皮肤内的组织蛋白结合，成为完全抗原，经此抗原致敏的小鼠，在耳部涂抹 DNFB 后，可对 DNFB 产生特异的迟发型超敏反应，耳部出现肿胀，镜检可见大量的单核细胞、淋巴细胞浸润。

【仪器和材料】

1. 动物　小鼠 2 只。

2. 试剂　1%DNFB 溶液(用 1 份丙酮加 1 份橄榄油稀释)。

【方法】

(1) 将两只小鼠腹部刮毛，其中一只在腹部涂抹 1%DNFB 100 μl，另一只涂抹不含 DNFB 的丙酮橄榄油 100 μl，作为对照。

(2) 5 天后，每只小鼠的左耳涂上 1%DNFB 溶液 5 μl。

(3) 24 h 后，观察小鼠左右耳肿胀情况，亦可做组织切片观察细胞浸润情况。

【实验结果和记录】

对照小鼠由于未用 DNFB 过敏，左耳不出现肿胀，试验小鼠由于经 DNFB 致敏，受第二次 DNFB 刺激后，在局部产生迟发型超敏反应，此试亦称接触超敏反应。

第六节　小鼠 DTH 试验

小鼠经 BSA-FCA 抗原皮下注射后，体内产生致敏的淋巴细胞，再经抗原攻击，经 24~48 h 后，在注射抗原的局部发生迟发型超敏反应。

【仪器和材料】

1. 动物　LACA 小鼠 2 只。

2. 抗原与佐剂乳化剂　无菌 BSA 溶液(浓度为 30 mg/ml)与 FCA(福氏完全佐剂)以 1∶7 体积混合，研磨，直至抗原与佐剂的混合物滴入水面呈油滴状，不散开。

3. 热凝聚 BSA(ABSA)　用 2% BSA 经过滤除菌，加热 71~72℃，80 min，冷却后，以 2000 r/min 离心 10 min，取沉淀，再用无菌生理盐水洗 1 次，恢复原体积的一半。

【方法】

1. 免疫　在小鼠尾根部皮下，分 2 点，每点注射 BSA-FCA 乳化液各 10 μl，对照组注射等体积生理盐水。

2. 攻击　免疫后第 10~14 天，注射 30 μl 2% ABSA 溶液于每只鼠的左后足垫，右后足垫注射同剂量生理盐水，4 h 后测量左、右后足垫的厚度。

【实验结果和记录】

1. 肿胀厚度测量处死小　用游标卡尺测量每只小鼠的左、右后足垫的厚度，以其差值表示肿胀程度。

2. 重量测量法　在一定的解剖部位剪下左、右后足垫，分别称其重量，以差值表示肿胀程度。

3. 病理学检查法　剪下足垫，以甲醛液固定，制切片，用苏木精-伊红染色后，镜下观察单核细胞浸润情况。

第七节　植物血凝素皮肤试验

植物血凝素(PHA)是一种有丝分裂原，不仅在体外引起人和动物的 T 细胞发生代谢活化，进行有丝分裂，而且注入人体皮内后，若受试者细胞免疫功能正常，24 h 左右即可在注射部位出现红肿、硬结。此法可用来估计非特异性细胞免疫功能。

【仪器和材料】
1. 试剂　植物血凝素、75%乙醇。
2. 器材　无菌棉签或棉球、结核菌素注射器。

【方法】
(1) 将冻干 PHA 制剂用无菌生理盐水稀释成 100 μg/ml 的稀释液。
(2) 在前臂掌侧下 1/3 处用 75%乙醇做皮肤消毒后，皮内注射稀释液 0.1 ml。
(3) 注射后 24 h 观察局部反应情况，记录结果。

【实验结果和记录】
1. 阳性反应　红肿、硬结直径超过 1.5 cm 者。
2. 弱阳性反应　红肿、硬结直径在 0.5~1.5 cm 者。
3. 阴性反应　局部无明显改变。

【注意事项】
实验前事先预试，优化出合适的剂量，并从较大量的正常人皮试结果得出反应的正常值范围。

第八节　链激酶-链道酶皮肤试验

链球菌感染人体后，产生链激酶(SK)和链道酶(SD)，简称 SK-SD，可导致体内淋巴细胞致敏。当人工注射 SK-SD 于感染过链球菌的人体皮内后，即引起反应。据此可检测机体的细胞免疫功能。

【仪器和材料】
1. SK-SD 试剂　SK40 U/ml、SD10 U/ml 或 SK400 U/ml、SD100 U/ml。
2. 其他　75%乙醇、无菌棉签、1 ml 结核菌素注射器。

【方法】
(1) 用 75%乙醇棉签消毒被检者前臂掌侧受试部位。
(2) 用 1ml 结核菌素注射器皮内注射 0.1 ml(含 SK4U、SD1U)。
(3) 48h 观察注射部位皮肤红晕硬结。

【实验结果和记录】
凡硬结超过 5mm 以上者为阳性。

【注意事项】
若为阴性可再进行第 2 次皮试，皮试药物浓度比第 1 次提高 10 倍，即 SK40U、SD10U，有时可获得阳性结果。

参 考 文 献

白丽，申元英. 2013. 医学免疫学与微生物学实验教程. 北京：高等教育出版社.
居颂光，朱一蓓. 2011. 医学免疫学实验技术. 苏州：苏州大学出版社.
李咏梅，陈曦. 2012. 医学微生物学实验教程. 北京：高等教育出版社.
卢芳国，范虹. 2013. 免疫学基础与病原生物学实验教程. 北京：科学出版社.
戚中田. 2011. 医学微生物学实验指导. 上海：上海第二军医大学出版社.
王大军，车昌燕，韩梅. 2013 医学免疫学实验指导. 北京：科学出版社.
王琦，张艳丽. 2013. 医学微生物学实验指导. 北京：科学出版社.
吴兴安，张芳琳. 2013. 医学微生物学实验教程. 西安：第四军医大学出版社.
杨锦荣，李淑红. 2011. 病原生物学与医学免疫学实验. 北京：科学出版社.
张赟，温伟红. 2013. 细胞和分子免疫学实用实验技术. 西安：第四军医大学出版社.
周亚滨. 2013. 医学免疫学与病原生物学实验. 北京：科学出版社.

附录一　医学微生物学与免疫学实验室规则

1. 学生在上实验课前，应对实验内容进行预习，明确实验目的、要求，了解实验原理和操作步骤，熟悉所要使用的仪器、药品的性质和注意事项，预测实验结果。

2. 实验操作应按照实验指导和带教老师要求进行，客观记录实验结果，联系理论知识分析实验结果。

3. 实验所用的仪器、器材和试剂须按照要求摆放，严格按照操作程序进行操作，保证实验过程顺利进行，并取得预期结果。

4. 在实验过程中，如果不慎发生培养物或传染性材料污染桌凳、地面、衣物等，应立即报告教师，用2%来苏水处理半小时，然后洗净；若手上沾有活菌，应即浸泡于2%来苏水中5~10 min，再以肥皂及水洗涮。

5. 吸过菌液的吸管、毛细吸管，要及时放入装有来苏水的容器中消毒，不得放在其他处，亦不可在水槽内冲洗。用过的玻片(示教标本除外)也应放于含消毒液的容器内。

6. 实验室内禁止饮食及吸烟。

7. 除实验中必需用品外，其他物品不要放在实验台上。实验指导等学习用品可放在实验台抽屉内，书包、衣帽等物可挂在衣架上。

8. 实验进行中保持安静，遵守纪律，彼此讨论问题时不要大声喧哗、严禁打闹。

9. 节约水电及实验材料，爱护实验器材及仪器，如有损坏应及时报告带教老师，需赔偿者按规定办理。未经许可，不得将实验物品私自带出实验室。

10. 实验结束后，应清理实验用品，物归原处。实验废弃物应放入或倒入指定的地方或容器内。值日生要做好值日。离开实验室时，一定要关好门、窗、水、电及停止使用的仪器设备。

11. 离开实验室前2%来苏水洗手，脱去工作衣，方可离开实验室，注意关好水、电、门、窗等。

12. 认真填写实验记录，按时提交实验报告。

附录二　实验室常用器材的处理与消毒灭菌

微生物学实验主要包括细菌学实验和细胞培养工作。实验医学微生物学常用的器材一般包括玻璃器材、金属器械、橡胶制品及塑料制品等，每类器材的处理及消毒措施都有不同，下面简要介绍各类器材的处理方法及程序。

(一) 常用器材的处理方法

1. 玻璃器材的处理方法　医学微生物学实验常用的玻璃器材有各种规格的玻璃瓶、培养瓶、培养皿、吸管、离心管等。由于医学微生物学实验对器材的清洁程度要求较高，各种器材不但要达到化学清洁，还必须达到生物学清洁。器材若不能达到化学清洁，则常可影响培养基的pH，甚至某些化学物质的存在，可抑制微生物的生长；也可影响血清学反应的结果，如在pH<3时可发生细菌的酸凝集。如不能达到生物学清洁，则常常发生各种污染，导致错误的实验结果。

玻璃器材的处理清洗玻璃器皿不仅要求干净透明、无油迹，且不能残留任何毒性物质。为了保证清洗的质量，一般玻璃器皿的清洗分为四个步骤。

(1) 浸泡：新的玻璃器皿，在生产过程中常使玻璃表面呈碱性，并带有许多灰尘干涸在上面，使用前必须彻底清洗。先用自来水初步刷洗，在5%稀盐酸溶液中浸泡过夜，以中和其碱性物质。

使用后的玻璃器皿，应立即浸入清水中，避免器皿内蛋白质干涸后黏附于玻璃上以致难于清洗。浸泡时要将器皿完全浸入水中，使水进入器皿内而无气泡空隙遗留。

(2) 刷洗：经浸泡后的玻璃器皿尚须刷洗，一般多用毛刷和洗涤剂进行，以去除器皿内外表面的杂质。刷洗时有两点须注意：①防止损坏器皿内外表面的光洁度以免影响细胞生长，所以应选择软毛毛刷，刷洗时用力不要过猛；②不能留有死角，要特别注意瓶角等部位。刷洗后要将洗涤剂冲洗干净，烘干或自然干燥。

(3) 清洁液浸泡：清洁液由浓硫酸、重铬酸钾及蒸馏水按一定比例混合后配制而成，具有较强的氧化作用，去污能力强，对玻璃器皿无腐蚀作用。经清洁液浸泡后，玻璃器皿残留的未刷洗掉的微量杂质可被完全清除。清洁液本身具有较强的腐蚀作用(玻璃除外)，因此在配制及使用时须小心，注意安全。浸泡器皿时，要注意防止烧伤，轻轻将器皿浸入，使之内部完全充满清洁液，不留气泡，一般最好浸泡过夜，至少6 h以上。

(4) 冲洗：玻璃器皿经浸泡后必须用流水冲洗，每个器皿用流水灌满、倒掉，必须重复10次以上，直至清洁液全部被冲净，不留任何残迹为止。再用蒸馏水漂洗2~3次，最后用三蒸水漂洗1次。烤箱内烘干。

2. 橡胶类物品的处理

(1) 新购置的橡胶类制品，先用自来水冲洗去除其表面粉粒和污物，再用5%氢氧化钠(NaOH)煮沸15 min，用自来水冲洗8次，再用4%盐酸(HCl)煮沸15 min，用自来水冲洗8次，单蒸水冲洗3次，双蒸水(或去离子水)冲洗一次，晾干后包装或置于铝盒内，用121℃ 103.4 kPa高压蒸汽灭菌20 min。

(2) 已用过的被污染的橡胶制品，先用洗衣粉加热煮沸15~20 min后，用自来水边冲边用力搅动，以充分洗净残余洗衣粉，然后用蒸馏水煮沸2次，每次15 min，再用单蒸水冲洗 2 次，必要时还要用双蒸水(或去离子水)冲洗一次，晾干后包装或放于铝盒内，用 121 ℃ 103.4 kPa 高压蒸汽灭菌 20 min。如为未污染的橡胶制品，则先以酸或碱煮沸 15 min，再以自来水冲洗干净，然后用去离子水或蒸馏水煮沸 5~10 min，以双蒸水或三蒸水冲洗 1~2 次、晾干，高压蒸汽灭菌后备用。

3. 金属器械的处理法

(1) 用过的无病原微生物污染的刀、剪和镊子等用自来水冲洗干净，立即擦干，防止生锈。若急用，可于使用前浸泡于 95%乙醇内，用时取出并经过火焰，待器械上的乙醇自行燃烧完毕后即可使用。一般用高压蒸汽灭菌或煮沸消毒。

(2) 病原微生物污染的金属器械可先煮沸 15 min，然后按上述处理。器械上如带有动物组织碎屑，先在 5%石炭酸溶液中洗去碎屑，然后高压蒸汽或煮沸灭菌。临时急用，也可以乙醇烧灼灭菌。

注意：金属器械(包括注射用针头)最好不要干烤灭菌，更不能在火焰上直接烧灼，否则易引起金属钝化，影响使用。

4. 塑料及有机玻璃类器材的处理　细胞培养使用的塑料器皿主要有培养板、培养皿及培养瓶等。这些产品主要是进口的一次性商品，已消毒灭菌并密封包装，打开包装即可使用。但目前我国大部分实验室尚不能一次性使用，仍须清洗和消毒灭菌后反复使用。通常清洗方法是：用后立即浸泡防止干涸；流水冲洗(不用刷洗)干净，晾干；2% NaOH 液浸泡(12 h)，自来水冲洗；2%HCl 液浸泡 30 min，自来水冲洗；蒸馏水漂洗 3 次，最后三蒸水漂洗 1 次，自然干燥包装。

(二) 包装

细胞培养实验的器皿经清洗、晾干，在消毒前必须进行包装，以便消毒及储存，防止落入灰尘及消毒后再次被污染。一般用牛皮纸、棉布等作为包装材料，对培养瓶、培养皿、滤器、存放培养液用盐水瓶等的瓶口部分做局部包装密封，再用牛皮纸或棉布包起来备用。注射器、金属器械可直接装入铝饭盒内。对重复使用的培养板则用优质塑料纸严密封口。

(三) 实验室用品的消毒灭菌

造成细胞培养实验失败的主要原因之一是污染，防止培养物污染可通过消毒灭菌和无菌操作技术来完成。

1. 实验室环境的消毒

(1) 空气：细胞培养实验室空气的消毒，最理想是采用过滤系统，并与恒温设备结合使用。也可用紫外线照射消毒，紫外线灯在实验室内安装不能高于 2.5 m，要使各处能有 0.06 mW/cm^2 的能量照射。还可定期用高锰酸钾加甲醛熏蒸消毒。

(2) 地面：实验室的地面，通常用 3%~5%来苏水或 0.1%新洁尔灭溶液擦洗。

(3) 操作台和桌椅：可用 0.1%新洁尔灭溶液擦洗或紫外线照射消毒。

2. 培养器械的消毒　多数培养用的器材常用干热或湿热消毒，湿热时的蒸汽能较快穿透，热传导较佳，比干热更有效，故对于耐高温的器材，可采用高压蒸汽灭菌，如玻璃器皿、金属器械、橡胶制品、布料等。不能耐高温的塑料制品，可用消毒剂浸泡或照射灭菌。

3. 培养用液体的消毒盐溶液及一些不会因高温破坏其成分的溶液　常采用高压蒸汽灭菌。血清、酶、合成培养液及含有蛋白质具生物活性的试剂，遇热不稳定，不能高压蒸汽灭菌，必须采用过滤除菌的方法去除细菌等微生物。

附录三　常用培养基的配制

(一) 单糖发酵管

【原理】

单糖发酵管(包括葡萄糖、乳糖、麦芽糖、甘露醇、蔗糖等，制备方法相同)是专门用于做发酵生化试验的，其中加入的酸性复红为指示剂，若某菌发酵该糖则产酸而使酸性复红呈红色，若不发酵不产酸，酸性复红就无色，其中加入的小发酵管可观察其是否产气。

【材料】

1%蛋白胨水、2%酸性复红乙醇溶液、糖类。

【方法】

(1) 先将各种糖类(lg)制成 10%水溶液，用高压灭菌器 55 kPa，20 min 灭菌。

(2) 将 1%蛋白胨水调至 pH 为 7.2~7.5。

(3) 并在每 100 ml 蛋白胨水中加入 2%酸性复红指示剂 0.2 ml 混匀。

(4) 分装于试管内，每管可装 3~3.5 ml，并在每管加入 1 小发酵管(小发酵管之管口向着试管底端)，然后用棉塞塞好。

(5) 置高压灭菌器以 103.4 kPa，15 min 灭菌后，贴带色纸条(标明各种糖)。

(6) 以无菌手续按百分量加入已灭菌好的糖溶液(每 3~3.5 ml 之培基加入 10%糖溶液 0.3 ml)，使其最后浓度为 1%。

(二) 血清肉汤培养基

【材料】

无菌血清、肉汤。

【方法】

(1) 将肉汤分装试管，每管 3 ml，灭菌。

(2) 无菌操作，每管肉汤中加入无菌血清 0.5~1 ml 备用。

(三) 菊糖血清培养基

【材料】

无菌血清 5 ml；菊糖 0.5 ml；0.1%酸红水溶液 2 ml；蒸馏水(无菌) 7.5 ml。

【方法】

(1) 将蒸馏水与菊糖和酚红混合，摇匀，55kPa，10 min 灭菌备用。

(2) 加入血清，分装试管，每管 3 ml，4℃保存。

(四) 中国蓝琼脂培基

用途：中国蓝琼脂培基是分离沙门菌属和志贺菌属的培养基。

【原理】

在其中加入中国蓝作为一种指示剂，在碱性环境下无色，遇酸变蓝。在其中加入乳糖，如遇到发酵乳糖的细菌 (如大肠埃希菌)时，乳糖发酵而产酸，中国蓝转呈蓝色，不发酵糖的为灰白色。在培基中还加入柔塞利酸以抑制革兰阳性细菌的生长。

【材料】

1%蛋白胨琼脂(1.8%~2%琼脂，pH 7.6) 100 ml；乳糖 1 g；1%中国蓝水溶液(无菌) 1 ml；1%柔塞利酸乙醇溶液溶液 1 ml。

【方法】

(1) 将1g乳糖加入已制好的1%蛋白胨琼脂100 ml内，分装在三角烧瓶中，用棉塞塞好。

(2) 置高压蒸汽灭菌器内以 55 kPa，20 min 灭菌。

(3) 待冷至 45~50℃时，用无菌操作加入中国蓝和柔塞利酸溶液混匀。

(4) 以无菌操作倒入灭菌的平皿内凝固后备用。

(五) 牛乳培养基

【材料】

新鲜脱脂牛奶 100 ml；6%溴甲酚紫乙醇溶液 0.1 ml；

【方法】

(1) 将新鲜牛奶置烧瓶中，水浴中煮沸 15~20 min，冷却后放入冰箱内 2 h。

(2) 用红吸管吸取下层脱脂牛奶，盛于另一烧瓶内。

(3) 于 100 ml 脱脂牛奶中加入 1.6%溴甲酚紫指示剂 0.1 ml，分装试管。

(4) 于表面加入溶化的凡士林或石蜡，厚度约 5 ml。

(5) 高压蒸汽 55kPa 灭菌 20 min，或流通蒸汽间歇灭菌 3 次，取出后备用。

(六) 10%卵黄琼脂

用途：用于蜡样芽胞杆菌与枯草芽胞杆菌的鉴别，蜡样芽胞杆菌在这个平板上的菌落周围出现乳白色的混浊环，枯草芽胞杆菌无此现象。

【材料】

鸡蛋；pH 7.4 的营养琼脂 100 ml。

【方法】

(1) 以无菌技术取出鸡蛋黄，与等量无菌生理盐水混合，即为 1：2 卵黄水混合液。

(2) 将 pH 7.4 的营养琼脂 100 ml 加热到溶解，待冷至 50℃左右时，以无菌技术加入卵黄水混合液 20 ml，摇匀后倾注平皿内。冷却凝固后做无菌试验，如无菌生长即备用。

(七) 改良罗氏培养基

用途：用于分枝杆菌的分离。

【原理】

培养基诸材料中，蛋黄含脂质生长因子，能刺激生长，孔雀绿能抑制杂菌生长，便于分离和长期培养。

【材料】

磷酸二氢钾 2.4 g；硫酸镁 0.24 g；枸橼酸镁 0.6 g；天门冬素 3.6 g；中性甘油 12 ml；蒸馏水 600ml；马铃薯粉 30 g；新鲜鸡蛋全蛋液 1000 ml；2%孔雀绿 20 ml。

【方法】

(1) 将上述除鸡蛋液与孔雀绿以外的材料混合，置水浴中加热溶解，并不断搅动，使成糊状，待冷至 56℃左右与鸡蛋液及孔雀绿水溶液混合。

(2) 趁热分装于试管，斜置于血清凝固器或流通蒸汽灭菌器内，用间歇灭菌法连续 3 次灭菌，冷藏备用。

(八) 吕氏血清斜面

用途：用于白喉棒状杆菌的分离。

【材料】

1%葡萄糖肉汤(pH 7.6) 100 ml；牛血清或兔血清 300 ml。

【方法】

用无菌技术将上述两种材料混合，然后分装试管，并斜置于血清凝固器内，进行间歇灭菌，每日一次，连续 3 次。经无菌试验证明无菌生长后，冷藏备用。

(九) 亚碲酸钾血琼脂平板

用途：用于白喉棒状杆菌的分离。

【材料】

肉浸液琼脂(pH 7.4~7.6) 100 ml；1%亚碲酸钾水溶液 4.5 ml；10%葡萄糖溶液 2 ml；脱纤维羊血或兔血 5~10 ml。

【方法】

加热溶化已灭菌的肉浸液琼脂，待冷至 50℃左右，加入灭菌的亚硫酸钾水溶液、葡萄糖液及脱纤维羊或兔血，混匀，立即倾注平板，凝固后，冷藏备用。

白喉棒状杆菌能使亚碲酸钾还原为元素碲，所以菌落带黑色。亚硫酸钾可抑制标本中的革兰阴性菌及葡萄球菌、链球菌的生长，有利于白喉棒状杆菌的检出。葡萄糖及血液都是促进白喉棒状杆菌生长的营养物。

注意：葡萄糖和亚碲酸钾溶液均不耐高温，应以间歇灭菌或滤菌器除菌，且配制所用的容器、试管及管塞等物品均应先进行高压蒸汽灭菌。

(十) Elek 培养基

【材料】

甲液：蛋白胨 4 g；麦芽糖 0.6 g；乳酸 0.14 g；蒸馏水 100 ml。

乙液：琼脂 3 g；NaCl 1 g；蒸馏水 100 ml。

【方法】

(1) 将上述材料混合，加热溶解，校正 pH 至 7.8。

(2) 混合甲液与乙液，分装大试管(每管 15 ml)，以 68.9 kPa 灭菌 30 min。

(十一) 葡萄糖高层琼脂

【材料】

灭菌肉汤琼脂 100 ml；灭菌 20%葡萄糖水溶液 5ml。

【方法】

将肉汤琼脂溶化后，加入 20%葡萄糖液 5 ml，摇匀后分装试管(16 mm × 150 mm)，使高为 6~7 cm，直立待凝后备用。

(十二) 庖肉培养基

将制备牛肉浸液时剩下的肉渣装于小试管中,每管 1.5~2 g,然后加入 pH 7.6 的肉汤培养基 3ml,以 103.4 kPa 灭菌 20 min。

(十三) 麦康凯培养基

用途:此培养基用于肠道致病菌的分离。

【原理】

利用乳糖发酵与否来鉴别致病菌与条件致病菌。能发酵乳糖的细菌(如大肠埃希菌),其菌落呈红色,不发酵乳糖的细菌(如伤寒杆菌),其菌落为无色且透明。培养基内之中性红为指示剂(20℃变色范围为 pH6.8~8.0),酸性时呈红色,碱性时呈黄色。其中的胆盐既能抑制部分革兰阴性条件致病菌及革兰阳性菌的生长,也能促进某些革兰阴性致病菌的生长(如伤寒杆菌)。

【材料】

琼脂 20 g;蛋白胨 20 g;NaCl 5 g;乳糖 10 g;胆盐 5 g;1%中性红水溶液 5 ml;蒸馏水 100 ml。

【方法】

(1) 将蛋白胨、NaCl、胆盐加入 1000 ml 蒸馏水中,加热溶解。

(2) 调整 pH 至 7.6,再用滤纸过滤。

(3) 用少量蒸馏水将乳糖溶于试管中,55 kPa 加压蒸汽灭菌 15 min。

(4) 将琼脂及中性红水溶液加入滤液中,103.4 kPa 加压蒸汽灭菌 15 min。

(5) 将已灭菌的培养基趁热加入已灭菌的乳糖,混合后倾入无菌平皿中,每平皿 15~20 ml,冷却凝固后,置 37℃温箱 18~24 h,做无菌试验和质量鉴定,如无细菌生长且质量合格,即可备用。

(十四) SS 琼脂平板

用途:粪便标本分离培养沙门菌与志贺菌。

【原理】

大肠埃希菌在此培养基上受到抑制,若生长则因分解乳糖产酸,与胆盐作用形成胆酸沉淀,并使中性红变红而形成红色浑浊不透明的菌落。肠道病原菌不分解乳糖,所以形成无色或微黄色(因分解蛋白质产生碱性物质)菌落。某些细菌能分解含硫氨基酸形成硫化氢,与重金属盐(铁)结合形成硫化铁而出现黑色菌落。

SS 琼脂平板对肠道条件致病菌的抑制作用很强(强选择性鉴别培养基),对肠道病原性杆菌无抑制作用或作用微弱,因此可以增加标本的接种量,从而获得对肠道病原性杆菌较高的阳性分离率。

【材料】

基础培养基 100 ml;乳糖 1 g;枸橼酸钠 0.85 g;硫代硫酸钠 0.85 g;10%枸橼酸铁溶液 1 ml;1%中性红水溶液 0.25 ml;1%煌绿水溶液 0.033 ml;胆盐 0.85 g。

【方法】

(1) 基础培养基:

1) 取琼脂 2 g 加于 50 ml 蒸馏水中，加热溶解后作为甲液。
2) 另取牛肉膏 0.5 g、蛋白胨 0.5 g、胆盐 0.85 g 溶于另外 50 ml 蒸馏水中，作为乙液。
3) 将甲、乙两液混合，分装于三角烧内，置于高压灭菌器内，以 103.4 kPa 加压蒸汽灭菌 30 min。

(2) 应用时将基础培养基溶化，按上述量加入乳糖、枸橼酸钠、硫代硫酸钠及枸橼酸铁溶液，混匀后，校正 pH 为 7.6。

(3) 用脱脂棉、无菌漏斗过滤置三角烧瓶内，以 55 kPa 灭菌 15 min。

(4) 待冷至 65℃时，按上述量加入中性红及煌绿水溶液，摇匀后倾入平皿内凝固备用。(注意：煌绿水溶液配好后最多只能用 7~10 天，过久则失去其效应)。

(十五) 双糖培养基

用途：常用于鉴别肠道杆菌。

【原理】

此培养基分为两层，上层为固体斜面，含有乳糖，下层为半固体，含有葡萄糖。两层的指示剂均为酚红(20℃变色范围 pH 6.8) 酸性时为黄色，碱性时为红色。因此可观察细菌对两种糖的发酵情况，并能观察有无动力。

【材料】

上层(固体斜面)：蛋白胨水(pH 7.6) 100 ml；琼脂 2 g；0.02%酚红水溶液 5 ml；20%乳糖水溶液 5 ml。

下层(半固体)：蛋白胨水(pH 7.6) 100 ml；琼脂 0.3~0.5 g；0.02%酚红水溶液 5 ml；10%乳糖水溶液 2 ml。

【方法】

(1) 于两个锥形瓶内各放蛋白胨水(pH 7.6) 100 ml 及 0.02%酚红水溶液 5 ml，并标明"上层"、"下层"字样。

(2) 于上层液瓶内加入琼脂 2 g，于下层液瓶内加入琼脂 0.3~0.5 g，将瓶口塞好，103.4 kPa 高压灭菌 15 min。

(3) 取 20%乳糖水溶液 5 ml，10%葡萄糖水溶液 2 ml，加压蒸汽灭菌 55 kPa。

(4) 将已灭菌的乳糖液加入上层液瓶中，葡萄糖液加入下层液瓶中，并将上层液立即置 56℃水浴中(以防凝固)，将下层液(半固体)分装于无菌的试管内，每管 2 ml，将试管直立至凝固。

(5) 在已凝固的半固体液上，每管加入上层液 1.5 ml，斜置待凝，使上层成斜面。

(6) 将培养基置于 37℃温箱 18~24 h，如无菌生长即可备用。

(十六) 四硫磺酸盐(TT)增菌液

用途：常作沙门菌增菌用。

【原理】

本增菌液中的碘可氧化硫代硫酸钠而形成四硫磺酸钠，抑制大肠埃希菌的生长，对痢疾杆菌也有一定抑制作用。沙门菌因具有四硫磺酸酶，能分解四硫磺酸钠，故能生长；碳酸钠为缓冲剂，可使沙门菌不致因酸碱度改变而死亡。

【材料】

硫代硫酸钠 30 g；碘液 20 ml；胆盐 1 g；碳酸钙 10 g；蛋白胨 5 g；蒸馏水 1000 ml。

【方法】

(1) 将上述各材料(除碘液外)混后，加热溶解，不必矫正 pH，分装试管，每管 10 ml，分装时应充分振摇，使碳酸钙能均匀地分半装至各试管中，103.4 kPa 加压蒸汽灭菌 20 min。

(2) 取碘化钾 5 g，碘 6 g 溶于 20 ml 水中，储存于棕色玻璃瓶中，临用前每管中加入碘液 0.2 ml。

(十七) 革兰阴性杆菌(GN)增菌液

用途：故常作志贺菌增菌用。

【原理】

此增菌液对革兰阴性菌有增菌作用，而对革兰阳性菌有抑制作用，接种标本 6 h 内，大肠埃希菌、绿脓杆菌及变形杆菌在此增菌液中生长迟缓，而志贺菌相对生长较快，故常作志贺菌增菌用。

【材料】

蛋白胨 20 g；NaCl 1 g；葡萄糖 2g；枸橼酸钠 5 g；去氧胆酸钠 0.5 g；磷酸氢二钾 4 g；磷酸二氢钾 1.5 g；蒸馏水 1000 ml。

【方法】

(1) 将蛋白胨、NaCl、枸橼酸钠、磷酸氢二钾、磷酸二氢钾溶于水中，调 pH 7.4，摇匀分装，103.4 kPa 灭菌 20 min。

(2) 无菌加入 10%葡萄糖 10 ml，10%甘露醇 20 ml，10%去氧胆酸钠 5 ml，每管 10 ml。

(十八) 柯索夫(Korthof)培养基

【材料】

蛋白胨 0.4 g；NaCl 0.7 g；磷酸二氢钾 0.09 g；磷酸氢二钠 0.48 g；碳酸氢钠 0.01 g；氯化钾 0.02 g；蒸馏水 500 ml；兔血清(无菌、灭活) 50 ml。

【方法】

除血清外，将上述材料混合，煮沸 10 min 溶解，冷却后过滤，调节至 pH7.2，分装每管 5 ml 或 10 ml，以 1 kg/cm^2 30 min 灭菌后，分别加入无菌灭活兔血清 0.4ml 或 0.8 ml 使成 8%~10%浓度，保存于冰箱中备用。

(十九) 衣原体标本运送培养基(2SP 稀释液)

【材料】

蔗糖 4.85 g；K_2HPO_4 0.21 g；KH_2PO_4 0.11 g；蒸馏水 100 ml。

【方法】

以上成分经加压蒸汽灭菌冷却后再加胎牛血清 3.1 ml，链霉素 5 μg/ml，万古霉素 10 μg/ml，制霉菌素 2.5 U/ml，即成。

(二十) 沙保培养基

【材料】

葡萄糖(或麦芽糖) 4 g；蛋白胨 1 g；琼脂 1.8 g；蒸馏水 100 ml。

【方法】

将以上材料混合加热后溶化，用纱布过滤，经加压蒸汽灭菌 55 kPa(8 磅)后，分装试管，制成斜面。

(二十一) 伊红亚甲蓝琼脂平板

用途：常用于分离肠道杆菌。

【原理】

此培养基为鉴别培养基。伊红亚甲蓝为指示剂，大肠埃希菌发酵乳糖产酸，使菌带阳电所以染上伊红，并使伊红与亚甲蓝结合成紫黑色或紫红色化合物，故菌落呈紫黑色或紫红色，且有金属光泽。菌落周围有一层白环。在碱性环境中，伊红、亚甲蓝不能结合，故不分解乳糖的细菌菌落为无色。伊红与亚甲蓝尚有抑制革兰阳性菌生长的作用(除粪链球菌外)。

【材料】

蛋白胨 10 g；乳糖 10 g；NaCl 5g；2%伊红水溶液 20 ml；0.5%亚甲蓝水溶液 10 ml。琼脂 20 g；蒸馏水 100 ml。

【方法】

(1) 将蛋白胨、NaCl 加入水中，加热溶解，调 pH 7.4。加入琼脂以 98 kPa 灭菌 20 min。

(2) 待冷至 60℃时，以无菌技术加入伊红、亚甲蓝及乳糖。

(3) 摇匀后，立即倾注于灭菌平皿中(每皿 12 ml 左右)凝固后，做无菌试验备用。

(二十二) 乳糖蛋白胨培养液

用途：常用于观察细菌对乳糖的发酵能力。

【原理】

细菌发酵乳糖后，由于产酸使指示剂(溴甲酚紫)由紫色变为黄色；产气时可见倒置小管内有气泡。

【材料】

蛋白胨 10 g；NaCl 5 g；乳糖 10g ；1.6%溴甲酚紫乙醇溶液 1 ml；蒸馏水 1000 ml。

【方法】

(1) 蛋白胨、NaCl 加入水中，加热溶解，调 pH 至 7.6。

(2) 加入 1.6%溴甲酚紫乙醇溶液 0.1 ml，混匀。

(3) 按需要量分装于已有倒置小管的试管或瓶中。大试管每管 10 ml，小试管每管 2.5 ml。高压蒸汽灭菌。

(4) 以无菌技术加入已灭菌的乳糖水溶液(最后浓度为 1%)，做无菌试验后备用。

三倍浓缩乳糖蛋白胨液是将上述各材料按 3 倍量加入水中，用时接种 2 倍量水。最后仍为普通浓度。

(二十三) 枸橼酸盐琼脂培养基

用途：本培养基用来鉴定能利用枸橼酸盐用为唯一碳源的细菌。出现蓝色表示试验为阴性。

【材料】

琼脂 20 g；NaCl 5 g；硫酸镁 0.2 g；磷酸二氢铵 1g；磷酸氢二钾 1 g；枸橼酸钠 2 g；

溴麝香草酸蓝 0.08 g；蒸馏水 1000 ml。

【方法】

上述材料混匀后调 pH 至 6.9。

(二十四) 玉米粉琼脂培养基

【材料】

黄玉米粉 125 g；蒸馏水 3000 ml。

【方法】

玉米粉置 60℃水内加热 1 h，过滤后补至原体积，加 50 g 琼脂。流通蒸汽中蒸 1 h，过滤后分装到试管中，高压灭菌。此培养基可抑制许多真菌营养体的生长，同时刺激孢子的形成，加入 1%T-20 后，它可刺激白色念珠菌厚膜孢子形成。

(二十五) 尿琼脂-尿素酶试验培养基

【材料】

蛋白胨 1 g；葡萄糖 1g；NaCl 5 g；磷酸二氢钾 2 g；酚红 0.012 g；琼脂 20；蒸馏水 1000；最后 pH 6.8~6.9。

【方法】

制备基础琼脂，高压灭菌。制备 29%尿素溶液，过滤除菌。将无菌尿纱溶液加到溶化后冷至 50℃的基础琼脂内，充分混合，分装小试管(2~3 ml/管)。凝固成斜面。

(二十六) 高渗盐液体增菌培养基

用途：此培养基主要作为 L 型细菌增菌用。

【材料】

新鲜牛肉(纯精) 500 g；蛋白胨 10 g；NaCl 40 g；蒸馏水 1000 ml。

【方法】

将新鲜牛肉去除脂肪、筋膜，切成小块，用绞肉机绞碎，称取绞碎后的牛肉 500 g 加水 1000 ml 混合后置冰箱浸泡过夜；次日将其煮沸，以绒布挤压过滤；按比例加入蛋白胨、NaCl，加热使溶解，补足体积至 1000 ml，调 pH 7.4~7.6 后，经滤纸过滤后分装小瓶，高压蒸汽灭菌。

(二十七) Kaqan 分离平板

用途：本培养基用于 L 型细菌的分离培养。

【材料】

牛肉浸液 800 ml；蛋白胨 20 g；NaCl 50 g；琼脂粉 8 g；血浆 200 ml。调至 pH 7.4~7.6。

【方法】

将除血浆外的上述材料称量混合加热溶解，校正 pH，分装每瓶 80 ml，高压灭菌冷藏。临用时加热溶解后，冷却至 56℃加入血浆 20 ml 摇匀倾注平板。

(二十八) 肉汤培养基

【材料】

新鲜绞碎瘦牛肉 500 g；蛋白胨 10 g；NaCl 5 g；蒸馏水 1000 ml。

【方法】

绞碎的瘦牛肉 500 g 置容器内，加水 1000 ml，4℃冰箱过夜，除去表面的浮油。次日取出，煮沸半小时，过滤，肉渣中液体尽量挤尽。用蒸馏水补足至 1000 ml。按 1000 ml 肉汁中加蛋白胨 10 g、NaCl 15 g，搅拌加热至完全溶解。待冷至 40~50℃时，调 pH 至 7.8，煮沸 10 min，沾足水分，过滤。滤液分装于试管中，塞好棉塞，高压蒸汽灭菌。

(二十九) 牛肉膏汤培养基

【材料】

牛肉膏 0.5 g；蛋白胨 1 g；NaCl 0.5 g；蒸馏水 100 ml。

【方法】

将以上各材料混合加热溶解后，校正 pH，以下步骤同上。

(三十) 普通琼脂培养基

【材料】

琼脂 2~3 g；肉汤培养基 100 ml。

【方法】

取上已制备好的肉汤培养基 100 ml，置于三角烧瓶中，加 2~3 g 琼脂，加热使溶，趁热校正 pH 至 7.4~7.6，未凝前分装试管，高压蒸汽灭菌。倒入平皿中，凝固后即成普通琼脂平板。

(三十一) 半固体培养基

【材料】

琼脂 0.25~0.5 g；肉汤培养基 100 ml。

【方法】

加 0.25~0.5 g 琼脂于 100 ml 肉汤中，加热溶化，调 pH 至 7.6~7.8。分装于小试管中，高压蒸汽灭菌，灭菌后直立试管，凝固后即成半固体培养基。

(三十二) 血琼脂培养基

【材料】

普通琼脂培养基 100 ml。

【方法】

将已灭菌的普通琼脂培养基加热溶化，冷至 50℃左右，以无菌操作加入脱纤维羊血，混匀后立即分装于试管或平皿中，凝固后即成血琼脂平板，试管倾斜凝固后即成血琼脂斜面。

(三十三) 蛋白胨水

【材料】

蛋白胨 1 g；NaCl 0.5 g；蒸饱水 100 ml。

【方法】

取蛋白胨 1 g，NaCl 0.5 g，溶于 100 ml 蒸馏水中，调整 pH 至 7.6。分装于试管中，高压蒸汽灭菌。

附录四　常用试剂的配制

1. 结晶紫染液　结晶紫乙醇饱和溶液(2 g 结晶紫溶于 20 ml 95%乙醇内) 20 ml；1%草酸铵水溶液 80 ml；两者混合即成。

2. 卢戈碘液　碘化钾 1 g；碘化钾 2 g；蒸馏水 100 ml。

将碘化钾及碘化钾溶于蒸馏水中即可。

3. 石炭酸复红染液　碱性复红乙醇饱和液(95%乙醇 100 ml，加碱性复红 5~10 g)10 ml；5%石炭酸水溶液 90 ml；两者混合而成即可。

4. 清洁液　重铬酸钾($K_2Cr_3O_7$) 100 g；水 1000 ml；浓硫酸(粗) 250 ml。

先将重铬酸钾与水置塑料桶中搅拌溶化，置桶于冷水中，慢慢加入浓硫酸，并不断搅拌。此液可使用多次，至颜色变暗绿时，即失去清洁能力，不能再使用。

5. 金胺染液　石炭酸结晶 3 g；金胺 0.3 g；蒸馏水 100 ml；溶解即成。

6. 酸性乙醇　浓盐酸 0.4 ml；NaCl 0.5 g；乙醇 75 ml；蒸馏水 25 ml；将 NaCl 溶于水后与其余成分混合即成。

7. 高锰酸钾溶液　高锰酸钾 0.1 g；蒸馏水 100 ml；溶解即成。

8. 碱性亚甲蓝染液　亚甲蓝乙醇饱和液(95%乙醇 100 ml 中加亚甲蓝 2 g) 20 ml；0.01%KOH 水溶液 100ml；两者混合即成。

9. 3%盐酸乙醇溶液　浓盐酸 3 ml；95% 乙醇 97 ml；混合即成。

10. 奈瑟染液

(1) 第一染液：亚甲蓝 1 g；95%乙醇 2 ml；冰乙酸 5 ml；蒸馏水 95 ml；以上成分混合过滤后即成。

(2) 第二染液：俾斯麦褐色素 0.2 g；蒸馏水 100 ml；以上成分混合过滤即成。

11. 30%甘油缓冲盐水　NaCl 4.2 g；K_2HPO_4(无水) 3.1 g；KH_2PO_4(无水) 1 g；甘油 300 ml；0.2%酚红水溶液 0.5~1 ml；蒸馏水 700 ml；将上述成分(酚红除外)加水溶解后校正 pH 8.0，然后加入 0.2%酚红溶液 0.5~1 ml，使溶液呈粉红色，分装试管，以 103.4 kPa(15 磅)灭菌 20 min 备用。如酚红颜色稍褪，则失效不宜使用。

12. 细菌鞭毛染色试剂

甲液：饱和钾明矾液 2 ml；50g/L 石炭酸 5 ml；200 g/L 鞣酸液 2 ml；混合后备用。

乙液：碱性复红乙醇饱和液。

使用前，将甲液 9 份、乙液 1 份混合后过滤，过滤后以第 3 天使用最佳。

13. 棉蓝染液　结晶粉 20 g；乳酸 20 ml；甘油 40 ml；棉蓝 0.05 g；蒸馏水 20 ml；混匀加热溶解即成。

14. Hank's 平衡盐溶液　Hank's 液配制，先配成下列甲、乙两种原液。

(1) 甲液(20 倍)：①NaCl 160 g；KCl 8 g；$MgSO_4 \cdot 7H_2O$ 2 g；上述三种试剂加入 800 ml 双蒸水。②$MgCl \cdot H_2O$ 2 g；$CaCl_2$ 2.8 g；上述 2 种试剂溶于 100 ml 双蒸水中。③待上两液完全溶解后，将其混合，再用双蒸水补至 1000 ml，加 2 ml 氯仿作为防腐剂，置 4℃冰箱保存。

(2) 乙液(20倍)：$Na_2HPO_4 \cdot 12H_2O$ 3.08 g；KH_2PO_4 1.2 g；葡萄糖 20 g；上述试剂加 800 ml 双蒸水，再加入 0.4%酚红 100 ml。

加双蒸水至 1000 ml，加 2 ml 氯仿作为防腐剂，保存于待上述各溶液完全溶解后，4℃冰箱保存。

(3) 应用液：甲液 1 份；乙液 2 份；双蒸水 18 份。

上分装在盐水瓶中塞好瓶塞做好标记 67.6 kPa，115.6℃15 min 高压灭菌。以上溶液保存于4℃冰箱，可使用 1 个月。临用前，用 5.6% $NaHCO_3$ 液调整所需 pH。

(4) 0.4%酚红：酚红 0.4 g；0.1 mol/L NaOH 20 ml；三蒸水 100 ml。

取 0.4 g 酚红放研钵中，分几次加入 0.1 mol/L NaOH，边加边研磨，研至所有颗粒完全溶解止，所加 0.1 mol/L NaOH 的总量应为 11.28 ml。将已溶的酚红液倒入 100 ml 量筒中，用三蒸水洗研体数次，洗液均收入量筒内，最后加入三蒸水至 100 ml 即成。

15. 中性红溶液 双蒸水配成 1 mg/ml 的水溶液，待中性红充分溶解后，用无菌的 6 号玻璃砂芯漏斗过滤除菌，置 4℃暗处保存备用。临用时，用无菌的 PBS(pH 7.2) 稀释成 50 mg/ml。

16. 7.5%$NaHCO_3$ 7.5 g $NaHCO_3$ 加双蒸水使成 100 ml，4.8 kPa 加压蒸汽灭菌 20 min。

17. 5%台盼蓝(锥蓝，trypanblue) 取台盼蓝 0.5 g，加 pH 7.3 磷酸盐缓冲液 100 ml 溶解后，滤纸过滤，室温保存。

18. 1%胰蛋白酶 称取适量胰蛋白酶，以 Hank's 无钙镁液配成 1%的浓度，于 37℃水浴中置 20 min 左右，待其完全溶解后，以除菌滤器除器，经无菌试验证明无菌后，分装在小瓶内置低温(-20℃)冰箱保存。

19. 0.02% EDTA EDTA 0.05 g；NaCl 2.00 g；KCl 0.05 g；$NaHPO_4$ 0.29 g；KH_2PO_4 0.05 g；三蒸水 250 ml；待溶解后，分装于小瓶内，68.9 kPa 20 min 加压蒸汽灭菌，置-20℃冰盒内保存备用。

20. 5.6% $NaHCO_3$ 液 称取适量 $NaHCO_3$ 用三蒸水配成 5.6%的溶液，滤过除菌或 54.04 kPa 高压 15 min 灭菌，放 4℃冰箱备用。

21. 500 mmol/L HEPES 4-(2-hydroxyethyl)-1-peperazine-ethane sulfonic acid) 用 200 ml 三蒸水溶解 47.6g HEPES，待溶后用 1mol/L NaOH 调 pH 至 7.5~8.0。滤过除菌后，分装，4℃保存。使用的终浓度为 10~15 mmol/L。可以根据缓冲能力的要求而定，直接加入到培养基中。

22. 谷氨酰胺溶液 取谷氨胺 0.6 g，加三蒸水 20 ml，滤过除菌后分装于小瓶内，放-20℃保存备用。

23. 青霉素及链霉素溶液(双抗) 取青霉素 100 万单位×1 瓶、链霉素 100 万 μg×1 瓶，无菌操作溶于 40 ml 无菌三蒸水中，分装于小瓶中置低温保存。应用时，于 99 ml 培养基中加入 1 ml 双抗，即成为含青霉素 250 单位及链霉素 250 μg。

24. 兔血浆 3.8%枸橼酸钠(柠檬酸钠)1 ml 加动物全血 4 ml，混匀。先于注射器中吸入所需量的无菌 3.8%的枸橼酸钠溶液，再吸取动物血，立即混匀。注入无菌试管中，离心取上清备用。

25. 抗链"O"溶血素

(1) pH 6.5 缓冲盐水：称取 $Na_2HPO_4 \cdot 12H_2O$ 3.58 g、KH_2PO_4 3.17 g、NaCl 6.5 g，加

800 ml 蒸馏水，使之溶解，加蒸馏水定容至 1000 ml，待用。

(2) 碱性缓冲液：取 pH 6.5 的缓冲盐水 100 ml，加 10%的 NaOH 1.6 ml，混合即成。

(3) 1%半胱氨酸：将称取的盐酸半胱氨酸 0.1 g，溶于 10 ml 碱性缓冲液中即成。注意此液需新鲜配制，2 h 内用完。

(4) 将购得的链球菌溶血素"O"抗原液按 1∶2 体积加 1%半胱氨酸液，室温作用 10 min 以激活，然后加 pH 6.5 缓冲盐水至使用说明所要求的稀释度。如使用诊断试剂，按试剂盒说明配制。

26. 10%去氧胆酸钠溶液 称取 10 g 去氧胆酸钠，加入 100 ml 蒸馏水，混匀。

27. 氧化酶试剂 取盐酸对苯二胺 0.5 g，加于 50 ml 蒸馏水中，溶解后用滤纸过滤即成(1 周内使用)。

28. 柯氏试剂 在丁醇、戊醇或异戊醇 150ml 中溶入对二甲基氨基苯甲醛 10g，然后慢慢加入浓盐酸 50ml。

29. 0.4%溴麝香草酚蓝 称取溴麝香草酚蓝 0.4 g，置乳钵中加入 95%乙醇少许研磨使全溶，然后将溶液吸入量筒中，再用乙醇稀释至 100 ml，置棕色玻瓶保存备用。

30. 1%酸红水溶液 酚红 1 g 置玛瑙钵中磨匀，边磨边加入 0.01 mol/L NaOH 约 12 ml，使其全溶，加蒸馏水至 100 ml，充分混匀，103.4 kPa，15 min 灭菌后分装，保存，1 个月内使用有效。

31. 电泳缓冲液 PBS 0.01mol/L pH 7.2；TE10 mol/L、pH 8.0 Tris-Cl；Na_2EDTA 0.2 mol/L。

32. 细胞裂解液 20% SDS 2.5 ml；1 mol/L Tris-Cl 5 ml；5 mol/L NaCl 2 ml；0.5 mol/L EDTA (pH8.0) 0.2 ml；用四蒸水补足至 100 ml。

33. 碘化丙啶(PI)染液(4℃避光保存) PI 100 μg/ml；Triton-X 100 1%；NaCl 0.9%；

34. 0.01mol/L PBS $Na_2HPO_4 \cdot 12H_2O$ 2.58g；$NaH_2PO_4 \cdot 2H_2O$ 0.48g；NaCl 7.50g；加蒸馏水至 1000ml。

35. 1mol/L Tris-Cl Tris 碱 121g；H_2O 800ml；用 HCl 调 pH。

36. 磷酸盐缓冲生理盐水(胶体金标记技术) $Na_2HPO_4 \cdot 12H_2O$ 1.04 g；KH_2PO_4 0.1 g；NaCl 4 g；KCl 0.1 g；加蒸馏水至 500 ml。

37. Tris-NH_4Cl 溶液 A 液：配制浓度为 20.6 g/L 的 Tris 溶液 10 ml；B 液：配制浓度为 8.30g/L 的 NH_4Cl 溶液 900 ml；将上述 A、B 两种溶液混合，调节 pH 至 7.2。此缓冲液能溶解红细胞而不降低淋巴细胞活性。

38. 台盼蓝染液 取 4 g 台盼蓝置研钵中加少许三蒸水反复研磨，加三蒸水至 1000 ml，离心，1500 r/min，10 min，取上清即为 4%水溶液，使用前用 1.8%盐水稀释 1 倍，即为 2%台盼蓝染液。台盼蓝染色以后，死细胞染成蓝色，活细胞不着色。

39. XTT 溶液 用 60℃预热无血清培养液配制成 1 g/L，0.22 μm 滤膜过滤除菌，分装成 5 ml/瓶，避光、冷冻保存，不宜反复冻融。

40. 酸化异丙醇 每 100 ml 异丙醇中加入浓盐酸(37%)0.3 ml。

41. PMS 溶液 用配制成 0.15 g/L，0.22 μm 滤膜过滤除菌，分装成 0.5 ml 每管，避光、冷冻保存，不宜反复冻溶。

42. XTT/PMS 应用液　将从冰箱中取出的冰冻的 XTT 和 PMS 化冰，37℃活化后，在 5ml 溶液中加入 0.1~0.2 ml PMS 溶液，混匀后立即应用。

43. 流式细胞洗液　K_2HPO_4 4.11g；KH_2PO_4 1.36 g；NaCl 8.47 g；NaN_3 0.1 g；小牛血清 20 ml；加蒸馏水至 1000 ml。

44. 红细胞溶解液　$KHCO_3$ 1 g；NH_4Cl 8.3 g；EDTA 37 mg；蒸馏水 1000 ml。

45. 固定液　25%戊二醛 3.20 ml；葡萄糖 2 g；加无血清细胞洗液至 100 ml。

46. 淋巴细胞营养液配制方法　RPMI-1640 营养液 88 ml，小牛血清(经 56℃、30 min 灭活)10ml，青霉素/链霉素(各 2 万单位/ml)1 ml，3%谷氨酰胺 1 ml，加适量 $NaHCO_3$ 溶液调节 pH 至 7.4 左右。

47. 饱和硫酸铵溶液的配制　称$(NH_4)_2SO_4$(AR)400~425 g，50~80℃之蒸馏水 500 ml 溶解，搅拌 20 min，趁热过滤。冷却后以浓氨水(15 mol/L NH_4OH)调 pH 至 7.4。配制好的饱和硫酸铵，瓶底应有结晶析出。

48. 荼氏试剂配制　称 HgI_2 11.5 g，KI 8 g，加蒸馏水至 50 ml，搅拌溶解后，再加入 20% NaOH 50 ml。

49. 肝素溶液　用于全血的抗凝。肝素系一种含硫酸根的黏多糖，其钠盐或钾盐能有效地防止血液凝固。将无防腐剂的肝素用生理盐水配成 1 mg/ml 的溶液，分装小瓶，经 68.9kPa10min 灭菌 4℃保存。使用时每 1ml 血液加 0.1 ml 肝素溶液。

50. 0.80%戊二醛　增加 E 花环的稳定性。戊二醛原液(25%)0.25 ml, Hank's 液 9.5 ml, 3.5%碳酸氢钠 0.25 ml。临用前，可 28 滴 Hank's 液加戊二醛原液和 $NaHCO_3$ 各 1 滴使用。

51. 20%甲醇　细胞染色脱色剂。甲醇 20 ml，加蒸馏水 80 ml, 滴 2 滴 2 mol/L 的 HCl。

52. 1 mol/L HCl 液的配制　37%的盐酸(即原液)9.87 ml，双蒸水加至 100 ml。

53. 0.2% Gill 苏木素溶液　双蒸水 365 ml；乙二醇 125ml；苏木精 1.0 g；碘酸钠 0.1 g；硫酸铅 8.8 g；冰乙酸 10.0 ml。

54. DAB 配制　DAB 6 mg；0.05 mol/L Tris-Cl pH 7.6 10 ml；3%H_2O_2 5μl。

55. MTT 溶液　用 pH 7.2 的 0.01 mol/L 磷酸盐缓冲液配成 5 mg/ml，过滤除菌，避光保存。